U0152611

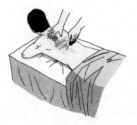

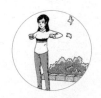

体质养生全书

蔡向红　王洪磊◎编著

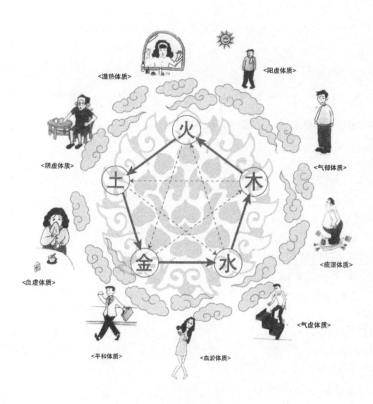

天津出版传媒集团

天津科学技术出版社

图书在版编目（CIP）数据

体质养生全书 / 蔡向红，王洪磊编著 . —天津：天津科学技术出版社，2013.8
（2022.3 重印）

ISBN 978-7-5308-8273-3

Ⅰ . ①体… Ⅱ . ①蔡… ②王… Ⅲ . ①体质 – 关系 – 养生（中医） – 基本知识 Ⅳ . ① R212

中国版本图书馆 CIP 数据核字（2013）第 202174 号

体质养生全书
TIZHI YANGSHENG QUANSHU
策划编辑：杨　譞
责任编辑：孟祥刚
责任印制：兰　毅
出　　版：天津出版传媒集团
　　　　　天津科学技术出版社
地　　址：天津市西康路 35 号
邮　　编：300051
电　　话：（022）23332490
网　　址：www.tjkjcbs.com.cn
发　　行：新华书店经销
印　　刷：北京德富泰印务有限公司

开本 720×1 020　1/16　印张 20　字数 348 000
2022 年 3 月第 1 版第 2 次印刷
定价：68.00 元

前言：找准体质再养生

　　时下养生大热，养生书籍颇有泛滥之势，然而面对这许多的养生方法，究竟哪一种才是最适合你自己的呢？有的人对养生相当盲从：这本书建议吃乌鸡，他就煲乌鸡汤；那本书主张吃粗粮，他就熬棒渣粥；哪天又听电视里说吃水果养颜，于是又卖一大堆苹果当饭吃……结果往往时间、金钱、心情都浪费了，最终却没有收到任何效果，甚至还吃出一些毛病，这都是盲目养生的恶果。有些人也许会问：为什么别人吃了效果良好，我吃了却有副作用呢？这根本原因还在于人跟人不一样、人跟人的体质不一样。

　　传统中医将中国人划分为不同的体质，主要有平和、阴虚内热、阳虚外寒、气虚无力、血虚风燥、痰湿困脾、湿热内蕴、气滞血瘀、气郁抑郁等九种，除了平和体质外，其余都属于不太健康的偏颇体质，如果任这些体质偏颇持续发展，疾病也就逐渐找上门来了。三高、肿瘤、癌症、糖尿病等恶性疾病，在年轻时期，往往都只是表现为一定的体质偏颇。但到了中老年时期，这些偏颇的累积就会恶化而形成恶性疾病。中医有一个非常好的理念，就是"治未病"，在还没有疾病或刚刚表现出疾病倾向的时候，也就是刚刚出现体质偏颇的时候，就进行养生调理，从而保证身体的健康运行，那些恶性疾病自然就靠边站了。

　　而进行体质养生一个最基本的前提，就是分辨出自己的体质属于哪种类型。中医向来主张"辨证施治""辨证养生"，亦即重视个体差异，而其中的精髓就是辨体识病、治疗和养生，也就是观察、把握病人的体质，在此基础上分析疾病、制订治则、因人养生。前面那些盲目养生的人之所以没有收到理想的效果，主要原因就在于没有辨证施治、辩证养生。因为有时候同样的病征，体质不同，其致病原因就不一样，相应的养生方法也就应该有所区别。

　　比如说同样是肾虚，体质不同，调理方法也不一样。如果是阴虚体质导致的肾虚，应该吃六味地黄丸；如果是阳虚体质导致的，则应该吃桂附地黄丸；如果是气虚体质导致的，则应该吃玉屏风散。没弄清体质就胡乱吃补肾药，很可能就会吃出毛病。

　　体质和疾病有着直接的联系，一些疑难杂症也能从体质上找到原因，因此，体质养生是一种非常科学有效的养生方法。在这本《体质养生全书》中，对八种亚健康体质进行了详细介绍，包括各种体质的不同症状、易致疾病，还有那些必须改掉的导致体质偏颇的不良生活习惯。同时还针对每种亚健康体质提出了相应的养生方法，包括食疗养生、药物养生、经络穴位养生、精神养生、四季起居养生等，这些养生方法都非常简便而实用，相信您一定能从中找到最适合你自己的养生之法。

　　另外，本书还有两大特色，一是在一些难以理解的地方，进行了详细的总结和图解，方便您把握关键内容；二是针对每种体质还设置了相应的小测试，做完这个小测试之后，您就能大致确定自己究竟属于什么体质。

　　另外需要说明的是，本书的内容主要针对各种亚健康体质，平和体质者只需在生活中多加注意，保持良好的生活习惯即可，没必要花太多精力去吃药进补。

目 录 ‖‖

望闻问切断体质 /10

八种不良饮食习惯 /16

八种不良生活习惯 /18

第一章　阴虚内热型 ▽

阴虚是都市女性的常见疾病，熬夜、食物辛辣、情绪压抑等都可能导致阴虚。中医认为，阴虚就是体内阴气阴液不足，各个器官缺少阴液的滋养，从而表现出手脚发热、身体消瘦、皮肤干燥、心烦失眠等症状。阴虚的人经常上火，如果任其发展，可能会引起口腔溃疡、失眠等症，甚至得肺结核、肿瘤也有可能。因此出现阴虚症状后应尽早调理，多吃清淡食品，少吃温热荤腥，多做运动。症状严重的，还可以吃一些清热药物进行调理。

都市女性的烦恼 /22

阴虚究竟是什么 /23

乌鸡白凤丸事件 /24

学会观察阴虚症状 /27

熬夜也会引起阴虚 /29

这种体质容易得什么病 /30

阴虚与脾气急躁 /33

阴虚者的夏天不好过 /36

滋阴养血是女人毕生的功课 /40

哪些不良习惯容易引起阴虚 /42

怎样调理阴虚体质 /44

阴虚正在逐渐年轻化 /49

▶ 小测试：你阴虚吗？/54

第二章 阳虚外寒型 ▼

有阴虚也就有阳虚，阳虚体质的症状正好和阴虚体质相反，是由体内阳气不足所造成的，往往表现为身体发冷、精神不振，如果任其发展，可能导致高血脂、肥胖、慢性炎症等诸多病症，需及早调理。

阳虚体质养生，主要从饮食、起居、精神、经络等方面进行调节，本章将对这些调理方法进行详细讲解。

她夏天也怕冷 /58

什么是阳虚 /59

这些坏习惯会害你阳虚 /62

吃减肥药也会阳虚 /66

阳虚体质的五大特征 /68

女人也要谨防肾虚 /70

阳虚容易得这些病 /72

阳虚多肥胖，助阳能减肥 /74

怎样改善冬季手脚冰冷 /76

补充阳气全攻略 /78

善于调节自己的情绪 /88

白领女人怎样防肾虚 /90

现代人不重视自己的阳气 /94

▶ 小测试：你阳虚了吗？/96

第三章 气虚无力型 ▼

中医认为，元气对人体非常重要，"气聚则生，气壮则康、气衰则弱，气散则亡"，气虚者体内元气不足，身体较为虚弱，总给人一副羸弱的印象，常受感冒困扰，甚至可能还有一些慢性炎症。气虚体质的调理，也应从饮食、药物、精神、经络等方面着手，尤其是饮食、药物方面，应多多进补。

他动不动就出汗 /100

气虚有这些特征表现 /101

究竟什么是"元气" /106

人为什么会气虚 /108

气虚容易得这些疾病 /116

女性与气虚关系密切 /124

补气的N种办法 /125

气虚与阳虚的区别 /140

▶ 小测试：你气虚吗？ /144

第四章　血虚风燥型 ▼

血虚体质是体内供血不足所导致的，身体器官得不到血液提供的足够营养，从而表现出多种不适，如皮肤发痒、气色差、干燥等。营养不良、过度思虑、过度劳累等都可能导致血虚。调理血虚的关键就在于补血，多吃一些益气补血、含铁较高的食物。另外，还可以通过经络进行调养。

血虚让她浑身发痒 /148

血虚体质者是这样的 /149

好好的，为什么会血虚 /152

减肥过度也会造成血虚 /158

性事总会惹祸 /159

血虚女人与她的后代 /162

为什么会月经不调 /168

血家百病通用方——四物汤 /170

血虚这样调 /172

血虚与贫血 /182

养血不仅仅是女人的"专利"184

血虚与阴虚的区别 /186

▶ 小测试：你是血虚体质吗？ /188

第五章　痰湿困脾型 ▼

"百病皆由痰作祟。"现代人的一些不良生活习惯，如饮食不节、生活不规律、多吃少动等，都是酝酿痰湿体质的温床。痰湿容易使人发胖，患上"三高"和代谢综合征，如果不及时调整，年纪一大，各种各样的疾病就会随之而来。调理痰湿，最主要的还是借助药物，另外，要严格控制饮食，多做运动。

他喝凉水都会胖 /192

痰湿体质者的三大特征 /193

由岭南人说到痰、湿、热 /198

痰湿体质会带来这些病 /202

治痰从治气开始 /204

药物调理是关键 /208

常按摩丰隆、阴陵泉 /216

少吃甜食多运动 /218

▶ 小测试：你是痰湿体质吗？/222

第六章　湿热内蕴型 ▽

湿热，顾名思义就是体内又湿又热，排泄不畅。湿热体质往往与抽烟、喝酒、熬夜等不良习惯为伴，容易生痤疮、体臭，是一种很难对付的体质偏颇，尤其对女性容貌困扰很大。湿热体质养生应该注意对生活习惯的调整，应戒烟忌酒，保持生活外环境的干爽清洁，饮食和药疗方面应着重疏肝利胆、清热祛湿。

你是战"痘"一族吗 /226

不仅仅是有碍观瞻 /227

湿热更伤人 /230

湿热体质是怎样形成的 /234

湿热体质应服龙胆泻肝丸 /236

芳香可调理湿热 /239

常喝土茯苓草龟汤 /240

生活方面应注意的事项 /242

湿热型肥胖与痰湿型肥胖 /248

▶ 小测试：你是湿热体质吗？/254

第七章　血瘀气滞型 ▽

血瘀气滞就是体内的气血运动不是很通畅，"痛则不通，通则不痛"，因此血瘀体质者常见疼痛为主要表现的疾病，甚至会出现一些瘀青、肿瘤。血瘀体质的形成和个人情致有着很大的关系，因此血瘀体质者在调理时应注意精神养生，保持心情舒畅，同时还应多吃一些活血化瘀、疏肝理气的食物或药物。

有一种疼痛叫刺痛 /258

血瘀体质的三大症状 /260

血瘀体质引起的严重疾病 /266

痛经是个大问题 /268

情志不畅会引起血瘀 /272

怎样调理血瘀体质 /280

▶ 小测试：你是血瘀体质吗？/288

第八章　气郁抑郁型 ▽

气郁抑郁者主要是情致不畅所导致的，因此他们多表现为内向性格，常郁闷、情绪低落、生闷气，久而久之就会转化成抑郁症。俗话说"心病还须心药医"，因此对于气郁体质者来说，最主要的还是保持心情舒畅，不要计较太多，不要太敏感，平时应多找一些宣泄的方式，如出游、交友等。在此基础上，再配合一定的食疗和药疗，就会收到不错的效果。

某人的博客 /292

最大的特点是抑郁 /293

是什么促生了气郁体质 /298

气郁致病较麻烦 /299

怎样调节自己的情绪 /301

应该注意的生活小细节 /302

常按阳陵泉，气郁不再烦 /307

气郁调理要吃逍遥丸 /310

现代也不乏"林妹妹" /312

▶ 小测试：你气郁了吗？/316

望闻问切断体质

中医认为："有诸于内必形诸于外。"人体内有些什么变化，必然通过各种途径向外表现出来，我国古代医师据此发明了望、闻、问、切四诊法。根据这四种方法，我们可以很方便地对自己的体质做出一个综合判断。

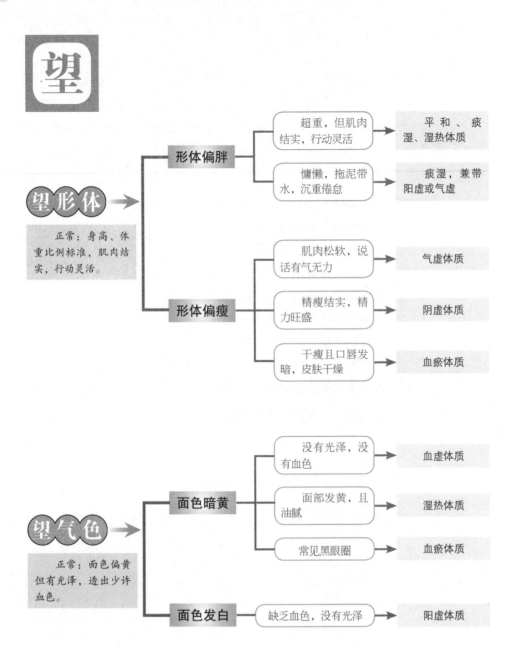

望

望形体 →
正常：身高、体重比例标准，肌肉结实，行动灵活。

- 形体偏胖
  - 超重，但肌肉结实，行动灵活 → 平和、痰湿、湿热体质
  - 慵懒，拖泥带水，沉重倦怠 → 痰湿，兼带阳虚或气虚

- 形体偏瘦
  - 肌肉松软，说话有气无力 → 气虚体质
  - 精瘦结实，精力旺盛 → 阴虚体质
  - 干瘦且口唇发暗，皮肤干燥 → 血瘀体质

望气色 →
正常：面色偏黄但有光泽，透出少许血色。

- 面色暗黄
  - 没有光泽，没有血色 → 血虚体质
  - 面部发黄，且油腻 → 湿热体质
  - 常见黑眼圈 → 血瘀体质

- 面色发白
  - 缺乏血色，没有光泽 → 阳虚体质

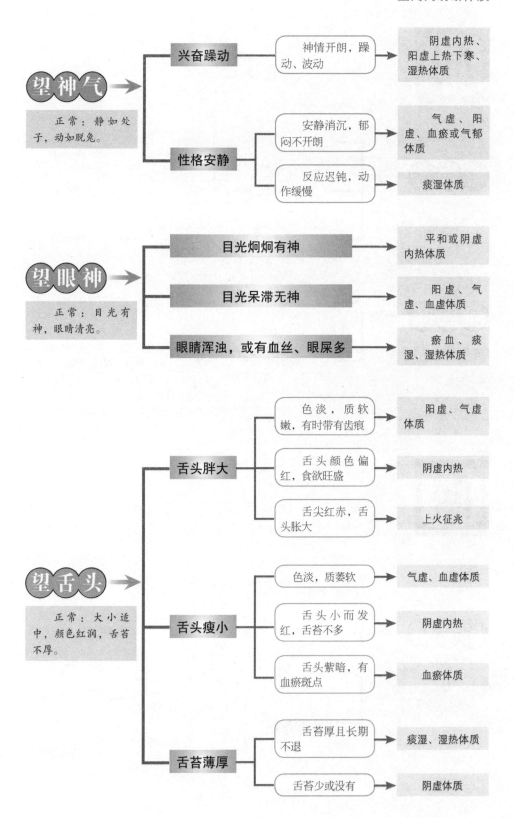

望神气

正常：静如处子，动如脱兔。

兴奋躁动 → 神情开朗，躁动、波动 → 阴虚内热、阳虚上热下寒、湿热体质

性格安静 → 安静消沉，郁闷不开朗 → 气虚、阳虚、血瘀或气郁体质

性格安静 → 反应迟钝，动作缓慢 → 痰湿体质

望眼神

正常：目光有神，眼睛清亮。

目光炯炯有神 → 平和或阴虚内热体质

目光呆滞无神 → 阳虚、气虚、血虚体质

眼睛浑浊，或有血丝、眼屎多 → 瘀血、痰湿、湿热体质

望舌头

正常：大小适中，颜色红润，舌苔不厚。

舌头胖大 → 色淡，质软嫩，有时带有齿痕 → 阳虚、气虚体质

舌头胖大 → 舌头颜色偏红，食欲旺盛 → 阴虚内热

舌头胖大 → 舌尖红赤，舌头胀大 → 上火征兆

舌头瘦小 → 色淡，质萎软 → 气虚、血虚体质

舌头瘦小 → 舌头小而发红，舌苔不多 → 阴虚内热

舌头瘦小 → 舌头紫暗，有血瘀斑点 → 血瘀体质

舌苔薄厚 → 舌苔厚且长期不退 → 痰湿、湿热体质

舌苔薄厚 → 舌苔少或没有 → 阴虚体质

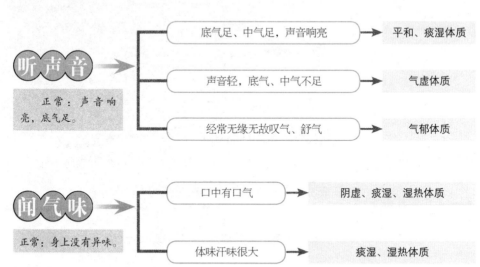

听声音

正常：声音响亮，底气足。

- 底气足、中气足，声音响亮 → 平和、痰湿体质
- 声音轻，底气、中气不足 → 气虚体质
- 经常无缘无故叹气、舒气 → 气郁体质

闻气味

正常：身上没有异味。

- 口中有口气 → 阴虚、痰湿、湿热体质
- 体味汗味很大 → 痰湿、湿热体质

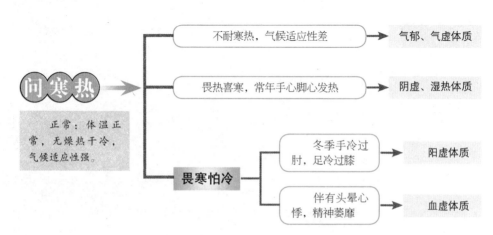

问寒热

正常：体温正常，无燥热干冷，气候适应性强。

- 不耐寒热，气候适应性差 → 气郁、气虚体质
- 畏热喜寒，常年手心脚心发热 → 阴虚、湿热体质
- 畏寒怕冷
  - 冬季手冷过肘，足冷过膝 → 阳虚体质
  - 伴有头晕心悸，精神萎靡 → 血虚体质

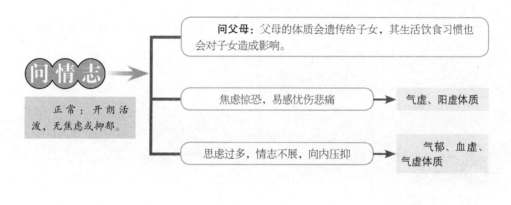

问情志

正常：开朗活泼，无焦虑或抑郁。

问父母：父母的体质会遗传给子女，其生活饮食习惯也会对子女造成影响。

焦虑惊恐，易感忧伤悲痛 → 气虚、阳虚体质

思虑过多，情志不展，向内压抑 → 气郁、血虚、气虚体质

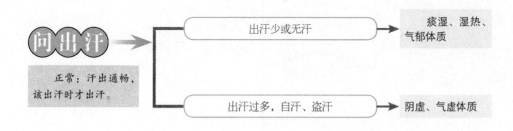

问出汗

正常：汗出通畅，该出汗时才出汗。

出汗少或无汗 → 痰湿、湿热、气郁体质

出汗过多，自汗、盗汗 → 阴虚、气虚体质

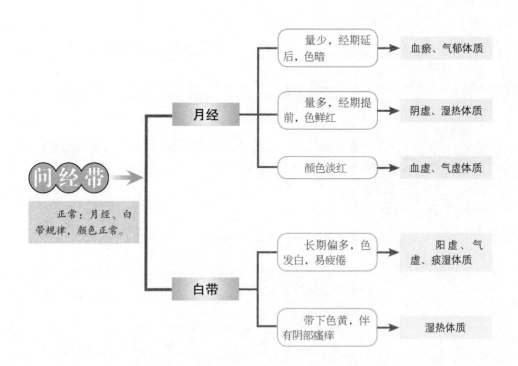

问经带

正常：月经、白带规律，颜色正常。

月经

量少，经期延后，色暗 → 血瘀、气郁体质

量多，经期提前，色鲜红 → 阴虚、湿热体质

颜色淡红 → 血虚、气虚体质

白带

长期偏多，色发白，易疲倦 → 阳虚、气虚、痰湿体质

带下色黄，伴有阴部瘙痒 → 湿热体质

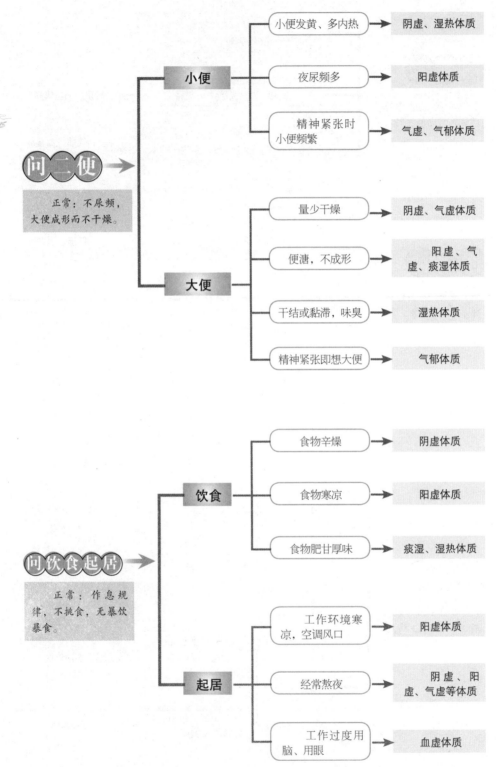

问二便 →

正常：不尿频，大便成形而不干燥。

小便
- 小便发黄、多内热 → 阴虚、湿热体质
- 夜尿频多 → 阳虚体质
- 精神紧张时小便频繁 → 气虚、气郁体质

大便
- 量少干燥 → 阴虚、气虚体质
- 便溏，不成形 → 阳虚、气虚、痰湿体质
- 干结或黏滞，味臭 → 湿热体质
- 精神紧张即想大便 → 气郁体质

问饮食起居 →

正常：作息规律，不挑食，无暴饮暴食。

饮食
- 食物辛燥 → 阴虚体质
- 食物寒凉 → 阳虚体质
- 食物肥甘厚味 → 痰湿、湿热体质

起居
- 工作环境寒凉，空调风口 → 阳虚体质
- 经常熬夜 → 阴虚、阳虚、气虚等体质
- 工作过度用脑、用眼 → 血虚体质

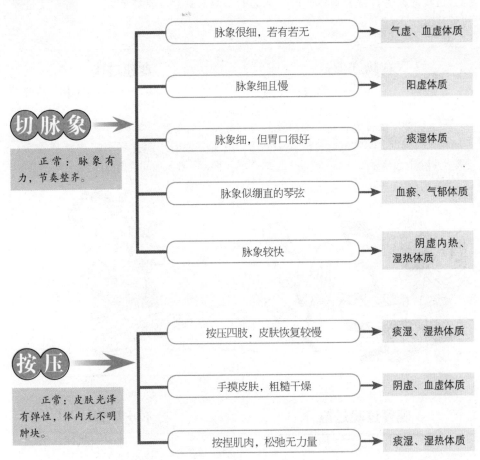

切脉象

正常：脉象有力，节奏整齐。

脉象很细，若有若无	→	气虚、血虚体质
脉象细且慢	→	阳虚体质
脉象细，但胃口很好	→	痰湿体质
脉象似绷直的琴弦	→	血瘀、气郁体质
脉象较快	→	阴虚内热、湿热体质

按压

正常：皮肤光泽有弹性，体内无不明肿块。

按压四肢，皮肤恢复较慢	→	痰湿、湿热体质
手摸皮肤，粗糙干燥	→	阴虚、血虚体质
按捏肌肉，松弛无力量	→	痰湿、湿热体质

  总 结

　　通过以上方法——对症，——自查，就可以大致确定自己属于什么体质。然后参照该种体质的养生之道进行实践，就可以将自己的亚健康状态扭转过来。

八种不良饮食习惯

"病从口入"，长期的不良饮食习惯极易导致体质偏颇。烹调方法、饮食结构、进食时间等，都会对体质产生深远的影响，要想改善体质偏颇，首先就是要"管住嘴"。

食物寒凉
——阴虚、血瘀

冰冻寒凉的食物容易伤脾伤胃，消耗体内阳气，影响气血运行，从而促生阳虚或血瘀体质。

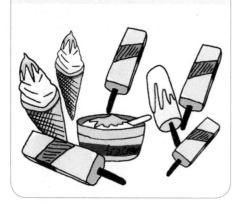

食速过快
——气虚、痰湿

胃强脾虚的人，往往食量大，食速快，但却消化不了，加重脾胃负担，易致气虚间夹痰湿体质。

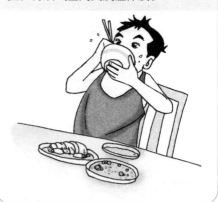

晚餐过晚过饱
——痰湿、阳虚

晚餐过晚会消耗晚上本该潜藏的阳气，从而促生阳虚。同时饮食不规律也容易导致痰湿体质。

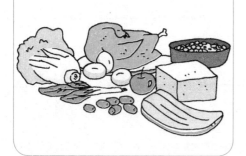

不吃早餐
——气郁、痰湿

不吃早餐对肝胆不利，影响肝脏功能疏泄，从而促生或加重气郁体质，并影响脾胃功能，促生痰湿。

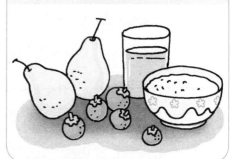

营养不足
——气虚、阳虚

　　某些人长期节食，很容易形成营养不良，从而促生或加重阳虚、气虚体质。

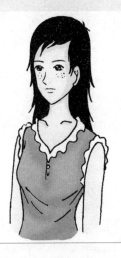

营养过剩
——气虚、痰湿、湿热

　　肥甘厚腻的食物会加重肠胃负担，导致气虚。营养太多但身体运化不了，就容易促生痰湿、湿热体质。

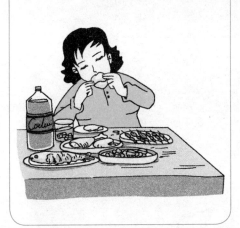

饮食过咸
——阳虚、痰湿、血瘀

　　体内多盐会使人水肿郁胀，影响体内循环，从而促生痰湿、血瘀体质。人到中老年，还会出现阳虚。

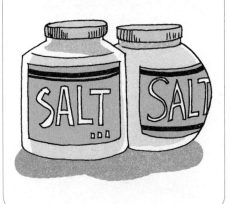

饮食辛辣
——湿热、阴虚

　　辣椒是性热食物，可以祛湿，但极易上火，长期辛辣会促生或加重湿热、阴虚体质。

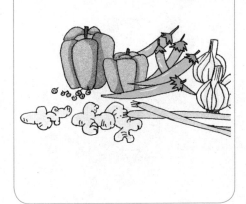

八种不良生活习惯

体质偏颇在很大程度上是一种"生活方式病"，就是由于生活起居不当所导致的，因此在养生的同时，必须注意对自己生活起居的管理。

身体过劳
——气虚、阳虚

长年从事体力劳动、职业运动员等，都会比较劳累，中年以后一般会出现明显的气虚、阳虚。

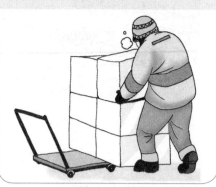

精神过劳
——气虚、血虚

用脑过度耗气血、伤心脾，导致心神不宁、食欲不振，长此以往就容易导致气虚、血虚。

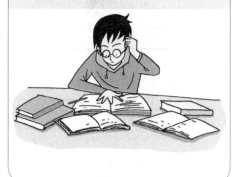

房事过劳
——气虚、阳虚

纵欲过度，性生活太过频繁，或经常手淫，对肾阳损伤很大，容易出现气虚、阳虚。

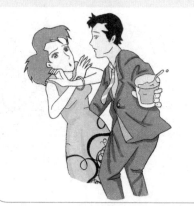

过逸少动
——气郁、痰湿、气虚

生活太过安逸，不好动，则体内气血运行缓慢，会促生或加重血瘀、气郁、痰湿、湿热等郁滞性体质。

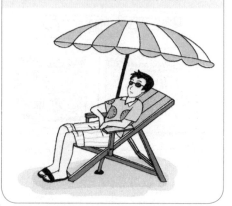

环境寒凉
——痰湿、阳虚

工作环境寒凉，或夏天用空调过度，会造成阳虚。同时用空调会使体内湿气不易排出，促生痰湿。

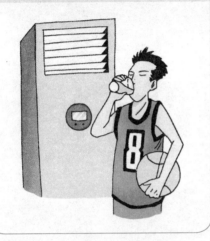

用眼过度
——血虚

用脑过度伤心脾，用眼过度伤肝血，易致眼睛近视，导致血虚。

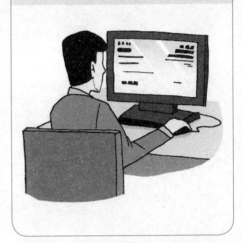

长期服药、抽烟喝酒
——导致体质偏颇

"是药三分毒"，长期服药、抽烟、喝酒都会导致体质偏颇。如长期服用清热药物，就会导致阳虚。

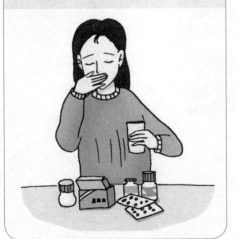

长时间用电脑
——加重体质偏颇

长时间用电脑、开车、打麻将都会对体质产生不良影响，导致或加重体质偏颇。

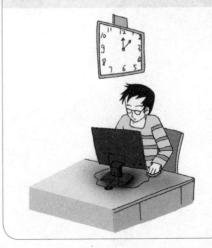

第一章

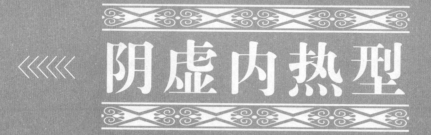

《《《《 阴虚内热型 》》》》

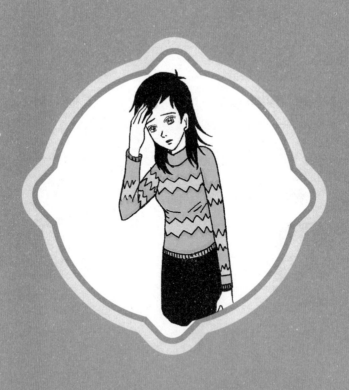

阴虚是都市女性的常见疾病，熬夜、食物辛辣、情绪压抑等都可能导致阴虚。中医认为，阴虚就是体内阴气阴液不足，各个器官缺少阴液的滋养，从而表现出手脚发热、身体消瘦、皮肤干燥、心烦失眠等症状。阴虚的人经常上火，如果任其发展，可能会引起口腔溃疡、失眠等症，甚至得肺结核、肿瘤也有可能。因此出现阴虚症状后应尽早调理，多吃清淡食品，少吃温热荤腥，多做运动。症状严重的，还可以吃一些清热药物进行调理。

本章图解目录

阴虚内热的症状 /25

造成阴虚内热的原因分析 /31

阴虚内热容易导致的疾病 /35

阴虚内热者的四季保养 /39

滋阴养血的良方 /43

阴虚内热者的起居养生 /45

阴虚内热者的饮食宜忌 /48

阴虚内热者的药物养生 /51

适宜阴虚内热者的药膳 /52

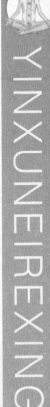

YINXUNEIREXING

都市女性的烦恼

才上午9点，王大夫的门诊外就排起了长长的队伍。排在前三名的是三位女性，且先让我们看看她们三个有什么问题。

王丹是一家外企的人力资源经理，薪资丰厚。她工作勤快，业绩出众，受到老总的赞扬的和下属的敬佩。但是，自从她生完孩子之后，王丹在大家眼里就好像变了一个人，工作效率降低了，人也变得懒洋洋，原本靓丽的容颜也变得暗淡无光。她自己说，现在经常感到腰疼腿软、心慌气短，总是觉得累，做事总是力不从心。

谭莉是一家酒店的公关小姐。平常的她，妆容精致，穿着得体，站在客户面前，时而如出水芙蓉，亭亭玉立；时而如风中杨柳，摇曳多姿。与客户交谈时，谭莉谈笑风生，令客人陶醉——但这些只是她在众人面前的表现。现实生活中的她，经常头晕眼花、心烦失眠，偶尔还会月经不调、腰酸背痛。若不是靠每天精致的装扮，谭莉真不知道自己憔悴的面容会不会吓跑客户。

杨蓓蓓则属于另外一种情况。她只是觉得最近很累，下班回家后就想躺在床上，什么都不做。而且不管在床上躺多久，第二天早上起来，脸色总是暗黄，非常难看，这让不喜欢化妆的她不得不靠粉底来遮瑕。这是以前从没有过的事情——以前的她精力充沛，活泼开朗，给人的感觉肌肤很滋润。而现在，她除了上述那些不爽外，连一向准时的大姨妈也经常无故爽约，不是提前就是推后，不是量多就是量少，这可是一个不良信号。

为什么一向娇艳的花儿会日渐枯萎？为什么一向美丽可爱的女人会逐渐萎靡不振？

经过王大夫一番详细的检查，王丹、谭莉、杨蓓蓓三人恰好是同样的问题——阴虚。其中王丹和杨蓓蓓还属于缺血型阴虚，而具体说来，王丹和杨蓓蓓的情况又各有不同：王丹是由于生孩子时分娩过程中用力、失血过多，导致产后气、血、津液的耗损过大，从而导致阴虚；而杨蓓蓓则是由于熬夜的坏习惯引起的阴虚。

王大夫分别为三位女性诊治完之后，我才有机会上去采访。

我问王大夫："究竟什么是阴虚？为什么人们会阴虚呢？"

王大夫想了想，伸出两只手向我介绍说："中医是讲究阴阳平衡的。现在，假如我的右手是阴，你可以理解它就是水；我的左手是阳，你可以认为它就是火。如果二者势均力敌，就是阴阳平衡，人就好好的。若在火的力量不变的前提下，水的量减少了、力量变小了，人体就会不适，这就是阴虚。"

王大夫看我听得云里雾里的，停下介绍，改口道："听不懂？慢慢来！待会儿不忙了，我跟你详细解释解释。"

我不好意思地笑笑，先坐在一边看看电视消磨时间，王大夫继续为病人诊治。

阴虚究竟是什么

下午，我看王大夫不太忙了，忍不住问他：

"广告中经常说什么阴虚、阳虚，这虚那虚的，究竟什么是阴虚呢？是不是谁都会虚？"

王大夫看我急切地一连提出几个问题，爽朗一笑说道："今天咱接待了几个阴虚患者，我就先给你讲讲什么是阴虚。"

我细心听着，王大夫慢条斯理地说道："上午我跟你讲过阴虚是因为人体的缺水，你还记得吗？"

我点头。

王大夫接着说："所谓'阳虚生外寒，阴虚生内热'。中医上所讲的阴，就是指人的血液、唾液、泪水、精液、内分泌及油脂分泌等体液，也就是人体中与'水'有关的阴液。"

这么说，我确实能明白一点。

王大夫又说："虚就是少。阴虚，就是人体缺少了这些阴液，导致体液和油脂分泌不足，使身体呈现缺水的状态。所以人一旦阴虚了，也就是缺这些'水'时，就会眼干、鼻干、口干、皮肤粗糙、头发干枯。"

我适时接口道："哦，怪不得上午那三位女士，多少都有点皮肤不好的迹象。"

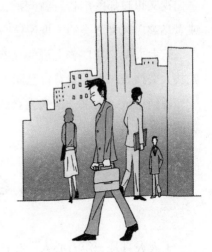

都市中生活节奏快，工作压力大，以致形成一些不良生活习惯和饮食习惯，这些都很容易导致体质偏颇，其中阴虚体质者十分常见。

王大夫点头："不错。但这些只是表象，这时候问题还不太严重，所以人们一般不会太在意。"

我问："严重时是不是就是那种月经不调的样子。"

王大夫笑笑："不仅仅这样。你想想，要是你几天不喝水，你会怎样？"

想想人无水七天即死的说法，我不寒而栗。

王大夫这才说道："人体缺'水'，不但会眼干、鼻干、口干、皮肤粗糙、头发干枯等，相对而言，还会表现为火气旺，最典型的特征就是心烦易怒、失眠多梦，而这两项只会更进一步消耗人的体液、能量，所以接着便会因为休息不够、能量不足而头晕眼花、腰膝酸软，有时还会产生耳鸣现象，这时阴虚就很严重了。"

"这就不仅仅是喝水可以解决的了吧？"我似懂非懂。

王大夫呵呵笑道："那是当然，要不还要那些草药和我们这些大夫干吗？更何况，有的阴虚患者即使不停地喝水，还是会觉得口干，这时喝水反而不管用了。"

我又想起那些广告，就问道："那要喝什么？是不是喝红枣水，吃枸杞，或者乌鸡白凤丸之类的？据说这些东西能补充人体津液。"

王大夫说："广告上说的这些东西也都是好的，但却不能乱吃，最好还是先找大夫检查一下，看看自己属于什么症状，再对症用药。"

说到这里，又来一位病人看病，王大夫找出自己写的《王诊记事》，让我随便翻着看。

乌鸡白凤丸事件

王大夫真是一位有心人。在这本《王诊记事》中，他像记日记一样，详细而又绘声绘色地记录了自己行医的一些心得，而且为了便于查询，这本小册子还像一本完整的书一样，标注了目录和页码。巧的是，刚跟王大夫说到了乌鸡白凤丸，就看到《王诊记事》第98页有一篇《乌鸡白凤丸事件》，我迫不及待地翻开看起来。

阴虚内热的症状

阴虚体质主要表现为阴少而阳多，通俗地说就是体内水少而火旺。

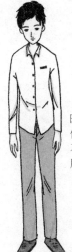

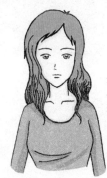

皮肤无华

阴虚者皮肤缺少滋润，干燥无华，面色不佳。还容易上火，常生口疮，舌头发红，常便秘。

形体消瘦

阴虚者胃火旺，能吃能喝，但代谢快，怎么吃也不胖，形体精悍，肌肉不松弛。

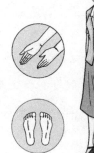

手脚发热

阴虚者体内火旺，导致"五心烦热"，体温正常，但手心、脚心发热，冬天也是如此。

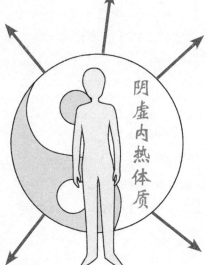

阴虚内热体质

心烦失眠

阴虚者内火攻心，常感觉胸口烦闷，情绪不稳定，注意力不集中，晚上容易惊悸失眠。

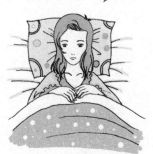

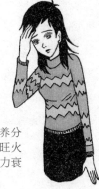

头晕易累

体内津液少则养分疏松不畅，且皆为旺火消耗，从而导致体力衰弱、头晕易累等症。

乌鸡白凤丸事件　　　　　8月23日

今天，我收到一个女孩子的来信咨询。她在信中写道：

"我最近压力很大，年纪轻轻的居然出现了月经不调，而且我以前从来都没有痛经过，现在竟然也痛得很严重。我同事都告诉我叫我去吃乌鸡白凤丸试试。这个到底是治什么的啊？吃了真的有用？我痛经很严重的，基本每来一次我都要吐，而且有时痛得会在床上打滚，吃这个到底有没有用啊？急！急！急！"

我赶紧回复了她的来信：乌鸡白凤丸当然不能多吃，身上不适最好要立即就医，让医生对症下药，不要自己乱用药。

在我看来，乌鸡白凤丸虽然具有补气、养血、调经、止带、阴阳双补等多种功能，对于治疗月经不调、美容养颜疗效显著，但有必要指出的是，由于乌鸡白凤丸应用的广泛性，导致其对某种病症的针对性不强，有的人反而越调理月经越乱。而且，由于商业利益的原因，乌鸡白凤丸的作用其实被夸大了。

有的女人，尤其是上了一定岁数的女人，以为乌鸡白凤丸是包治百病的灵丹妙药，甚至将乌鸡白凤丸当饭吃，肚子不舒服了，吃几丸乌鸡白凤丸；白带多了、月经不调了，也吃上个一两盒；有的人甚至认为，不用花钱买什么美容品，每天吃两丸乌鸡白凤丸，价格不贵，效果比什么都明显。也不管服用后有没有效果，会不会有副作用，反正以为吃点总比不吃好——这些都是误区。

所谓是药三分毒，即使是身为中药的乌鸡白凤丸也不能乱吃、滥吃。有身体不适应该在医生的指导下有针对性地调理。

另外，有时候月经不调症状相似，起因却不同，气虚、阴虚内热、肝热等都可能导致月经不调，如气虚引起的月经不调可以用补中益气丸治疗；阴虚内热导致的则用两地汤治疗；肝热导致的，则用丹栀逍遥丸来治疗。实际上乌鸡白凤丸滋阴成分少，只有气血、阴阳两虚者才适用这种药。

乌鸡白凤丸的美容功能也要区分情况。若色斑、暗黄是由气虚、血虚、阴虚、阳虚引起的，服用乌鸡白凤丸后可能会有所缓解。若是其他原因引起的皮肤病，则要另择他药了。

王大夫走过来："刚好你看到这里，就不用我对你细说了。"

我感叹地说："看来真不能乱听商家的介绍。"

王大夫说："那当然，医学是一门很深奥的学问，没有多年的行医经验，是不能乱给病人拿药看病的。"

我忽然来了灵感："让我跟着你学一段医术吧？起码以后我自己不舒服了知道哪里出了问题。"

王大夫竟然同意了。

明天，将是我赤脚医生的第一天，期待中……

学会观察阴虚症状

作为王大夫的学徒兼辅助医生，我的工作很简单，就是在他为病人检查的时候，我在旁边仔细观察；没事的时候，陪病人聊聊天。

这天，有位病人刚进来，王大夫就告诉我，这是一位阴虚患者，要我仔细观察。

王大夫先把脉，然后对病人说："你把舌头伸出来我看看。"

病人伸出舌头，舌苔比较少，有些发红。

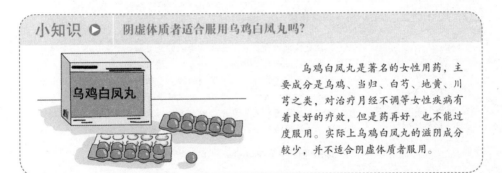

小知识 ▶　阴虚体质者适合服用乌鸡白凤丸吗?

乌鸡白凤丸

乌鸡白凤丸是著名的女性用药，主要成分是乌鸡、当归、白芍、地黄、川芎之类，对治疗月经不调等女性疾病有着良好的疗效，但是药再好，也不能过度服用。实际上乌鸡白凤丸的滋阴成分较少，并不适合阴虚体质者服用。

接着，王大夫又要我仔细观察病人的脸色。

这个病人除了皮肤暗淡无光泽外，看起来还比较健康，两腮还稍微有些红润呢！

王大夫问她："你是不是经常口干？"

病人点头。

王大夫把完脉，又摸摸病人的额头，说："有点热。"

病人借口说："我额头经常这样，量体温也不发热。我的手心、脚心也经常热，有时热得我都睡不着觉，用风扇对着脚吹。还在花露水瓶里装满了凉水，有事没事就抓着花露水瓶，让手心舒服一些。"

病人才说了这几句话，就显出很疲惫的样子。

末了，病人问道："大夫，我这究竟是怎么了？反正总是很累，去医院也检查不出来什么，别人还说我脸色红扑扑的，没有病。可我明明就是很不舒服。"

王大夫不接她的话，继续问："你是不是晚上容易做梦、睡不好？"

病人"嗯"了一声。

"是不是有些便秘？"

病人回答说："有时会。"

"是不是有时候头晕眼花？"

病人回答说"是"，并补充道："尤其是下午下班回来之后，肯定是上班太累了。"

"晚上睡觉盗汗不？"

病人回答说"有时会。"

"月经正常吗？"

病人说："还好。"

王大夫这才说："你这是典型的阴虚症状。虽然暂时你还没觉得有什么大

小知识 ▶ 更年期与阴虚体质

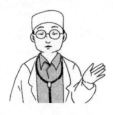

女性更年期综合征是阴虚体质者的常见症状。中医认为，女性到了更年期，往往会肾气渐衰、冲任亏损、精血不足，从而导致体内阴阳失衡。精血不足则体内缺乏阴液的滋养，阳气较为亢奋，从而出现烦热多汗、心绪不安、脾气急躁、失眠多梦等症，这些都是阴虚者的常见症状。如果有些女人在年轻时就开始阴虚，可能会促使更年期提早到来，直接影响其外在形象，甚至会影响生育。

年轻时阴虚 ➡ 更年期提前

病，但长期这样耗下去，你会越来越容易累，时间久了，必然很伤身体。至于人家说你脸色红润，这也不是健康的红润。阴虚会导致内热，内热会引起脸红，跟你手心发热是一样的，有时你可能也会觉得脸颊热。"

病人似乎觉得很奇怪："怎么？我年纪轻轻的就虚了？好不好治啊？"

王大夫说："一般女人上年纪了容易阴虚，比如说更年期的女人。但是有些病可跟年龄没有关系，不良的生活习惯也会导致阴虚，比如说，经常熬夜也可能引起阴虚。"

熬夜也会引起阴虚

熬夜也会导致阴虚？

我还是第一次听说这个观点，病人显然也很怀疑。

王大夫看出了我们疑惑，于是端来一杯水，给我们详细解说。

"人体就像这大自然。正常情况下，白天黑夜交替有序，阳升阴随，二者相得益彰，很有夫唱妇随的味道。白天，阳气升腾，活跃在周身器官中，既发挥维持体温的作用，又为各种生命活动提供动力。在此过程中，阴也并没有歇着，而是随着阳气的升腾来到人体脏腑组织，起着营养和滋润的作用。到了夜间，大自然阳气不足，无力再为生命活动提供动力，这就是需要我们休息了，每天的休息正好让阳气得到补充和修复，如此才能为第二天提供足够的动力支持。

"但是夜属于阴。经常熬夜的人，打破了人白天活动夜间休息的习惯，白白损耗了阴气。于是第二天，阳气正常工作时，阴气不能正常地滋润和营养我们的脏腑，不能够提供足够的津液来供阳气活动，阴阳开始失衡。这时，相对过剩的阳气就开始蒸腾人体的津液，人体便开始缺水。所谓阴虚助躁，于是人们说熬夜容易上火，熬夜会让皮肤变得干燥，头天熬夜了第二天人就急躁易怒，越熬夜越睡不着……这些不适症状就是这样来的。"

想不到，我们只是认为稍微晚睡一会儿，我们的身体却发生了这么多的变化。

王大夫接着说："就拿口干、便秘、皮肤干燥来说吧，这就是因为人体的这些部位没有得到充足的津液滋润。这就好比河中的水少了，船就不能正常通行，周边的植物不能正常生长一样，人体中的津液少了，生命活动就受到阻碍。津液上不去，不能滋养嘴唇，于是人们就会口干，不能滋养眼睛和头部，于是有人会头晕眼花；津液下不来，不能输入大肠，于是有人会便秘；全身津液供应不足，于是皮肤得不到滋养，皮肤和头发都暗淡无光泽。"

我不禁嘘唏："怪不得人们总说人体就是一台奇妙的机器，看来津液对人体就好比润滑油对机器的作用。"

王大夫说："可以这么说。"

病人显然也听得入神，但又像想起了什么，突然问道："既然熬夜会让身体变得缺水，为什么夜里还会盗汗呢？汗是从哪里来的？"

王大夫说："这个问题问得好。其实这刚好是阴虚的证明。就是因为人体内阴阳失调，阴不制阳，致使阳气过剩，不停地蒸腾人体津液，那些本来对人体有用的津液，就这样被活生生地'蒸'出来了，这才发生了盗汗。为什么人们醒来之后，反而不出汗了，是因为人醒来之后，身体器官开始运作，阳气被迫转而支持这些生命活动了。一旦睡着，身体暂时用不着阳气，过剩的阳气便又开始蒸腾身体的体液，又会出现盗汗。'盗汗'，这是再恰当不过的词了，就是说这种病症就像盗贼一样，总是趁人们睡着的时候偷偷溜出来，危害我们的身体。"

说到这里，王大夫对病人说："根据我们中医的说法，'汗为心液'，你若经常发生盗汗这种情况的话，就要及早调理了，否则心阴耗伤十分严重，更损伤'阴'，导致阴虚越发严重。"

这种体质容易得什么病

"现在已经这么难过了，更严重的还有什么？"病人一脸忧愁地问王大夫。

王大夫安慰她说："你现在只是有一点不舒服而已，幸亏你及早来检查了，待会儿我给你开个方子调理一下就好。但是有的人，如果不把这些不适当回事的话，早晚会因为'阴'的严重亏损而得病。"

病人问："这种体质容易得什么病啊？我也提早注意一下。"

王大夫准备抓药，便回答她说：**"像肺结核、习惯性失眠、便秘、色斑、口腔溃疡，这些都是有可能的，如果同时是阴虚体质和血瘀体质，得肿瘤也有可能。"**

病人听到这里，吓得不吭声了。我就拿出那本《王诊记事》，看里面有没有这方面的记载，果然找到了我想要的东西，摘录如下。

造成阴虚内热的原因分析

经常熬夜
　　熬夜导致体内津液消耗，从而损耗阴气，导致阴虚。女性经、带、产、乳等都会大量耗血，也更容易导致阴虚。

情绪压抑
　　情绪长期得不到舒展，会郁结化火，从而促生内热，损耗阴精。

先天禀赋
　　父母是阴虚体质，很容易遗传给下一代。

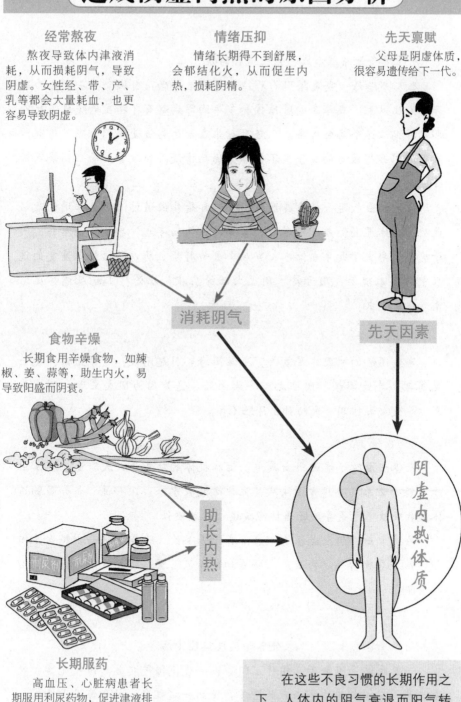

消耗阴气

先天因素

食物辛燥
　　长期食用辛燥食物，如辣椒、姜、蒜等，助生内火，易导致阳盛而阴衰。

助长内热

阴虚内热体质

长期服药
　　高血压、心脏病患者长期服用利尿药物，促进津液排出，从而促生或加重阴虚。

　　在这些不良习惯的长期作用之下，人体内的阴气衰退而阳气转旺，最终形成阴虚体质。

阴虚与肺痨

一位孝子来信感谢我，信中这样写道：

王大夫您好：我是邓州的XXX，您还记得吗？自从今年年初您为我母亲治病以来，我母亲的肺结核和多年的胃病都有了明显的缓解，媒人再也不担心这个病会传染，已经有姑娘表示愿意接受我们家了。想起以前我们用西药医治的日子，不但母亲的病情没得到改善，而且药价也贵得惊人……

肺结核虽然是一种传染性疾病，但却是外因通过内因起作用的最好说明。人体虚弱，或者疲倦时，容易耗伤气血津液，导致气血虚弱，阴精耗损，痨虫于是乘虚而入，发病，成为肺痨。所以肺结核在演变的过程中，会表现为气阴亏耗、阴虚火旺等症状，在治疗上就应该补虚培元、扶正杀虫。

阴虚与月经不调

导致闭经的原因非常复杂，痰湿阻滞会引起闭经，气滞血瘀、气血虚弱也会导致闭经，阴虚也会导致闭经。这是因为阴虚生燥，灼伤营阴，导致血海枯涸，从而引发月经不调。

阴虚与便秘

人体阴虚时，体内阴血减少，滋养机体的功能也大大降低。机体出于本能的需求，会想方设法从其他地方吸收水分，比如说，会加强肠道体液的吸收，于是导致肠道功能减退，引起便秘。

另一方面，阴虚者容易内热，喜欢喝冷饮，于是又进一步损伤了阳气，结果导致脾气功能减弱，肠胃功能降低，胃肠蠕动缓慢，排便就困难重重。

阴虚与口腔溃疡

阴虚者容易上火，上火便容易形成口腔溃疡。

一般来说，阴虚者，相对"阳"多，致使阳气亢盛。阳气亢盛，就会发热，代谢加快，体内产热增多，多到一定程度，就会像火山喷发一样，致使机体不适，比如说长泡、急躁，这就是口腔溃疡的征兆。

而且，人们一般都有这样错误的想法：用冷饮来降火。对阴虚者来说，体质已经是内热型的了，从外面带过来的凉气并不能从根本上降热，人体反而会因为外冷内热而导致生命抵抗力下降，结果阴虚更甚。如果用凉过度，可能还会导致四肢发冷等阳虚症状。所以运用冷饮来降火是阴虚体质者的大忌，补水滋阴才是上上策。

……

病人跟我一起看了这本《王诊记事》后，感叹地说："除了肺痨、肿瘤不常见之外，其他的却是我们生活中的常见疾病。"

王大夫说道："是啊。这些小毛病虽然不至于夺去我们的生命，但却会给我们的生活带来极大的不便。比如晚上失眠就会影响我们白天的工作；便秘让人不舒服，而且导致人面色无华，严重时还会影响的人内分泌，引起诸多不适；口腔溃疡就更不用说了，会搞得人浑身不自在。"

阴虚与脾气急躁

送走病人之后，我就去找病床上的病人说话了。看到一个小姑娘坐着无聊，我就给她讲故事。

跟这个小女孩临床的，是一位中年妇女，她正跟自己的老公争论着什么。

中年妇女："跟你说了几次了？先把女儿送到姐姐那里两天，怎么就是跟没听见一样？"

男人："姐姐还有自己的事做，再说女儿都那么大了，不可能照顾不好自己……"

中年妇女："你以为谁都像你一样，躺马路上也能睡一晚？女孩子家就该好生养着。"

男人："好！好！一会儿我就跟她说。"

女人这才不吭声。过了一会儿，一个十几岁的女孩子过来了。

女孩："爸爸！下周学校开运动会，给我买一双新运动鞋吧？"

男人："好，看中哪双鞋了？"

中年妇女："买！买！买！她要什么你也不问问清楚，要什么就给什么。"

男人："她不是说了吗？开校运动会。"

中年妇女："她又不是没运动鞋，买那么多干啥？难道你们想开鞋店？"

男人沉默，女孩也不吭声了。

一会儿，中年妇女又想起什么："你俩先回去吧，你帮她收拾收拾衣服，然后把她送到姐姐家，然后随便做点什么吃，不用管我了。"

男人和女孩如闻大赦一般，赶紧收拾东西做离开状。

中年妇女又说了一句："我就知道你们一点也不想坐下来陪我，一个比一个没良心。"

两人再次不吭声，中年妇女不耐烦地摆摆手，让他们二人离开了。

我心想，这个女人肯定是进入更年期了，要不脾气不会那么大。

王大夫知道后，告诉我说："这个女人脾气是躁了一些，有时候唤护士拔针，护士动作慢了一些，她就很不高兴。她也是典型的阴虚体质。"

我奇怪："难道阴虚体质的人都比较急躁吗？"

王大夫："可不是吗？这可是有理论根据的。"

"讲给我听听吧！"我有点迫不及待。

王大夫说："精血这些阴液就好比我们身体中的河流，流淌在我们身体各个经脉上。我们的'气'，就好像一条小船，顺着各个河道将各种营养物质输送到人体的各个器官中。正常的人，这个运输过程是非常流畅的，这时候的人是比较愉快的，所谓的'顺气''心里畅快'就是这个意思。

"而阴虚的人，精血不足，河流干枯，承载能力下降。而'气'仍然有那么多，人体所需要的营养物质也有那么多，'气'这条小船，不得不勉强运行于这样将近干枯的河道上，难免'气不顺'，没有耐心，上火。所以阴虚体质的人，在与别人相处的过程中，总是很急躁，没有一点耐心，胸腹容易胀闷，很容易心跳加快，甚至是心慌心悸，看见什么东西都觉得不顺眼，老想与人争吵，稍不如意就暴跳如雷。吵出来，才会觉得抒怀，才会感觉好受一些。所以与其说这种人无理取闹，不如说这是他们的心理需要。"

我觉得很好笑："我倒是第一次听说吵架是出于生理需求呢！"

王大夫也笑了："那当然。其实阴虚体质的人是很难受的。谁喜欢跟人吵架啊，还要忍受良心上的折磨。可如果不吵出来的话，体内的气理不顺，他很

阴虚内热容易导致的疾病

人的阴精主要是血液和体液，缺少这些东西，人体就容易"干"，情绪变"躁"，如果任其进一步发展，可能会产生多种疾病。

阴虚内热

进一步发展 →

结核病 — 阴虚者气血虚弱，阴精耗损，免疫力降低，病毒很容易乘虚而入，从而引发结核病，如肺结核、肠结核、骨结核、淋巴结核等

习惯性失眠 — 阴虚内热者"五心烦热"，心烦不安，气候、情绪、饮食、环境稍有改变就容易导致失眠

便秘 — 阴虚者体内缺水，容易引起肠道功能下降，导致便秘。而且小便也是量少且黄，即使经常喝水也很难改善

色斑 — 阴虚者皮肤容易缺水，污物无法排出，从而生斑，尤其是阴虚火燥相结的色斑是很难祛除的

口腔溃疡 — 阴虚内热者体内火气很大，容易上火，从而引发口腔溃疡。而且阴虚内热者皮肤干燥，嘴唇容易开裂，更易产生口疮

经期缩短 — 阴虚内热的女性往往会月经提前，经期缩短，如不及时治疗，甚至会产生闭经

高血脂、高血压 — 阴虚者虽然消瘦，但阴虚到一定程度，体内缺水过多，就会导致血液黏稠，血脂升高

糖尿病 — 糖尿病初期，一般都是以阴虚为主，总是口渴，但喝多少水也不解渴，而且嘴唇干燥有如泛起白霜

肿瘤 — 阴虚体质者长期情绪压抑再加上瘀血倾向，易患肿瘤，因此如果身体出现不明包块、硬结、便血等症状时要特别注意，及时检查

不舒服呢！再说了，有力气吵出来还算好的。如果身体亏损越来越严重的话，他们连吵的力气都没有了，但一看到叽叽喳喳的人群，又感到烦闷，只好找一个安静的角落里待着，不参与任何公共活动——但我们知道，一个人闷着心情更差。"

想想刚才我看到的那一幕，不禁想道：阴虚体质的人，不但自己痛苦，还要给他人带来不必要的麻烦，真是不应该。

阴虚者的夏天不好过

我来了一周，这才发现，这段时间内，王大夫接待的病人，几乎都是阴虚者。难道，阴虚这种体质的人，比其他体质的人数要多很多？

王大夫听完我的质疑，问我："你有没有听过'夏天无病三分虚'这样一句话？"

我摇摇头。

王大夫说："根据《黄帝内经》的记载，夏天是一年中阳气最盛的季节，阳气盛，则伤阴。就像植物在夏天生长得要快一些一样，人体的各种生命活动在夏季也较为亢奋，会消耗大量能量和营养物质，体液当然也会损耗很多。所以人在夏天容易有食欲不振、胸闷腹满、呼吸不顺、精神萎靡、昏昏欲睡、身体消瘦、四肢无力、低热等症状。很多体质虚弱的人就害怕夏天这样，所以干脆称呼夏天为'苦夏'。"

听到这里，我接口道："嗯，这个我知道。我在一些养生书里看到过'苦夏'这个词。当时还挺有感触呢，因为有时候我也害怕过夏天，不仅仅是因为天气太热了，还有就是人没精神，晚上睡又睡不好。"

王大夫开玩笑道："你该不是也阴虚吧？"

我急忙否定："我身体倍儿棒，吃嘛嘛香，我才没有病！"

王大夫则笑说："又讳疾忌医了不是？不过苦夏不是一种病，有人把它称为'一种器质性病变'，也就是说，它是由于气温高、湿度大等气候因素导致自主神经功能紊乱而引发的症状。用我们中医的话说，这是一种由阴虚生内热而引起不适症状，服用一些药物并注意饮食就可以了。"

我问："吃什么药才能对付这种'苦夏'呢？"

王大夫回答说："六味地黄丸就可以，不过药并不是什么好东西，有事没事不要乱吃药，你待会儿去找找我那个小本子，应该有这方面的介绍。"

他又继续说："不过也并不是所有人都要面对'苦夏'，只有那些阴分不足、体质较差、营养不良或者劳累过度的老人、孩子及女人，才可能会出现'苦夏'症状。"

我一边查找《王诊记事》，一边回应他："就这人也不少呢，想不到人体也有季节病。"

王大夫笑道："是啊，'虚为夏病之本'，说得一点也不错，所以人们说秋冬是滋补的最好季节，就是补充一下夏天的损耗啊。"

我终于在《王诊记事》上找到了与苦夏有关的内容，总共有两篇，摘录如下。

疰夏　　　　　　　　　　9月3日

一女士跑过来问我："我的孩子两岁了，就是不肯吃东西，身体手心还会发烫，晚上睡觉也不好好睡，而且后脑勺的头发有脱发现象。听我妈说，这应该是疰夏症吧。孩子已经两天不吃东西了，我很急，请问这好治吗？"

疰夏是一种季节性疾病，也叫苦夏，是炎热的夏季常见病，主要源于天气的暑热和体质的虚弱，损伤脾胃元气，耗伤阴津所致。主要表现为食欲不振、胸闷腹满、呼吸不顺、精神萎靡、昏昏欲睡、身体消瘦、四肢无力、低热等症状。

疰夏以身体虚弱的老年人和妇女发病较多。6个月～3岁的婴幼儿神经系统发育不完善，体温调节及汗液排泄功能较成人差，也很容易患疰夏症。

疰夏症以预防为主。古人预防疰夏一般分两个阶段，第一阶段从"立夏"开始，这一时段防治疰夏的习俗较多，如上海人有立夏那天吃茶叶蛋的风俗。第二阶段则从夏至开始，各地都有一些吃的风俗，如胡朴安在《仪征岁时记》中描述："夏至节，人家研豌豆粉、拌蔗霜为糕，馈送亲戚，杂以桃杏花红各果品，谓食之不疰夏。"

"苦夏"养生

进入夏季后，由于气候原因和身体素质的因素，一般肾阳虚衰者会出现胃口下降、不思饮食、身体乏力疲倦、精神不振，并伴有低热、体重减轻等现象，民间称之为"苦夏"。"苦夏"其实并不是病，而是由于气候原因引起的身体不适。摆脱"苦夏"最好的方法就是自我保健与调理。

首先从心理上战胜自己。"苦夏"并没有想象中那么"苦"。所谓心静自然凉，古代养生就提倡"调息静心，常如兆雪在心"，即以恬静的心理状态度过酷暑的季节。

然后就是饮食调理。易患"苦夏"的人一般以阴虚、阳虚两种体质为主，所以在饮食上应该有针对性地进补，摄入新鲜的蔬果、豆制品及瘦肉、鱼和蛋等，既可保持人体对钠、钾的需要，又保证了对蛋白质和多种维生素的需要，从而增强了人体的免疫功能。

再就是劳逸结合，保证充足的睡眠。由于夏季天气湿热，昼长夜短，人们很难保证有高质量的睡眠，而高质量的睡眠对于缓解苦夏非常重要。所以除了养成良好的起居规律外，还要注重午睡。中午短暂的小憩不但有利于身体健康，而且有助于提高工作效率，改善人的心情。苦夏症状严重者还可以在医生的指导下服用维生素C和维生素B，这对于减轻苦夏症状有良好疗效。

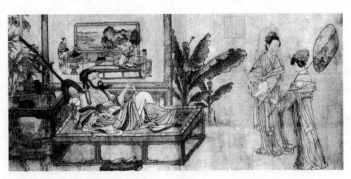

消夏图　元　刘贯道

夏季注意睡眠，特别是午睡。高质量的午睡对缓解疰夏非常的重要。中国人很早就认识了这一点。

阴虚内热者的四季保养

三才封髓丹含人参、天冬、熟地、黄檗、砂仁、甘草。可泻火坚阴，固精封髓。用于阴虚火旺、相火妄动、扰动精室之症。

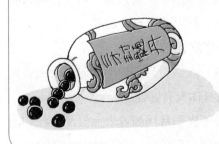

可多吃西瓜、酸梅汤等加以缓解，也可服用西洋参、生脉饮等药物，或者在医生指导下服用维生素C和维生素B。

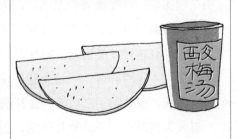

春季阳气升发，阴虚内热者往往虚火上升，而且北方春季干燥，更容易患口腔溃疡、失眠、目赤等症状。宜服用三才封髓丹。

夏季阳气极盛，是阴虚者最痛苦的一个季节，此时应少动，避免烈日暴晒，不可出汗太多，要保证充足睡眠。

冬季阴盛，是阴虚体质者最喜欢的一个季节，但冬季干燥，要注意多喝水，并加强对皮肤的保养。

秋季是阴虚体质者的养生重点，需注意肺、肾的养生，因为二者都是体内阴水之源。宜出游，多呼吸新鲜空气。

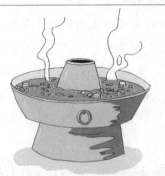

少吃辛温香燥之品，尤其是麻辣火锅，阴虚体质者本来火旺，再吃这些无疑是火上浇油。

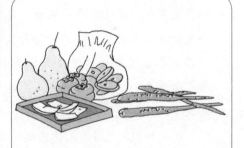

多吃滋润食物，如沙参、麦冬、百合、梨、柿子、玉兰、甲鱼、荞麦、银耳、莲子等。

滋阴养血是女人毕生的功课

我问王大夫："既然人在夏天里容易虚，说明阴虚是有季节性的。那么，阴虚是否也对事对人，也有其易感人群呢？"

王大夫想了想，说道："这个我也说不准。不过我知道，对于女人来说，'阴'确实是一件很重要的东西。因为男人为'阳'，女人为'阴'，男人养气，女人养血，女人的生理特点注定了女人若想滋养自己，就要从养阴养血方面入手，只有这样才能达到滋阴补阴、防止容颜衰老的效果。"

"嗯"，我回答道，"这个我多少知道一点，因为广告上老忽悠女人去买各种口服液，说是喝了之后能补血补铁，对身体大有好处。"

王大夫则说："虽然我是医生，但我并不提倡乱用药或者保健品，我们不可能永远生活在保健品身边，生活应该是丰富多彩的，调理身体的方法也应该多种多样，并不一定要依赖保健品。"

"比如？"我问王大夫。

王大夫戴上眼镜，翻开《王诊记事》，找到其中一篇，拿给我看。

滋阴养血是女人毕生的功课   5月6日

有人说，做生意，就是挣女人的钱。以前主要说的是化妆品、衣服什么的。但女人的美丽是多方面的，越来越多的女性开始认识到，真正的美丽不仅仅在于外在的装扮，那种由内而外散发出来的魅力才是健康持久的。这么说吧，如果一个女人面色苍白，神色憔悴，那是再好的化妆品也掩盖不住的，健康的美比华丽的装扮更受人关注。而女人的健康，最首要的就是要血气充足，这才有了各种铺天盖地的关于补血、养心之类的产品和广告。

血气到底是怎样在人体内起作用的呢？

由于女性月经、受孕、生产、哺乳等都会损耗精血，体内以血为基础的阴性物质的损耗会很快，所以比男性更缺血，也就更容易阴虚，更需要滋阴养血，女人的养生就要从养血开始。只有血气足才能保证面色红润，精神状态良好，否则会出现面色枯黄、唇甲苍白、头晕眼花、全身乏力、发枯肢麻、经血量少、经期延迟、舌淡脉细等不良症状，严重贫血还会出现皱纹早生、华发早白、更年期提前等早衰信号。

女人要美丽健康，有下面几种养血方法。

首先要保证自己心情愉悦。中医认为，情志不畅会导致肝气郁结，引起血液暗耗。所以平和的心态，愉快的心情能促进体内骨骼里的骨髓造血功能旺盛，不仅可增强机体免疫力，保持面色红润，经血调畅，精力充沛，而且有利于身心健康。

民以食为天，女人在保证日常营养外，还要多吃些具有造血功能的优质蛋白质，富含铁、铜等微量元素的食物及叶酸和维生素B_{12}等营养食物。在饮食调养之前，还要注意保持脾胃的健康，因为脾胃是人体后天之本，气血生化之源。拥有良好的脾胃机能才能使食物营养得到充分的消化吸收。

运动锻炼也不可少。每天坚持半个小时的运动，如健美操、跑步、散步、打球、游泳、气功、跳舞等，不但会增强体质、提高抗病能力，而且还有助于造血功能的增强。刚生完孩子的女性多参加体育运动，不但有助于恢复体型，而且对于调和精血、防治早衰也大有裨益。

良好的起居习惯也有助于女性身心健康，戒烟少酒、不偏食、不熬夜、不吃零食、不在特殊生理阶段同房，保证劳逸结合、起居有时、娱乐有度、房事有节，对于调畅经血、延缓衰老也有一定的作用。

必要时，如患有月经不调的血虚患者及其他慢性消耗性疾病的患者，还可进补适量的养血药膳。常用于补养气血的药物主要有黄芪、人参、党参、当归、白芍、熟地、丹参、首乌、鸡血藤、枸杞子、阿胶、大枣、龙眼肉等。常用补养气血的方剂有四物汤、保元汤、人参归脾汤（丸）、人参养荣汤、十全大补汤（丸）等，可以在医生的指导下进行调治。

此外，患有月经过多、肠寄生虫病、萎缩性胃炎、溃疡、痔疮、疟疾或反复鼻出血等出血性疾病的患者要及早根治，避免时间过长消耗过多血气。减少生育、流产的次数也可以降低耗血，保持妇女康健。

看完这篇之后，我感触颇大，回头一定把这篇文章复印一下，给老婆看看。

哪些不良习惯容易引起阴虚

虽然目前我没有哪里不适，但刚刚看了王大夫的《王诊记事》后，我才发现，我离良好的生活习惯还有一段距离，说不定哪个习惯刚好是坏习惯，久而久之就让我生病了呢！

于是我问王大夫："前面你说到熬夜会引起阴虚，还有哪些坏习惯会引起阴虚呢？"

王大夫想了想，说："这个我没有特别总结过，不过大致可以概括为四个方面：**久病阴伤，房事不节，过食温热香燥之物，因情志而内伤。**"

"严格说来，因久病而导致阴虚者算不上习惯的行为，这是没办法的事情。但这就要求，一旦人们哪里有不舒服了，最好及早医治，拖着只会把身体拖垮。就像你刚才看到的那篇文章一样：患有月经过多、月经失调以及肠寄生虫病、萎缩性胃炎、溃疡、痔疮、疟疾或反复鼻出血等出血性疾病者要及早根治，避免时间过长消耗过多血气。"

"嗯"，我点头道，"我也见过这方面的例子，有的人本来是好好的，结果越养病越多，这病那病加在一起，我还以为都是并发症呢！"

王大夫点头："并发症是占一部分，但不排除久病导致阴虚，然后又生新病。这就好比，一条毛线上缠了一个结，病人如果不及时把这个结解开，这个结肯定又会缠绕着结更大或者更多的结，越缠越麻烦，就越不好解开。"

我问："为什么'过食温热香燥之物'也会引起阴虚？"

王大夫笑道："这个道理再浅显不过了。阴虚就容易导致内热，越热就越消耗津液，就越阴虚。如果经常吃温热香燥食物，这就好比火上浇油，越烧越旺，津液消耗就更快。"

想想也是这个道理。我又问道："那么哪些食物属于温热香燥食物啊，我也记一下，以后吃饭时多注意一些。"

王大夫说道："像蒜、葱、生姜、八角、茴香这些辛辣的食物和调味品就不能多吃，多吃会助燥伤阴，加重内热。还有香菜、白酒、花椒、胡椒、红茶、芥末，等等，都是阴虚体质者应该忌口的东西。有些温性的食物，可以适当吃一点，但最好也不要多吃，比如狗肉、鹿肉、羊肉、龙眼、海参、鹅蛋等等，这些食物虽然对人体有补益作用，但阴虚体质者也不能多吃。"

这么多好东西都不能多吃，真是可惜啊。

滋阴养血的良方

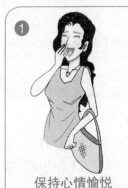

① 保持心情愉悦

心情愉悦可以平疏肝气，促进造血，增强免疫力。

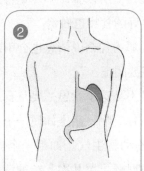

② 饮食调养

多吃有助于造血的食物，戒烟少酒，不偏食，注意保持脾胃健康。

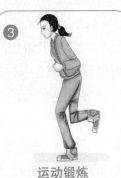

③ 运动锻炼

坚持每天半小时运动，增强体质。但中年以后不宜再做磨损关节的运动。

纠正阴虚 滋阴养血

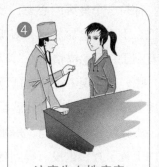

④ 注意失血性疾病

失血性疾病要及早治疗，以免过度消耗血气。要尽量减少生育、流产的次数。

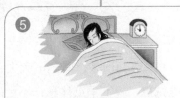

⑥ 药物调养

使用有利于补养气血的药物和方剂，在医生的指导下进行调治，也可做成药膳。

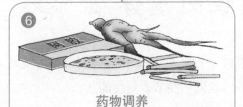

⑤ 养成良好的起居习惯

劳逸结合，不熬夜，作息规律，房事有节。

王大夫仿佛知道我在想什么，继续说："你看《武林外传》中的佟湘玉，本来挺正常的一个人，吃了一颗千年大补人参，变成一个什么样子？"

我笑了。王大夫这才说："所以嘛，不要觉得好东西什么时候都是好的，如果不适合自己的身体，再好的食物也白费。"

"嗯"，我继续问："那为什么说情志也会引起内伤呢？谁没个心里不畅快的时候，难道一不高兴就要阴虚？"

王大夫连忙纠正："可不是这个意思，要是真这样的话，大家都去闹阴虚了。我是说长久地闹情绪。你想啊，阴虚体质一个显著的特征就是容易上火，容易急躁，心烦易怒，动不动就生气。如果一个体质正常的人也经常情绪不好，肯定也会容易上火，有时候再哭几次，精神消耗过大，精力透支明显，肯定消耗津液，津液少不就是缺水？时间久了，不也就阴虚了吗？"

"哦……怪不得人家老说要开开心心的，原来还有这一层意思啊。"我恍然大悟。

王大夫笑："可不是吗！所以我们平常应该提醒自己安神定志，舒缓情绪，保持一个良好的心态，及时调整自己的不良情绪。没事的时候，可以练练书法，下下棋，旅旅游，多听一些曲调舒缓、轻柔的音乐，这样既陶冶情操，又有利于克制急躁情绪。"

嗯，我发现不论什么话题，王大夫总能说得头头是道。看来，中医真是一门博大精深的学问，真的需要懂得很多。

还有最后一个问题，房事不节导致阴虚，这个问题我不好意思问了，自己在网上查了查，也没有得到什么系统的说法。大概是说，纵欲会消耗精气，既会导致阴虚，也会导致阳虚，反正对身体没好处就是了。还看到一个人发帖询问，自己因手淫引起阴虚，该怎么治。不看不知道，原来这习惯也会引起阴虚，又学了一课。

怎样调理阴虚体质

我从外面回来，听到王大夫正对一个病人说："以后要多喝水，多喝粥，少吃辣椒，晚上早点休息，不忙的时候做一些节奏舒缓的运动……"这是王大夫正在给这位病人交代注意事项。

对啊！我怎么只顾探寻病理的奥妙，却没想到与调理、养生有关的话题？

阴虚内热者的起居养生

除了注意不要久病阴伤、房事不节、过食温热香燥之物和因情志而内伤之外，阴虚体质者在起居方面还应注意以下方面。

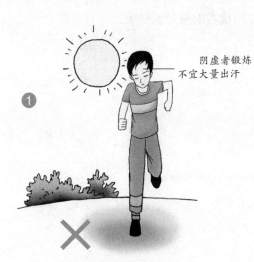

阴虚者锻炼
不宜大量出汗

不可进行剧烈锻炼

阴虚者最好不要大量出汗，这样容易损耗阴气。所谓"夏练三伏，冬练三九"对阴虚体质者并不适合。但并不是不锻炼，只是尽量选择比较舒缓的运动。

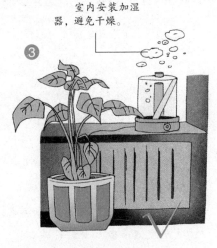

室内安装加湿器，避免干燥。

保持生活环境湿润不干燥

阴虚者虽然喜欢冬天，但北方的冬天干燥，对阴虚者又是一大挑战，因此最好在室内安置加湿器，保持周围环境的湿润。

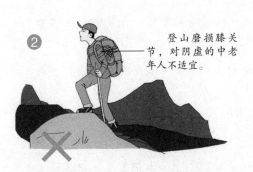

登山磨损膝关节，对阴虚的中老年人不适宜。

不宜常做磨损关节的运动

阴虚者会较早缺乏润滑关节的阴液，以致关节涩滞，因此中年以后不宜再做磨损关节，尤其是膝关节的运动，如上下楼梯、登山、跑步等。

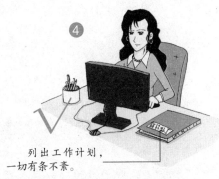

列出工作计划，一切有条不紊。

有条不紊，切勿急躁

阴虚者应妥善安排工作和生活，尽量避免着急上火、焦虑不安，因为这样容易伤阴，而伤阴就更易急躁，这样就陷入了恶性循环。

这好像有点本末倒置哦。想想我最近一直都在关注阴虚的话题，就从了解怎样调理阴虚体质入手好了。

王大夫得知我的意思，连连称赞："我一直也想整理一份系统的材料，就是容易忘记。今天晚上不忙的时候，咱俩一块儿整理吧。"于是，在王大夫的口述下，当晚我们就整理出一份《阴虚调理方法大全》，我把这篇文章打印下来，贴在《王诊记事》上，这里顺便也给读者朋友见识一下。

阴虚调理方法大全   8月27日

阴虚体质的调理，要遵循滋阴潜阳的原则适时进补。但切忌补反，胡乱补食壮阳的食物，如人参、鹿茸等，这反而会导致阳气更旺，更耗费体内津液，从而加重阴虚症状。相反，甘凉滋润、生津养阴的食品，才是阴虚体质者最好的补品。

具体来说，适合阴虚者吃的食物有小麦、粳米、小米、玉米、荞麦、黑芝麻、猪肉、鸭肉、鸭蛋、荸荠、甲鱼、龟肉、银耳、黑木耳、白菜、番茄、菠菜、黄瓜、苦瓜、丝瓜、紫菜、葡萄、梨、猕猴桃、柚子、桃、西瓜等新鲜蔬菜瓜果、含纤维素及维生素较多的食物和蛋白质丰富的食物，不宜进食辛辣刺激性食物、煎炸炒爆及性热上火的食物和糖分含量高的食物。

由于调理方法主要就是食补，所以这里详细介绍一下几种特殊食物的食疗作用。

鸭肉：鸭肉是最理想的清补之物，食养专著《随息居饮食谱》中说它能"滋五脏之阴，清虚劳之热，养胃生津"，《本草汇》说它"滋阴除蒸""能滋阴养胃"。秋冬比较干燥，阴虚体质者不妨多吃一些鸭肉来调节体质。

猪肉：与鸭肉作用相似，也可以滋阴润燥。《本草备要》中还说它"味隽永，食之润肠胃，生精液，泽皮肤"。清代著名医生王孟英则评价它能"补肾液，充胃汁，滋肝阴，润肌肤，止消渴"。所以，女性朋友可多吃一些猪肉，既可以缓解阴虚之不适，又有助于改善肌肤。

鸡蛋：有益气养血、滋阴润燥的作用。同时也是富含优质蛋白质的食品。

牛奶：兼具营养丰富、滋阴养液、生津润燥等多种作用，经常食用，可起到润燥止渴、润皮肤、润大肠、滋润五脏等多重功效。女人尤其要多喝牛奶。

甲鱼、龟肉：皆有滋阴凉血的作用，同属清补佳品，对阴虚血热或阴虚火旺者有莫大的好处。甲鱼、乌龟的壳，同样也可以滋阴补血。秋冬季节，阴虚体质者不妨用甲鱼、乌龟来炖汤喝。

枸杞子：枸杞子是众所周知的延年益寿果，对肝肾阴虚所引起的腰膝酸软、头晕目眩、视物昏花、耳鸣耳聋或者肺阴虚引起的盗汗、咳嗽及糖尿病人的口渴，皆有良好的治疗作用。

梨：是最有生津、润燥、清热等多重作用的水果，对肺阴虚和热病伤身者最有益。

银耳：银耳是民间最常用的清补食品，有滋阴养胃、生津润燥等作用，尤其适合于肺阴虚和胃阴虚者。

阿胶：同样具有滋阴补血作用，女性常吃阿胶还可起到改善肤色、改善睡眠的作用。

此外，由于阴虚体质主要是缺水，所以还要多吃流质和半流质食物，多喝粥，比如百合粳米粥、银耳红枣羹、百合莲子羹等。这些汤粥皆有极好的滋阴作用，有利于缓解口干、手足心热、上火、心烦失眠等阴虚之不适。

如果采用药补的话，可酌情吃一些六味地黄丸和知柏地黄丸，前者对于肾阴虚者有一定的疗效，后者则擅长于滋阴清热。但总体上来说，药补之前最好先请教大夫，自己不要胡乱用药。

由于阴虚体质者易动怒、上火，所以阴虚者还应学会控制自己的情绪，多想一些开心的事，让自己保持乐观。

阴虚内热者的饮食宜忌

阴虚体质者体内缺水，应该多吃滋润的水果，少吃助火的辛辣食物，现在就对阴虚内热者的饮食宜忌做一个归纳。需要注意的是，饮食养生并不是只吃适宜的食品，不吃所忌的食品，而应该注意均衡营养。

蔬菜类宜忌

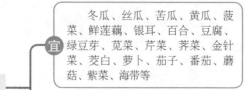

蔬菜类

宜　冬瓜、丝瓜、苦瓜、黄瓜、菠菜、鲜莲藕、银耳、百合、豆腐、绿豆芽、苋菜、芹菜、荠菜、金针菜、茭白、萝卜、茄子、番茄、蘑菇、紫菜、海带等

忌　韭菜、葱、姜、蒜、辣椒、花椒、茴香、桂皮、香菜等

吃这些凉性食物要注意，不可过度，以免伤及脾胃。

荤腥类宜忌

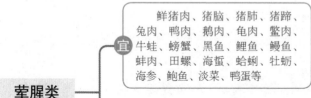

荤腥类

宜　鲜猪肉、猪脑、猪肺、猪蹄、兔肉、鸭肉、鹅肉、龟肉、鳖肉、牛蛙、螃蟹、黑鱼、鲤鱼、鳗鱼、蚌肉、田螺、海蜇、蛤蜊、牡蛎、海参、鲍鱼、淡菜、鸭蛋等

忌　羊肉、狗肉、虾仁、鹿肉、羊肾、牛鞭、鹿鞭、鲢鱼、黄鳝、鲥鱼、鳖血等

所忌食物并不是绝对不能吃，而是尽量少吃，在容易上火的天气、身体状况不是很好的情况下最好不要吃，如果吃了，就多喝汤水、多吃凉性食物加以平衡。

烹饪方法宜忌

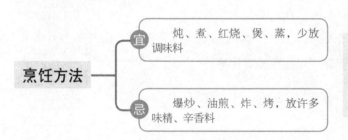

烹饪方法

宜　炖、煮、红烧、煲、蒸，少放调味料

忌　爆炒、油煎、炸、烤，放许多味精、辛香料

就算不是热性的食物，经过煎、炸、炒、烤之后，也会变得容易上火而伤阴。

水果干果类宜忌

水果干果类

 甘蔗、香蕉、梨、柿子、枇杷、柠檬、苹果、阳桃、桑葚、杧果、菠萝、椰子、荸荠、罗汉果、莲子、生菱角、西瓜、石榴、葡萄、薏米、黑芝麻、松子、黑豆等

吃荔枝很容易上火，即使是内热不重的人，荔枝吃多了也会产生口腔溃疡、喉咙肿痛等症状。

忌 桃子、杏、桂圆、荔枝、核桃、黑枣、榴梿等

适宜阴虚体质者的膳食单

 菜 品

百合鸡蛋羹、西红柿炒鸭蛋、菊花鸡片、木耳炖白鸭、八宝鸭、松子鸭条、芹菜炒肉丝、莲子百合炖猪肉、花生炖猪蹄、冬瓜鲤鱼汤、水果羹、软炸奶汁香蕉、芝麻肉饼等。

主 食

黑豆粥、猪肾粥、荠菜粥、菠菜粥、木耳粥、菠萝粥、燕窝粥、百合粥、肉末粥、荠菜猪肉馄饨、山药汤圆等。

阴虚正在逐渐年轻化

我闲来无事，翻看王大夫的病例，发现一个有趣的现象：一般阴虚体质者，多是稍微上年纪的中青年人。比如说36岁的王女士总是手心发热，容易上火，喝多少水都觉得渴；43岁的谢先生晚上总是盗汗，不但弄湿了床单和被子，还因为夜里凉没在意，结果又饱受感冒的侵扰；38岁的蔡先生，不但盗汗，还经常口渴，晚上失眠多梦，白天头昏乏力；35岁的周女士则是经常感到乏力，偶尔还月经不调；51岁的杨先生，则经常出鼻血，有时头晕心悸，也会

周身无力、面色苍白，一年四季感到口干，总是想吃冷食，喝冷饮……

为什么阴虚体质者多是中年人，这跟年龄有什么必然的联系吗？

王大夫解释说："阴虚主要在于津液不足，人体呈缺水状态，所以会出现眼干、鼻干、口干、皮肤粗糙、头发干枯等症状，这本来是老年人最容易有的症状。因为人上了年纪，身体各项器官都在老化，造血功能也越来越弱，营养物质也越来越不容易吸收，这些都会导致老年人体内缺少血液、唾液、泪水、精液、内分泌及油脂分泌等，所以一般来说，老年人更容易头晕眼花和失眠，他们的皮肤也更显粗糙。

"但是，现在的中年人也有未老先衰的趋势。因为他们上有父母要赡养，下有孩子要照顾，外有工作和事业上的应酬，如果家庭再不和睦的话，生活压力就更大。为了照顾好这方方面面，他们的精力和体力早已透支。如果不注意保养的话，终日疲于奔命，身体必然也会受到阴虚的垂青，出现失眠多梦、乏累、盗汗等阴虚迹象。"

"那就太可惜了，一大家人都在等着他照顾呢，他可不能就这样未老先衰啊。"我插嘴道。

王大夫继续说："就是明白这一点，所以中年人的心理压力更大，而且所有的中年人都是这样生活的，他们连诉苦的对象都没有。"

"那这样像老黄牛一样憋着，岂不是更难受？"

王大夫不以为然地说："这还不是最难过的地方。令人心疼的是，像乏累、口干、失眠多梦这样典型的阴虚症状，他们多不当回事，认为只是偶尔出现的小毛病而已，其实这是身体在向人发出信号，说明身体这台机器已经出问题了。如果再置之不理的话，问题很可能会加重。比如说，经常便秘，便容易得直肠癌，或者致使内分泌紊乱；经常上火，会令人更烦躁，既影响工作和学习，也影响人际交往；经常失眠多梦，肯定影响工作和学习，身体素质也随之下降。"

"那就只好靠普及健康知识来解决这个问题了。"我说。

王大夫却说："要普及的话，就得大面积地普及。就拿阴虚来说，不但中年人，现在的年轻人得阴虚的也不在少数，阴虚也越来越年轻化了。"

我吃了一惊："为什么？本来只是中老年人才会有的症状，年轻人怎么提前这么多年就有了？"

王大夫说："年轻人的压力一点也不小啊，尤其是80后这一代，面临着就业、房子、养老等多重压力，体力、精力也已经提前透支了。相对于中年人，

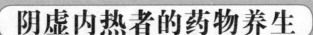

阴虚内热者的药物养生

用药物滋阴对阴虚内热者是一个不错的选择。问题严重时，可以直接服食中成药；而症状较轻时，则可进食一些药膳来加以调理。

适宜阴虚体质者的扶补药材

药材	性味	功效	药材	性味	功效
银耳	甘，平	滋阴润肺，益胃生津	燕窝	甘，平	养阴润燥，补中益气，益肾生津，健脾养血
生地	甘苦，寒	清热生津，润燥滑肠	阿胶	甘，平	和血滋阴，除风润燥、化痰清肺
玉竹	甘，平	滋阴润肺，养胃生津	沙参	甘，凉	清热养阴，润肺止咳
麦冬	甘，微苦，微寒	清热养阴，清心祛燥，润肺养胃，润肠通便	石斛	甘，微寒	滋阴清热，养胃生津，明目益精
龟板	甘咸，寒	补阴益肾，活血化瘀，去虚热	蛤士蟆油	甘，平	补肾益精，养阴润肺，补虚退热

除了以上药材之外，菊花、天冬、生地、地骨皮、鳖甲、女贞子、旱莲草、黄精等药材也很适合阴虚者。但不管何种药材，适量即可，不能大量久服。

针对阴虚症状的中成药

当阴虚者出现以下症状时，可选择相应中成药进行治疗。当然不必照说明书的规定，可以适当减少剂量。

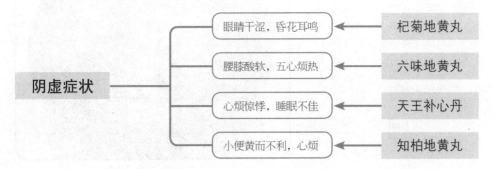

阴虚症状

眼睛干涩，昏花耳鸣 ← 杞菊地黄丸

腰膝酸软，五心烦热 ← 六味地黄丸

心烦惊悸，睡眠不佳 ← 天王补心丹

小便黄而不利，心烦 ← 知柏地黄丸

适宜阴虚内热者的药膳

药膳处方

将药材放入食物中制成药膳是一种非常不错的养生方法，以下是一些适合阴虚内热者的药膳处方。

类　别	名　称
药酒类	菊花酒、枸杞酒、地黄酒、桑葚酒、天冬酒、女贞子酒、益阴酒、乌发益寿酒、六神酒等
药膳类	虫草鸭块、地黄蒸鸭、生地盐水鹅、玉竹沙参焖老鸭、枸杞苗炒肉丝、灵芝肉饼、神效兔肉汤、天麻猪脑、玉竹煮猪心、强身腰花、神效兔肉汤、秋冬补肺汤、虫草甲鱼、二冬甲鱼汤、桑竹蛤蜊汤等

药膳推荐——玉竹沙参焖老鸭

材料

老鸭1只，葱、生姜适量，盐等调味料适量。

药材

玉竹50克，沙参50克。

做法

① 将老鸭去除内脏，洗净切块，放入锅中。生姜洗净去皮、切片。

② 放入沙参、玉竹、生姜片，加入适量的水，开大火煮至沸腾。

③ 煮沸后改小火，焖煮1小时，随后加入调味料，撒上葱花即可。

点评 ▽

沙参清热养阴，润肺止咳；玉竹滋阴润肺，养胃生津；老鸭则滋阴养血，利水消肿。三味合用，滋阴生津之力甚大，对阴虚者有很好的补益作用，尤其适用于肺热燥咳、咽干虚痨等症状者。

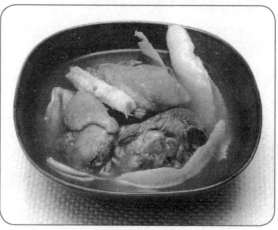

玉竹沙参焖老鸭

这些年轻人更不在意自己的身体，认为年轻就是自己的资本。而且年轻人最大的特点就是喜欢熬夜，没见谁比年轻人更喜欢熬夜的了。前面我们说了，熬夜其实是非常耗损津液的，所以年轻人阴虚也是很自然的事了。我就见过两个女患者，都还不到30岁，就阴虚了，又是睡不着觉，又是月经不调的，年纪轻轻的就一身麻烦。"

我想起我来的第一天，王丹、谭莉、杨蓓蓓，都花一样的年纪，却也像老年人一样阴虚了。

看来，人们不但要了解一定的保养知识，还要有一点医学知识。否则，自己身体状况正在变化也不知道，任由身体一点点负累，果真成了"年轻的时候用命换钱，年老的时候用钱换命"！

小测试

你阴虚吗?

王大夫说了,阴虚正在逐渐年轻化。80后这一代的年轻人,尤其是体质弱的女孩子,很有可能已经阴虚而不自知。那么,为了你的身体健康,为了不让那句"年轻的时候用命换钱,年老的时候用钱换命"一语中的,请你也花费3分钟时间做一下这个测试,看看自己是否阴虚。

1.晚上睡觉时,你是否经常做梦?

○是 ○否

2.是否经常躺在床上,辗转反侧而无法入眠?

○是 ○否

3.是否经常觉得很累,下班回家之后就想呆坐着不动?

○是 ○否

4.你是否经常想往床上躺?

○是 ○否

5.别人亢奋地说话,你是否觉得很烦,只想躲到僻静的角落?

○是 ○否

6.做事是否常常觉得很累,力不从心,工作效率降低?

○是 ○否

7.一向准时的月经,是否偶尔也会"爽约"?

○是 ○否

8.月经量是不是越来越少?三天之内必然结束?

○是 ○否

9.有否觉得自己越来越迟钝,记忆力下降?

○是 ○否

10.是否觉得口干,不停地喝水也无济于事?

○是 ○否

11.是否经常感觉心慌气短、头晕眼花?

○是 ○否

12.是否经常上火,口腔溃疡经常发作?

○是 ○否

13.一向不爱化妆的你,是否不得不靠粉底来提亮肤色?

○是 ○否

14.晚上会不会经常感觉嗓子干,甚至会咳醒?

○是 ○否

15.是否用多么好的护发素,也无法改善头发干枯的状态?

○是 ○否

16.是否经常便秘?

○是 ○否

17.是否会口臭?

○是 ○否

18.嘴唇是否经常干得起皮?

○是 ○否

19.眼睛有否感觉干涩或者疼痛?

○是 ○否

20.你是否经常心烦意乱,总想向人发火?

○是 ○否

21.你的他(她)在床上热情不已时,你是否无动于衷?

○是 ○否

22.晚上睡觉时,是否有"盗汗"现象?

○是 ○否

23.是否经常手心、脚心很热,恨不得用冰块冰着睡觉?

○是 ○否

24.是否经常想吃凉菜、喝冷饮?

○是 ○否

25.相对炎热的夏天,你是否更喜欢寒冷的冬天?

○是 ○否

结果分析

在上述25个常见的阴虚症状中,如果你:

1~5个"是"	说明你的身体已经有点阴虚了,但还不严重,完全可以通过良好的作息习惯改善;
6~10个"是"	说明你已经有了阴虚的明显迹象,该重视这个问题了,除了要养成良好的作息习惯,还要注意在饮食上选择有利于滋阴润燥的食物;
11个以上"是"	说明你的津液已经严重亏损,得了严重的阴虚,应尽快就医,在医生的指导下进行药补,否则身体会越来越虚,影响工作和学习。

第二章

《《《 阳虚外寒型 》》》

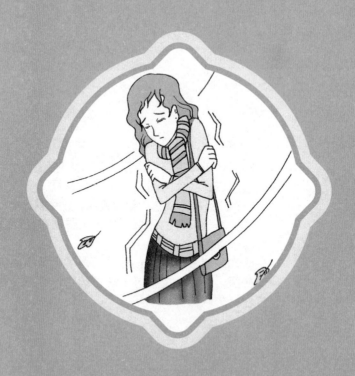

有阴虚也就有阳虚，阳虚体质的症状正好和阴虚体质相反，是由体内阳气不足所造成的，往往表现为身体发冷、精神不振，如果任其发展，可能导致高血脂、肥胖、慢性炎症等诸多病症，需及早调理。

阳虚体质养生，主要从饮食、起居、精神、经络等方面进行调节，本章将对这些调理方法进行详细讲解。

本章图解目录

阳虚外寒的症状 /61

造成阳虚外寒的原因分析 /65

阳虚外寒容易导致的疾病 /73

阳虚外寒者的四季保养 /77

阳虚外寒者的饮食宜忌 /80

阳虚外寒者的起居养生 /83

阳虚外寒者的药物养生 /85

适宜阳虚外寒者的药膳 /87

阳虚外寒者的经络养生 /89

阳虚外寒者的精神养生 /91

白领简易健身操 /93

YANGXUWAIHANXING

她夏天也怕冷

虽说已经入秋，但"秋老虎"毕竟还在肆虐，天气依然热得令人喘不过气来。可当我把药递给这位病人的时候，还是结结实实被她吓了一跳——她的手实在太凉了，凉得令人发寒。

病人看到我的反应，不好意思地自我调侃道："我的手好凉吧？人家都说女人是水做的，恐怕我是冰做的哦！"我只得讪讪地笑。

王大夫则说道："你这是典型的阳虚体质，有时间得好好调理一下了，否则会影响正常生活的！"

病人像得到知音一样，开始诉苦："我一年四季都手脚冰凉。三伏天人家穿裙子都嫌热，我却不得不用长衣长裤把自己包得结结实实以免受一丝冷气。办公室都热得开空调，我差一点就要穿毛衣了，结果领导让我回家工作了3个月。夏天人家都喝冷饮，吃雪糕，吃西瓜，但我却只有艳羡的份儿，因为我稍微吃点凉的，就会拉肚子或者感冒。冬天就更不用说了，人家也冷得要穿棉衣出门，我不但要多穿两件毛衣，外面更要全副武装，否则寒冷的北风准会让我感冒。在家里开着暖气还好一些，但这样也是有区别的，我的孩子都穿一件单衣在屋里走来走去，我至少也要穿两件毛衣。总之我不能受一点凉，否则每月总有几天特别难熬，痛得我没有一点办法。"

原来阳虚的特征是怕冷啊！

王大夫问她："你有没有找大夫调理一下啊？这谈不上是病，吃几剂中药调理一下就好了，我遇到过很多比你还严重的病人，现在都已经恢复正常了。"

病人听起来很高兴的样子："真的吗？我知道我这不是病，我还以为只要多加些衣服就行了。我真的可以跟正常人一样，夏天也能穿裙子？"一副难以置信的样子。

王大夫看她那么开心的样子，也很高兴，于是对她说："你这两天正感冒，把感冒治好之后，我们就开始。"

病人依旧沉浸在可以穿裙子的喜悦中，她不好意思地对我说："你不知道，我从小就是这样，所以总是全副武装穿得像个怪人，都不知道自己穿裙子是什么样子。等我身体好之后，我要天天穿裙子，也要像他们年轻人一样穿吊带！"

虽然现代人的观念是开放了不少，但穿吊带的中年妇女，只怕仍然是寥寥无几。不过看她那样子那么开心，恐怕只要让她别这么怕冷，用什么跟她交换她都乐意。这让我不由得想问：

阳虚到底是什么样一种状况，有那么令人畏惧吗？

什么是阳虚

王大夫解释道："人之所以是恒温动物，就是因为我们体内有一个'小太阳'，它既能为人体生命活动提供热量和能量，也能自动改变人体体温，从而使得人体维持在37.5℃左右。这个'小太阳'，在我们中医中，就被称作阳气，它有温暖肢体和脏腑的作用。阳气正常的人，会随着四季的变化和温度的高低来加减衣物。而阳气不足的人，则总是感觉不到热气，无论冬夏，总是觉得冷，一年四季手脚冰凉，这在我们中医中有一个专有名称，叫作'阳虚'。"

"原来阳虚这么简单，只是怕冷而已，比阴虚好理解多了，阴虚仅症状都好多个呢！"我自以为是。

王大夫呵呵一笑道："表面上看来是这样的，只要一个人一年四季手脚冰凉、畏寒怕冷，基本就可以断定他就是阳虚了。不过作为一种独立的体质，阳虚也是有很多标志性特征的，并不能仅仅说他怕冷就是了。"

"除此之外，还有什么特征？"我很自然地提问。

小知识 ▶ **人体的阴与阳**

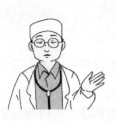

中医认为，人体有阴阳二气，就像电池有正负两极一样。《黄帝内经》认为，阴气指人体内具有凉润、宁静、抑制等作用的气，阳气则是指人体内具有温煦、推动、兴奋等作用的气；阴气是一身之气中具有寒凉、抑制特性的部分，是人体内具有凉润、宁静、抑制、沉降、敛聚等作用和趋向的极细微物质和能量；阳气则是一身之气中具有温热、兴奋特性的部分，是人体内具有温煦、推动、兴奋、升腾、发散等作用和趋向的极细微物质和能量。当阴阳平衡时，人身体康健，心情舒畅。但如果体内阴阳失衡，体质就会发生偏颇，各种疾病也就找上门来了。

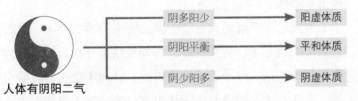

人体有阴阳二气

阴多阳少 ➡ 阳虚体质
阴阳平衡 ➡ 平和体质
阴少阳多 ➡ 阴虚体质

王大夫慢条斯理地说道："严格来说，阳虚有五大症状。刚才说到的畏寒怕冷，一年四季手脚冰凉，这是阳虚最主要的特征。除此之外，阳虚体质者一般还会消化不良，精神不振，舌头胖大，脉象沉细无力。"

"怎么其他的特征听起来一点都不'阳虚'，畏寒怕冷还能说明人体内阳气不足，是阳虚，可其他特征听起来好像跟阳气没什么关系嘛！"我百思不得其解。

"阴虚是'阴'不足，阳虚是'阳'不足，这只是字面上理解，又不是指全部，你听我慢慢说嘛！"王大夫依旧一副慢条斯理的样子，我只得耐着性子听他讲完。

"消化不良，意思是说，大便溏泻，夹杂着未消化的食物。对此现象，古人有一个很形象的解释。他们把食物在人体中的消化过程比作生米煮成熟饭的过程。胃在此过程中扮演高压锅的作用，阳气就是煮饭用的火。一个人若阳气不足的话，就好比火不足、不旺，米就无法煮成熟饭，胃中的食物就无法完整地腐熟、消化，只能直接从肠道中排泄出去。这就是为什么阳虚的人吃不得生冷的食物，一吃就拉肚子，原因就是他体内阳气不足，无法将胃中的食物完整地消化，这就是消化不良了。"

我还是第一次听到这么有趣的解释，古人实在是太高明了。

王大夫接着说："精神不振，这个就很好理解了。阳气是生命活动的根本，人的一切行为活动都是因为有阳气这样的动力支持。阳气缺少的话，生命活动就会减弱和衰退，人也就无精打采的。这就好比一个人没吃饱饭，怎么会有力气手舞足蹈或者神采奕奕呢？"

王大夫稍微顿了一下，说道："脉象沉细无力跟精神不振的解释差不多。阳气充足，人就有活力，脉搏跳动就很有力。反之，阳气不足，不能鼓动脉管，脉象自然沉细无力了。"

我一直好奇"舌头胖大"是怎样的境界，又不好意思再打岔，王大夫终于该说这个话题了，我专心地听着。

"至于这个舌头胖大，"王大夫说，"可不是你想象的那样，大得都放不进嘴里了，那也太恐怖了。"

我笑了。王大夫这才严肃地说："中医上所说的舌头胖大，是指舌体边缘有牙齿印，在自然的状态下，舌头肿胀，会伸长挤压牙齿，这才造成了齿痕。如果舌头肿胀得厉害的话，整个舌头塞满口腔，转动不灵，有时候会影响呼吸和语言的表达。舌头胖大，完全是由于体内水分的消耗不足致使多余水分蓄积

阳虚外寒的症状

阳虚外寒体质者主要有五大症状，即畏寒怕冷、消化不良、精神不振、舌头胖大、脉象沉细无力。

消化不良

阳虚者肠胃动力不足，对食物的消化不彻底，经常腹泻。

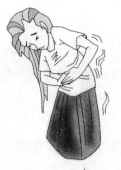

畏寒怕冷

阳虚者体内阳气不足，腹部、背部特别怕冷，冬季手冷过肘，足冷过膝。

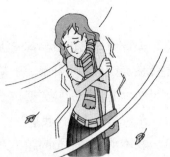

舌头胖大

阳虚者对体内水分消耗不足，导致舌头胖大娇嫩，边缘有明显的齿痕。

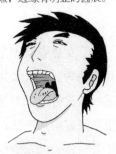

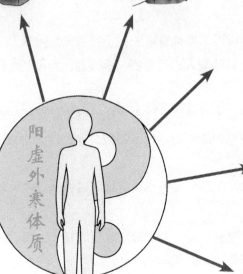

阳虚外寒体质

脉象沉细无力

阳虚者血液循环的动力不足，往往脉象较弱，沉细无力。

精神不振

阳虚者肾阳不足，精神萎靡，性格安静，尿频尿多，性欲减退，常有脱发、黑眼圈等症状。

▶ **注意**：除了以上症状外，阳虚还可导致夜尿频多、下肢肿胀、女性月经减少、延迟，白带增多等。需要注意的是，以上症状在老年人中很常见，也很正常，不必大惊小怪，但如果出现在年轻人身上，则多半是阳虚所致。

造成的。而体内水分的蒸腾，则靠阳气的推动。当阳气不足时，体内水分才不会完全蒸腾掉。所以归根结底，仍然是由于阳虚。"

原来是这么一回事。

可是，人生下来的时候好好的，每个小孩的身体都是热乎乎的，为什么会阳虚了呢？

这些坏习惯会害你阳虚

一个女患者脸上老长痘，无论用什么化妆品都无法治好，于是过来让王大夫帮忙调理，王大夫说这是体质原因，得用针灸。于是女患者向自己的母亲埋怨道："你怀我的时候做了什么？看把我的脸弄得。"母亲生气地说："我把你生得好好的，是你自己乱吃东西上火，还怪我！"

听到她们母女俩的对话，我不禁想起一个问题：人的体质究竟是天生的，还是后天造成的？

王大夫的解释是："应该说二者都有可能，不过后天的因素大一些。比如说阳虚体质，很大一部分原因就是人们后天不注意保养，养成一些伤害阳气的坏习惯，致使阳虚。"

一听说与习惯有关，我又来精神了，因为我觉得这才是真正贴近我们生活的，这也是中医在我眼中有魅力的原因。什么习惯会导致什么结果？我就喜欢探索这其中的逻辑关系。

"哪些习惯会导致人们阳虚？"我迫不及待地问道，然后还拿着一个小本子，一本正经地等待记录。

王大夫看我这架势，笑说："又一副求知欲旺盛的样子，要讲的东西太多了，你去翻翻那本《王诊记事》，那里面应该有。"

我飞速拿到《王诊记事》，果然找到了相关的内容。

易伤阳气的四种行为   7月12日

一、忽视保暖

女孩子都爱漂亮，夏天还不到，就穿上短裙，或者低腰裤、露脐装，露着腿和腰，美丽又"冻人"。更有甚者，有的女孩子，冬天也穿裙子，反正为了美丽什么都不怕。

冻感冒了还只是小事，冻出毛病了就麻烦了。据说韩国女人一到中年便容易得关节炎，经常腿疼得厉害。这就是因为年轻时经常穿裙子的缘故，结果冻伤了腿。得关节炎这还只是一方面，但若为了漂亮就少穿衣服，风寒侵袭时，阳气必然受损。久而久之，很可能会致使人体感冒或得慢性肠炎、痛经（男子阳痿）。而其中的罪魁祸首，就是因为忽视了保暖工作而损伤了阳气。

二、熬夜也在消耗阳气

有的人认为，睡觉只是时间的问题，晚上睡晚了，白天补过来不就行了？

其实根本不是那么回事。细心的人会发现，常熬夜的人总是面容憔悴、精神疲惫，这就是因为熬夜损伤了阳气。我们正常的生命活动，比如看书看报、思考写作、说话、看电视，等等，都是靠阳气这个动力支持的。晚上，本应该是阳气潜藏，得到修复和休息的时候，熬夜者却人为地阻碍其修复和休息，强制性地"征用"，强制性地调动阳气出来工作。阳气透支发挥功能，必然比一般人消耗得快，假如人的阳气是有数量限制的话，熬夜者肯定比一般人先用完。即使他可以利用第二天来补觉，但我们都有这样的经验：白天睡觉没有晚上睡觉香。

所以，该睡觉时就睡觉，不要"倒行逆施"，跟我们的身体作对。

三、冰镇冷饮损伤脾胃

天气炎热，人们便喜欢猛灌冷饮、喝冰镇啤酒，吃冰镇西瓜，体验丝丝凉爽。乍一看，这种行为能直接降低胃的温度，让人凉快一点。但这种凉不是身体的自然调节，这种强制性为我们身体降温的行为，恰恰伤害了我们的身体。

冰属性阴寒，阴盛则伤阳。夏季本是升发的季节，在正常情况下，人体的阳气也顺应万物趋势呈升发状态。但人们连连地饮用冷饮，这些冷饮所发出的寒气便把我们体内的阳气给活生生压住了。这就是为什么有人连续喝冷饮时，会感到自己被"激"住了。实际上，这可能是我们的胃肠道遇冷而收缩了，如果发生痉挛性收缩，可能还会腹痛，引起胃肠炎。

更有甚者，有人在喝冰镇啤酒时，甚至可能会突发心肌梗死而致死。为什么会出现这种情况？就是因为寒气伤身。在正常情况下，人体的气血津液流动是有规律的，生命就是在这规律的物质循环和能量循环中得以存在，而推动这一切循环的动力基础，就是阳气。冰镇冷饮的害处就在于，它所散发的寒气不停地进攻我们的身体，不停地损伤人的阳气，致使人体血液循环缺少了动力，脏腑功能因此而衰弱，血管的收缩性也因此下降，严重时导致心肌因为缺血而坏死。

四、生活起居不当

天一热，空调就成为人们生活中必不可少的家庭用具。不料想，阳虚也随着空调逐渐走进千家万户。在人们逐渐阳虚的过程中，空调发挥了与冷饮相似的作用。

在正常情况下，夏天，我们毛孔是张开的，汗水会顺着阳气的蒸腾作用而流出来，这样我们才会感到凉快，这是身体的自然降温过程。但在空调室内，空调的冷气会从四面八方吹来，直接从外部给我们带来了凉爽。这样我们就不会出汗了，体内的热气不能通过毛孔散出来，活生生被冷气压住了。长期这样下去，阳气就总是受阻，不但皮肤会因为缺少必要的出汗而变得干燥，而且人体的阳气也这样被冷气给"冻"坏了。

更有甚者，年轻的夫妻以为，在凉爽的空调室内，二人刚好能享受夫妻生活，这更是大忌。夫妻在行房的过程中，周身血管充血扩张，汗腺毛孔均处在开放排汗状态，与常日相比，更容易出汗，也更消耗阳气。但若这一切都在空调室内进行，皮肤的血管会因受到冷风的刺激而骤然收缩，使大量血液流回心脏，加重心脏的负担。另外，空调的冷气还会造成汗腺排泄孔突然关闭，不利于排汗，容易感冒。

所以，夏季虽然炎热，但尽量少用空调，最好不要整晚开着空调睡觉，在空调室内，尽量不穿露肩、露膝、露脐、露腰的衣服，注意关节、腰腹、颈背部、脚部的保暖。

由此看来，人们之所以会形成阳虚体质，主要原因还是自己的不良习惯造成的。若想避免阳气不足或者调理阳虚，首先就应该改掉这些坏习惯。

造成阳虚外寒的原因分析

　　阳虚主要来自先天禀赋，在后天主要是由于长期损耗阳气所造成的，如长期服药、贪凉、纵欲、熬夜等都会导致阳虚。

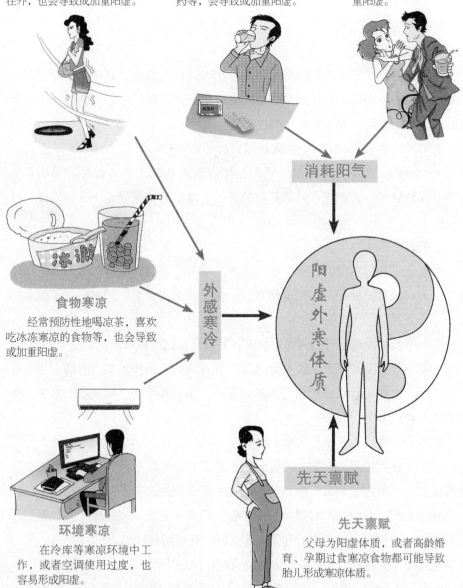

穿着不保暖

　　也就是"要风度不要温度"，经常将肩、腰、腿暴露在外，也会导致或加重阳虚。

长期服药

　　长期使用抗生素、利尿剂、激素类药物、清热解毒中药等，会导致或加重阳虚。

纵欲劳累

　　纵欲，性生活过度、不节制等，均能导致或加重阳虚。

消耗阳气

食物寒凉

　　经常预防性地喝凉茶，喜欢吃冰冻寒凉的食物等，也会导致或加重阳虚。

外感寒冷

阳虚外寒体质

环境寒凉

　　在冷库等寒凉环境中工作，或者空调使用过度，也容易形成阳虚。

先天禀赋

先天禀赋

　　父母为阳虚体质，或者高龄婚育、孕期过食寒凉食物都可能导致胎儿形成寒凉体质。

阳虚外寒

65

这么长，终于让我看完了，有些习惯我还真的没注意。比如说，我自认为身体倍儿棒，夏天也经常猛喝冰镇啤酒来降温，原来这些行为都会损伤阳气。

王大夫看着我一脸惊讶的样子，说道："你不知道的还多着呢！有的人还会因为吃减肥药而阳虚呢！"

吃减肥药也会阳虚

吃减肥药也会阳虚？

这挨得上吗？

王大夫说："好多减肥药都号称能排出人体体内垃圾，其实是里面含有一些会引发腹泻的药物。长期服用这些药物，人必然经常拉肚子。而人之所以会拉肚子，肯定是因为脾肾阳虚，消化不良。"

我越听越糊涂了，忙问："谁是因？谁是果？"

王大夫说："不是跟你说过了吗？阳虚者的特征之一，就是容易消化不良，容易拉肚子。人们吃了减肥药就拉肚子，说明这些药导致了人体阳虚，这才拉肚子。"

原来是这样啊！

王大夫还说："这里面还有一层恶性循环。所谓'好汉也架不住三泡稀'，人若经常拉肚子，必定很伤元气，体质会因此更弱，到时候就不仅是阳虚了，还会阴虚、气虚呢！"

怪不得人家说减肥药的副作用很大，原来它是这样伤害着我们的身体啊！

王大夫继续说："不仅仅是减肥药，所有与减肥药作用相似的药，都有这样的作用。比如说什么通便药、清热解毒药、排毒养颜药、利尿药，多多少少都能让人有点阳虚。"

我吓了一跳："这样人还敢不敢用药？"

王大夫看我这架势，笑笑，暂时让我松了一口气。然后，他才继续慢条斯理地说："'是药三分毒'啊，这一点也不假。但现在有的医生急功近利，不注意辨证用药，在治病的时候不管不顾病人的身体状况，程式化用药，虽然治好某种疾病，实际上却伤害了身体，简直就是拆东墙补西墙。"

我有些不明白："怎么啦？应该没有这样的医生吧？"

王大夫压住气，说道："你不知道，有的医生给人看病，动不动就打吊瓶。

比如说谁家的小孩感冒了、咳嗽了，在过去，在屁股上打个小针也就好了。可现在的医生，总是以使病好得快为由，建议打吊瓶。打吊瓶当然也能起作用，但几天下来，孩子感冒好了，不咳嗽了，但小脸却青一块白一块，手脚冰凉，有时还拉肚子——反而把孩子给弄得阳虚了。"

"为什么会出现这种情况呢？"我好奇地问。

王大夫回答道："别看我是学中医的，西医怎么回事我也清清楚楚。打吊瓶多使用了抗生素消炎药。抗生素既然可以抑制细胞的新陈代谢，自然也会损害生命生生不息的原动力，即我们中医所说的阳气。小孩现在动不动就打吊瓶，自然体质会越来越弱，免疫系统越来越不好，于是又动不动就生病，动不动就打吊瓶。"

中医与西医之争，我也不知道说什么，于是安慰他说："反正大家都知道中医能治标治本，因为中医本来就是辨证施治的、顾全大局的。你还是跟我讲讲，为什么排毒养颜胶囊会导致阳虚吧？"我见我老婆总吃排毒养颜胶囊，自然很关心它有什么危害。

王大夫说道："道理都差不多。你想想，所谓的排毒养颜，还不是杀死那些有害的细菌、螨虫什么的。但是，谁又能保证，它不会伤害对人体有意的阳气？这就好比一个炸弹，难道它只炸坏人，不炸好人么？所以说，排毒养颜胶囊用多了，也会消耗人的阳气。"

"那以后怎么办？"我问道。

王大夫又恢复了爽朗："呵护！你少用不就行了！让阳气有个恢复喘气的机会嘛！"

我吐下舌头，不敢吭声了。

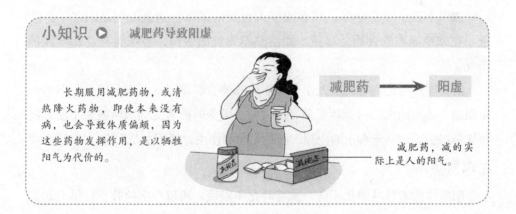

小知识 ▶ 减肥药导致阳虚

长期服用减肥药物，或清热降火药物，即使本来没有病，也会导致体质偏颇，因为这些药物发挥作用，是以牺牲阳气为代价的。

减肥药 ⟶ 阳虚

减肥药，减的实际上是人的阳气。

阳虚体质的五大特征

一日，有病人来访，症状是感冒，我便在心理断言：此君肯定阳虚。

诊治结束后，我把我的想法告诉王大夫。王大夫问我："你怎么知道他阳虚？"

我得意扬扬地说："感冒不就是因为冷？冷不是阳虚？"

王大夫却笑道："你根本没搞明白阳虚是怎么回事！"

下午，我老老实实待着，翻看那本记录了治病大全的《王诊记事》。这才发现，不细看，好多问题根本看不出来。由于里面记载较多，也较为琐碎。究竟阳虚有什么表现，我姑且用自己的话总结出来。

1.阳虚体质最主要的表现就是畏寒怕冷

阳虚体质者经常手脚冰凉，但如果仅仅是手指、脚趾发凉，这也不一定是阳虚，可能还有血虚、气虚或者肌肉松弛等因素。

阳虚者怕冷，主要是背部和腹部特别怕冷，一到冬天，不仅仅手脚冷，肘、膝之间也会感到冷，这种冷是全身性的，并不是说活动一下手脚就能缓解的。

体质稍弱者一定要注意保护后背和前腹部，身上一定要穿暖和，不要让腰、肚脐等关键部位受凉，否则脏腑内的血液循环必定受影响。女孩子可能会因此而经血瘀滞，致使痛经或月经推迟，严重时甚至影响生育。

2.尿频、夜尿多

阳虚体质者肾阳不足。而肾主生殖，主下焦小腹水液蒸腾。肾阳不足时，喝水进去穿肠而过，缺少阳气的蒸腾气化作用，直接化为尿，所以平常表现为尿频、夜尿多，而且尿液清清白白。

如果小孩子经常尿床，或者成年人也经常尿床，这就说明是阳虚了，注意不吃寒凉冰冻的食物，尽量少用清热解毒类的中药，多吃温补食物以保护阳气。

需要注意的是，有的女人出于美丽的需要，喝多了水，也会尿多，但不一定阳虚。还有的人，一到睡觉前、出门前、紧张时或者见到厕所就想小便，但每次量很少，这并非真正的尿频，而是意念的作用，说不上是阳虚。

3.容易腹泻

阳虚体质者容易消化不良，水谷转化不彻底，所以经常拉肚子，早上起来

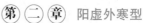

便拉稀便。而且吃什么拉什么，吃进去青菜，就会拉出来菜叶、菜梗。

有时候，阳虚体质者主要表现为脾胃阳虚，所以吃不得冷东西，胃容易受凉，容易导致反胃、腹泻、胃痛等胃病症状，其实这也是阳虚的表现，要多吃温补食物，少吃寒凉。

4.性欲减退，腰腿容易酸疼

有的人进入中年之后，便会出现性冷淡或性欲减退迹象，有时还会出现腰腿酸痛、下肢肿胀的现象。若是女人，则还会表现为白带增多、白带清稀透明，天气稍微转凉或者过度劳累时，白带就增多——这就是人们常说的"肾虚"，其实也是阳虚。

与此密切相关的是，阳虚体质者容易头发稀疏。这是因为，肾藏精、精生血、血养发，所以头发生长的动力在于肾，肾阳不足、精血大亏的人就容易脱发。

有的阳虚者，还表现为有黑眼圈、口唇发暗。这是因为肾阳虚经常导致脾肾阳虚，致使脾肾两脏阳气不足，而眼圈、口唇则是反映脾脏问题的指示牌。

5.性格安静

阳气是支撑生命活动的原动力，阳虚，就是阳气不足，所以生命力就不旺盛，脉象相对沉细无力，人的性格就比较安静，有时候可能还会情绪消沉，所以有部分阳虚体质者，容易得抑郁症。

总体说来，阳虚体质者基本表现就是这些了。

仔细观察一下我身边，发现挺多人有其中一个或多个症状，譬如我妈妈就容易腰腿酸疼，我姥姥晚上经常上厕所。

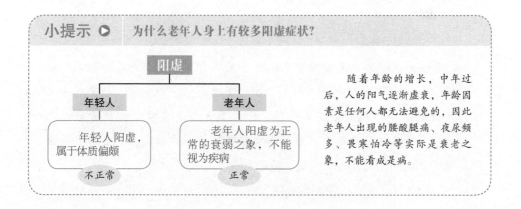

小提示 ▶ 为什么老年人身上有较多阳虚症状？

阳虚

年轻人 ─── 年轻人阳虚，属于体质偏颇 ── 不正常

老年人 ─── 老年人阳虚为正常的衰弱之象，不能视为疾病 ── 正常

随着年龄的增长，中年过后，人的阳气逐渐虚衰，年龄因素是任何人都无法避免的，因此老年人出现的腰酸腿痛、夜尿频多、畏寒怕冷等实际是衰老之象，不能看成是病。

女人也要谨防肾虚

阳虚特征表现的第四条中说，当天气转凉或者过度疲累时，有的女人会白带增多，这也是肾虚的表现。

我们通常所说的肾虚，不是经常指男人吗？怎么女人也会肾虚？

王大夫则回答说："你没听过这句话吗？'男怕伤肝，女怕伤肾。'肾是女性面色枯荣、生命活力的动力，肾虚是女性衰老的重要原因，所以女性应该比男性更看重肾健康。"

我还是不太明白，为什么女人更害怕肾虚。

王大夫进一步解释道："中医认为，肾是人体精气所在，负责内分泌、免疫、泌尿、生殖、呼吸、神经、血液、运动等人体多种功能。就女性来说，幼儿期肾虚可影响发育；青春期肾虚可使初潮延迟，月经稀少；成年期则不孕不育、性欲淡漠、提前绝经；更年期易发生骨质疏松、心脏病变等。因此可以这样说，肾是催生女性机能成熟的动力，是人体各种机能正常运行的保障。"

我这才恍然大悟："原来是这样，对女人来说，肾虚就等于提前衰老、进入更年期了？"

王大夫说："那是！你回去得提醒你老婆了，别年纪轻轻就肾虚。"说完，王大夫就拿出一沓资料给我看。

女性肾虚的表现 　　　　3月11日

1. 眼睑浮肿

有些女性一早起来发现自己眼睑甚至下肢浮肿，面色苍白无光，还有黑眼圈，这是肾虚的症状之一。在中医理论中，肾主水，水液代谢不利而引起浮肿，就是肾虚在作祟。眼睑是人身上皮肤最松弛的部位之一，所以肾虚信号在眼睑上显示得比较明显。与此同时，肾虚还导致血液循环出现问题，引起黑眼圈，面色无光。

2. 畏寒怕冷

好多女人都怕冷，中医认为这是肾阳不足的原因，阳气不足则生寒，导致新陈代谢减慢，体温较低，怕寒。怕冷的女人在平常饮食中可选择些温热性的食物，如狗肉、牛肉、韭菜、辣椒、生姜、龙眼等，可以温补肾阳。

3. 失眠、浑身燥热、注意力不集中

肾阴虚引起虚火内扰，令人烦躁、热燥；晚上阴气重，加重了阴虚，导致失眠多梦。中年女性更容易肾虚而烦躁、失眠、多梦，要注意多加调养，摆脱紧张情绪，切忌房事过度。

4. 发福

肾虚的人内分泌功能减弱，导致人体基础代谢率水平降低，造成体内热量消耗减少，从而引发肥胖。所以女性一过中年都有发胖的趋势。解决的方案就是补纳肾气，多吃些鸭肉、鹅肉、兔肉、粳米、糯米、小米、大枣等补气食物也是很有必要的。

5. 更年期提前

肾虚女性早早表现出闭经、性欲低下、烦躁、焦虑、多疑等更年期症状。这是因为，肾为先天之本，虚证引起衰老，久劳伤肾，肾虚者衰老得更快。

中老年妇女更容易肾虚，且肾精亏损远远超过男子。中年妇女出现的骨质疏松、牙齿脱落、白发增多和脱发等都是肾虚的表现。所以妇女年过四十后衰老加剧，皱纹增多，身体肥胖，并丧失生育能力。而同时期的男子往往还精力旺盛，这才有"男人四十一枝花"的说法。

我看完，王大夫总结道："总之，女性肾虚甚于男性，中年以后的妇女尤其如此，女性任何时候都不能忽视自己的肾健康。"

阳虚容易得这些病

想到阴虚体质者容易得口腔溃疡之类的病，于是我问王大夫："阳虚体质者，也会偏爱得某些疾病吗？"

王大夫想了想，说道："每种偏颇体质都有一定的患病倾向，阳虚体质者容易得痹证。"

"痹证？"我反问道。

"是的"，王大夫回答道，"比如说各种关节炎、水肿、痛经、月经延后、闭经、囊肿痤疮、慢性胃肠炎、头痛、胸痹，等等。"

"这些病看起来没什么关联性啊，为什么统一叫痹证呢？"我很好奇。

王大夫解释道："痹证是我们中医上统一的叫法。痹，就是不通。痹证就是指人体容易遭受风寒湿邪侵袭，导致血脉痹阻不通，产生疼痛或憋闷，比如头痛、胸痹都属于这种。"

每次都是这样，王大夫的话讲得稍微专业一些，我就听不大懂了。于是我对王大夫说："你都解释给我听，我也听不懂，不如你随便举一个什么例子吧，让我大概知道是怎么回事就行。"

王大夫想了一下，说："比如说水肿。阳气不足的人，蒸腾作用就相对较弱。人体的水分不能被阳气蒸腾向上弥散，只能往低处流了，于是就停滞在局部，比如说下肢踝关节上，这就形成了水肿。"

"这么简单啊"，我脱口而出，"我是说，得病的原因就这么简单啊，两句话说完就得病了？"

王大夫笑道："你有没有听说过穿拖鞋也会得关节炎？"

"这个更没听说过了，老实说，我实在怀疑有没有这么单薄的人，我们冬天还天天穿拖鞋呢！"我实话实说。

王大夫又笑："不管你信不信，确实是真的，有的人就是穿拖鞋也会得关节炎。比如我们冬天去洗澡，有的人就习惯穿着拖鞋直接走进澡堂。民谚还是很有道理的：寒从脚下起。人的脚上有涌泉穴，它是肾经的第一个穴位。在寒冷的冬天，如果没做好保暖工作，让寒气顺着涌泉穴和肾经钻进来，会直接损伤人的肾阳。人的肾阳受到损伤之后，病邪就会趁势而入，人的气血就为邪所阻。如果深入骨髓的话，就会产生病变，这就是很难治的类风湿性关节炎。"

我瞪大了眼睛："有这么邪乎吗？冬天穿拖鞋，充其量也只是脚部受凉而

阳虚外寒容易导致的疾病

体内阳气不足，也容易导致各种病症。

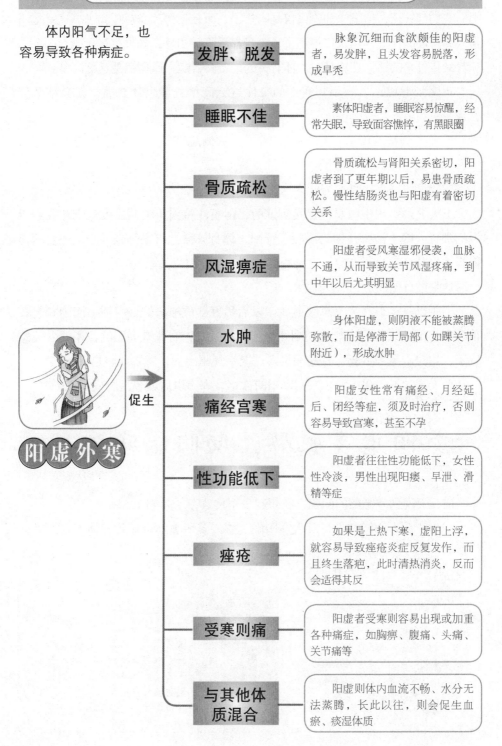

促生

阳虚外寒

发胖、脱发 —— 脉象沉细而食欲颇佳的阳虚者，易发胖，且头发容易脱落，形成早秃

睡眠不佳 —— 素体阳虚者，睡眠容易惊醒，经常失眠，导致面容憔悴，有黑眼圈

骨质疏松 —— 骨质疏松与肾阳关系密切，阳虚者到了更年期以后，易患骨质疏松。慢性结肠炎也与阳虚有着密切关系

风湿痹症 —— 阳虚者受风寒湿邪侵袭，血脉不通，从而导致关节风湿疼痛，到中年以后尤其明显

水肿 —— 身体阳虚，则阴液不能被蒸腾弥散，而是停滞于局部（如踝关节附近），形成水肿

痛经宫寒 —— 阳虚女性常有痛经、月经延后、闭经等症，须及时治疗，否则容易导致宫寒，甚至不孕

性功能低下 —— 阳虚者往往性功能低下，女性性冷淡，男性出现阳痿、早泄、滑精等症

痤疮 —— 如果是上热下寒，虚阳上浮，就容易导致痤疮炎症反复发作，而且终生落疤，此时清热消炎，反而会适得其反

受寒则痛 —— 阳虚者受寒则容易出现或加重各种痛症，如胸痹、腹痛、头痛、关节痛等

与其他体质混合 —— 阳虚则体内血流不畅、水分无法蒸腾，长此以往，则会促生血瘀、痰湿体质

已，怎么还伤了肾，伤了骨头？"

王大夫一副见怪不怪的样子："事实就是这样。你看我们冬天都用热水泡脚吧。我们都知道，泡脚，并不仅仅是脚热了，而是觉得浑身都暖和了。这就是涌泉穴和肾经的作用，热量传得远了，浑身都舒服。相反，如果凉气也顺着涌泉穴和肾经传过来的话，那就是对人体有害的，就会得病。道理就是这么简单。"

我感慨地说："想不到我们的身体这么简单，种个什么因，就会结个什么果。"

王大夫赞赏地说："越来越靠谱了，你的思维越来越接近我们中医理论了，你没去学医真是可惜了。"

我欣喜："真的吗？为什么这么说？"

王大夫说："中医总体上是辨证的，但更注重因果关系。就像刚才我们所说的那样，晚上泡脚是因为温暖了肾阳，浑身就会觉得很舒服，晚上还会睡得很香；但穿拖鞋受了寒凉，就会得病。这都是有因果关系的。"

这是很自然的。

"所以"，王大夫又总结道，"以后最好养成泡脚的好习惯。因为脚上有很多很关键的穴位，比如我们刚才说到的涌泉穴，它就有助阳的作用。冬天感冒了，用热水泡一下脚，打通涌泉穴，把寒气驱出去，感冒就容易好了。"

今天又学了一课，涌泉穴有助阳的作用，那么以后就多泡脚好了。

阳虚多肥胖，助阳能减肥

前几天说到减肥药的问题，我想起一个传言，于是问王大夫：

"为什么人们经常说，胖人多阳虚，瘦人多阴虚？难道体胖体瘦与阳虚、

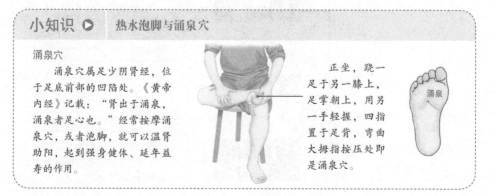

小知识 ▶ 热水泡脚与涌泉穴

涌泉穴

涌泉穴属足少阴肾经，位于足底前部的凹陷处。《黄帝内经》记载："肾出于涌泉，涌泉者足心也。"经常按摩涌泉穴，或者泡脚，就可以温肾助阳，起到强身健体、延年益寿的作用。

正坐，跷一足于另一膝上，足掌朝上，用另一手轻握，四指置于足背，弯曲大拇指按压处即是涌泉穴。

涌泉

阴虚还有关系吗?"

想不到王大夫竟然认同了: "确实有这个说法,中医学早就发现了阳虚、气虚者多肥胖。本来我想碰到一个痰湿体质的人再详细告诉你的,这里不妨也说一点。阳虚的人会阳气不足,不但水分难以蒸腾而引起浮肿,而且生命活力不足,新陈代谢就会相对较慢,便容易发胖。而且阳虚体质的人,由于阳气不足的原因,也不爱动,血脉不畅通,自然也容易胖。这个后面我会讲到,阳虚体质严重的话,最后还会导致血瘀体质、痰湿体质,而这两种人最容易产生病态的胖。"

"哦……原来是这样。我还以为你会说,阳虚是因为阳气不足以冲破气孔,导致经络堵塞,所以脂肪沿着经络堆积呢!"

王大夫抬起头来,有些质疑: "你怎么知道这些? 确实也有的人这样认为——不过不管中间怎么解释,有一点是肯定的,那就是阳虚会引起肥胖。"

然后王大夫又自顾自地说: "阴虚的人,是因为火气大,所以也称阴虚火旺,而火多了会消耗人体很多能量的,所以阴虚的人容易瘦。"

这时,我脑海中有一个绝妙的主意,于是又问: "有没有这样一种可能? 肥胖的人可以通过调节自己的体质达到减肥的目的? 比如说,阳虚的人,可以把自己调理得阳气足一些,阳气足,生命活力就强一些,就多消耗一些能量,人也就瘦一些。"

"当然可以",王大夫竟然完全赞同, "这比那种靠吃减肥药来减肥的方法要科学得多,不但不会伤害身体,阳虚者还可借此机会改善自己的体质。为什么不可以呢? 这个方法再好不过了。"

想到自己又发现了一种绝好的减肥方法,我非常激动: "将来我要创建一种'王氏减肥法',并开一个减肥培训班,让所有的肥胖者都不再发愁——"

可王大夫只问了两个问题,我便泄气了。他说: "你打算怎样培训? 难道也搞个什么助阳补肾减肥胶囊?"

我无话可说。

王大夫这才说: "人们之所以不愿意通过运动来减肥,就是见效慢,太费力,用中医的方法减肥也是这样的,危害小,但却见效慢。就比如你所说的这个'王氏减肥法',归根结底,它的主要意义还在于调理体质,减肥的作用太小了。"

哎! 我还是老老实实学习怎样调理体质吧,减肥的事以后再说。

怎样改善冬季手脚冰冷

既然阳虚体质者容易手脚冰冷，他们在冬天必定非常难过，那么该怎样改善手脚冰冷这种情况呢？

中医有"阳虚则寒，内虚则热"的说法，因此，手脚冰冷除了与人体对寒冷刺激的过度反应有关，主要还是因为阳虚。

阳虚则阳气不足，生命活力差，随之血液循环就不好。正常来说，血液由心脏发出后，携带氧气到全身各部位，氧经过代谢后，才能产生热能，身体才会温暖。手脚处于肢体的末端，离心脏最远，一旦心血管系统的功能出现障碍，就会影响血液输送，从而造成手脚冰冷。

一般来说，女性到冬季都会出现手脚冰冷的现象，四个女人中就有一个会患这种"冬季冷感症"。具体来说，体型太瘦小的女性更容易出现手脚冰冷的情况。体型太瘦小的人末梢血液循环较差，体温调节功能容易紊乱，影响血液的输送，热量容易散失，造成手脚冰冷。更年期女性雌性激素水平下降，神经血管不稳定，影响血液循环，也会让女性异常怕冷。此外，血糖太低或低血压的患者也容易在冬季手脚冰冷。

由于这种状况是阳虚所致，所以改善这一状况主要从调理体质入手，注意补充身体营养，加强体育锻炼，增强身体体质。具体来说，又可以从以下几方面着手：

从饮食方面说，冬季饮食有讲究：多吃温热型食物，如坚果、人参茶、桂圆茶、黑芝麻、甜汤圆等，多食可缓解手脚冰冷状况；还要适当多吃辛辣食物，如辣椒、胡椒、芥末、大蒜、青葱、咖喱等，这些可促进血液循环，增加人体热量；还可以多吃富含维生素E的食物，因为维生素E可扩张末梢血管，改善手脚冰冷状况。

从体育运动方面来说，不仅仅是每天早上的锻炼，平常时时处处都可以通过锻炼来摆脱手脚冰冷的状况，如平常勤甩手、健走、爬楼梯，对于促进气血运行，加速新陈代谢，使身体充满活力等都有好处。多动动手指、脚趾，也可促进血液循环，改善手脚冰冷状况。

从保健角度讲，可以天天按摩，如每天洗脚时按摩位于脚部小趾生长处外侧的至阴穴和足底的涌泉穴，可缓解手脚冰冷症状；按摩大拇指内侧的合谷穴、手腕内侧3~5cm的内关穴及膝盖下方6~8cm的足三里，可以缓解全身畏冷

阳虚外寒者的四季保养

阳虚外寒者最基本的养生原则就是防寒补阳。四季中，阳虚者在冬夏两季最容易出问题，要特别注意。

"春夏养阳，秋冬养阴"，此时气候乍暖还寒，阳虚者尤其要注意保暖，调节情绪，适当锻炼。

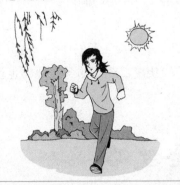

夏季炎热，但人体阳气外强中干，浮盛于肌肤而内脏相对空虚，因此反而比其他季节更易伤及阳气。

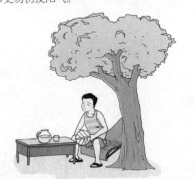

春季是补阳的最佳时节，应选择一些味甘性平的食物，以发寒散邪，扶助阳气。少吃酸性食物，以免肝火偏亢而影响食欲。

夏季饮食要平淡，无须大补，可在三伏天适当进食羊肉、鸡肉等温补之品。此外，切忌贪食冷饮，也不要长时间待在空调房中。

在冬至、三九天进补，食用羊肉、狗肉、鹿肉或壮腰健肾丸、金匮肾气丸等。此外要注意保暖，但失眠患者要少用电热毯。

此时阳虚者要注意多吃温热、甘缓的高热量、高营养的食品，如狗肉、羊肉、鹌鹑、核桃仁等，少吃西瓜、苦瓜等寒凉及油腻食物。

春 夏 冬 秋

冬季严寒会伤及肾阳、关节，此时阳虚体质者的症状会较为明显，出现夜尿频多、老寒腿、关节痛等症状。

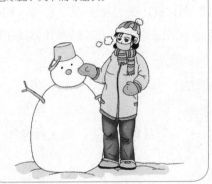

秋季逐渐变冷，此时阳虚体质者不能坚持所谓的"春捂秋冻"，应该注意保暖，尤其是早晚较冷，要适当增加衣物。

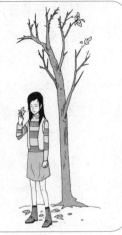

的状况。

再就是洗澡的时候，可以在洗澡水里加入生姜或甘菊、肉桂、迷迭香等药物，具有促进血液循环，让身体暖和起来的功效。洗脚时，也可以在盆里放些生姜、米酒等物，有助于加强脚部保暖。

一位姓谢的女士跑来问我，王大夫，我一到冬天就怕冷，穿再多的衣服也会手脚冰冷，除非是坐在火炉边。我听老人们说，这也是一种病。请问这是什么病啊？严重不严重啊？因为我自己本身并没有十分不适的感觉。

我告诉她说这不是一种病，而是阳虚所致，补阳就可以了。所以我也没给她开中药，就按照上述方法，告诉她该吃什么，平常要注意些什么。这个方法只用了一个冬天，就完全改善了她手脚冰冷的状况，此后的冬天她再也没怕冷过。

补充阳气全攻略

阳气不仅仅是生命活动的基础，还是生活质量的保障。

家住瑞祥小区的陈先生对我说："冬天怕冷，还可以理解。但是我现在夏天也怕冷。别人在空调房间里感到凉快，我却觉得很冷，时间一长，就像女人一样手脚冰凉。这是怎么回事呢？"

这个问题再简单不过了。通俗来讲，陈先生的体质已经逐渐变差，该补充阳气了。在中医上，补充阳气的方法有很多，食补、运动、药补、治疗等，都是常用且有效的方法。这里分别讲述。

1.食补是最主要的补阳方法

身体不爽，一般人的做法是吃药，但这是西医喜欢用的方法。在我看来，虽然药补与食补均能起到补虚祛邪的作用，但食补比药补更重要，它与人们的生活息息相关，一旦人们养成食补的习惯，不但能治病，还能起到补虚扶正的作用，使机体的气血阴阳达到新的平衡，恢复健康。

就阳气的补充来说，可以拿来进补的食物，主要有韭菜、羊肉、狗肉、鹌鹑、公鸡、鸡蛋、鳗鱼、海参、干姜、胡椒、茴香、虾米、核桃、胡桃、桂圆、花生等。如果不嫌麻烦的话，还可做一些有补益作用的粥、汤或者菜肴。

补阳菜肴推荐

【桂皮鹌鹑汤】

配方： 活鹌鹑2只，桂皮0.5克，茴香0.5克，葱白一根，生姜50克，其他调味料各适量，淀粉适量。

做法： 鹌鹑除去毛和内脏，用热水洗一下，再用清水洗干净，沥干。然后放油锅内炸至泛黄。炖锅加清汤烧开，放入调味料和葱、姜、茴香、料酒、桂皮，最后放入鹌鹑，中火炖半个小时。淀粉加用少许水勾兑成薄芡，淋入汤中烧开，盖上锅盖焖10分钟即可。

用法： 每周3次，吃肉饮汤，连服1个月。

功效： 补充阳气，对肾阳虚引起的阳痿、遗精、月经不调等有极好疗效。

【锁蓉羊肉面】

配方： 羊肉100克，锁阳5克，肉苁蓉5克，湿面条300克。

做法： 先将锁阳、肉苁蓉用清水煎两次，去渣留汁，晾凉后做成药汁。将药汁、清水、羊汤混在一起煮开，下入湿面条煮熟，放入葱、盐、鸡精调味即可。

用法： 可做主食食用。

功效： 温阳通便，补肾阳，可用于肾虚阳痿或腰膝酸软。

【锁阳胡桃粥】

配方： 锁阳5克，胡桃仁50克，粳米适量。

做法： 先将锁阳用清水煎两次，去渣留汁，凉凉后做成药汁。胡桃仁捣烂，粳米淘洗干净。将材料放入锅中，煮熟成粥。

用法： 可当主食食用。

功效： 补肾阳，润肠通便，适用于阳虚引起的腰膝酸软。

【当归炖羊肉】

配方： 当归20克，羊肉300克。

做法： 先将羊肉洗净切片，放在沸水中焯至八分熟，然后捞出沥干。将当归放入砂锅，加入适量清汤煮开，然后加入调料和羊肉片，煮熟后调味即成。

用法： 每天一次，吃羊肉饮汤。

功效： 温阳通便，壮阳固精，养血强筋，适用于肾阳不足、精血虚亏、阳痿、不孕等。

阳虚外寒者的饮食宜忌

阳虚外寒者的食疗，重点就在于补阳，因此要多吃温热养阳的食物，少吃寒性明显的食物。

阳虚体质者的饮食养生原则

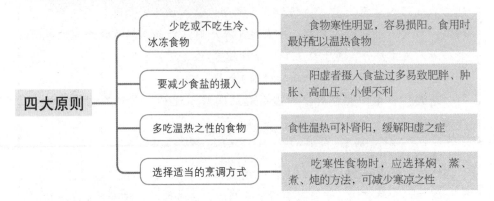

四大原则	少吃或不吃生冷、冰冻食物	食物寒性明显，容易损阳。食用时最好配以温热食物
	要减少食盐的摄入	阳虚者摄入食盐过多易致肥胖、肿胀、高血压、小便不利
	多吃温热之性的食物	食性温热可补肾阳，缓解阳虚之症
	选择适当的烹调方式	吃寒性食物时，应选择焖、蒸、煮、炖的方法，可减少寒凉之性

蔬菜类宜忌

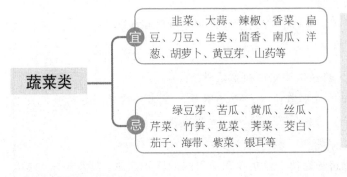

蔬菜类

宜　韭菜、大蒜、辣椒、香菜、扁豆、刀豆、生姜、茴香、南瓜、洋葱、胡萝卜、黄豆芽、山药等

忌　绿豆芽、苦瓜、黄瓜、丝瓜、芹菜、竹笋、苋菜、荠菜、茭白、茄子、海带、紫菜、银耳等

尽量少吃寒凉食物，如果要吃，一是量要少，二是可配合一些温热食物，三是蔬菜最好不要直接凉拌生吃，而是在开水中焯煮一下。

荤腥类宜忌

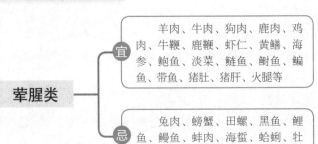

荤腥类

宜　羊肉、牛肉、狗肉、鹿肉、鸡肉、牛鞭、鹿鞭、虾仁、黄鳝、海参、鲍鱼、淡菜、鲢鱼、鲥鱼、鳊鱼、带鱼、猪肚、猪肝、火腿等

忌　兔肉、螃蟹、田螺、黑鱼、鲤鱼、鳗鱼、蚌肉、海蜇、蛤蜊、牡蛎、牛蛙、鸭肉等

狗肉性烈，阳虚者也不可多食，否则会补出虚火。在食用狗肉时，可配一些凉茶、冰糖炖银耳等加以缓和。

水果干果类宜忌

水果干果类

宜 大枣、黑枣、樱桃、荔枝、榴槤、桂圆、栗子、杏、杨梅、核桃、腰果、松子等

忌 柑橘、柚子、香蕉、西瓜、火龙果、柿子、梨、琵琶、甘蔗、甜瓜、荸荠、绿茶、莲子心等

核桃是非常好的补阳食物，可以温肾阳，最适合腰膝酸软、夜尿频多的阳虚患者。

适宜阳虚体质者的膳食单

 菜 品

山药炖羊肉、海参羊肉汤、葱爆羊肉、辣椒炒羊腰花、韭菜虾仁、韭菜核桃仁、栗子炖狗肉、辣椒叶鸡蛋汤、辣椒炒鳝鱼、洋葱鳝背等。

 主 食

羊骨粥、羊肉粥、羊肾粥、羊肚粥、虾仁粥、火腿粥、淡菜粥、腊八粥、核桃粥等。

严重阳虚者，还可在粥、汤或者菜肴中加入红参、鹿茸、冬虫夏草、肉桂、海马等。

需要注意的是，有的人，尤其是女孩子认为，水果含有多种营养成分，又可以美容，所以喜欢拿水果当饭吃，这是不可取的。我曾经有一病人，就是这么想的，结果反而导致了阳虚。这是因为，吃太多水果，会影响脾胃功能，伤及脾胃也会损耗阳气。想吃的话适量即可，不可贪多。

2.运动养阳不可少

运动是一种极好的养生方法，也是一种不错的养阳方法，所谓"动能生阳"，讲的就是这个道理。令人遗憾的是，阳气不足的人，性格往往比较安静，不喜欢做运动，结果体质更弱，更加阳虚。其实，阳虚的人，可以做一些

较为舒缓的运动，比如说散步、慢跑、做操、放风筝、打网球等等。经常参与这样的活动，既可以补充阳气，又可以舒缓神经，让人变得爽朗起来。

我的一个侄女，有一段时间失恋，整天不吃饭，也不好好睡觉，饿了就啃几口苹果。结果一个月不到，人瘦了很多，还变得阳虚、气虚。她也不肯吃药，也不愿意通过食补调理身体，人憔悴得不行，即便吃点什么，也会因为消化不良而吐出来。本来失恋的打击就让她变得更安静、更沉闷，阳虚又导致她畏寒怕冷，结果整天不出门，一天到晚窝在床上，眼看一个妙龄少女，变成了未老先衰的欧巴桑。她的妈妈看在眼里，急在心里，不知怎么劝说她才好。

于是我就建议，让这孩子多参加体育运动。

她妈妈很怀疑：这行吗？她整天动都不想动，人都没什么情绪，恐怕无法劝说她。

刚好，我这侄女会打乒乓球，于是大家就想办法让她去打球。由于她热恋的时候，她的男朋友也曾经陪她一起去打球。可能为了回忆往昔的情景，她最终在家人的劝说下，带了一些零食，跟弟弟到乒乓球馆打了一下午球。结果他们回来之后，大家惊奇地发现，我那侄女肯吃饭了，而且也肯说话了，精神也好了不少。此后，她天天下午都去打球，回来饿了就吃东西，慢慢地，身体也好起来，她也渐渐走出了失恋的阴影。

运动养生的好处在于，它不但能增强人的体质，还能调剂人的精神状态。阳虚体质者，本来个性沉静，长此下去，很可能发展成为抑郁症，精神状态差了，身体状态也很容易跟着衰弱下去。所以阳虚体质者，更应该多出去走走，多多参与户外运动，让身体与大自然、与阳光接触，阳气就能被调动起来，人就容易有生机。阳虚的人群中，女性多于男性，很大一部分原因，就跟男性一般比女性更爱户外运动有关。

需要说明的是，如果采用运动的方式养阳，最好不要大量出汗，只隐隐出汗让阳气畅快地散发出来即可。

可能你会想，汗不是属阴吗？出汗就是消耗一些阴气，这样阳气不就相对多一点，更容易达到阴阳平衡吗？

非也！

人体大量地出汗，就等于津液受损。凡事过犹不及，损阴就是损阳。

运动的目的是为了散发阳气、调动阳气，使全身的经络处于“通”的状态，避免痛经、头痛、长痤疮等痹症的发作，而且适量的户外运动还有助于吸取日月之精华、采阳。但若这一切都以损伤津液为前提，反而会适得其反，阴

阳虚外寒者的起居养生

阳虚体质者的养生以养阳为主，在生活起居方面，要注意保暖，多运动，少熬夜，具体说来，有以下四点值得注意。

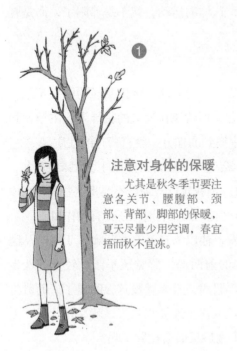

注意对身体的保暖

尤其是秋冬季节要注意各关节、腰腹部、颈部、背部、脚部的保暖，夏天尽量少用空调，春宜捂而秋不宜冻。

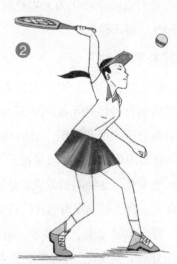

多运动，"动能生阳"

阳虚者应多做户外运动，并长期坚持，运动以力所能及、感兴趣而又方便为原则，同时最好不要大量出汗。

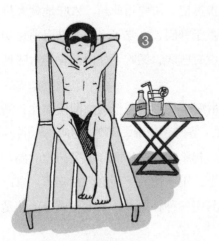

多晒太阳

阳虚者应多见阳光，晒太阳时应多做防护，夏天以上午10点之前，下午3点之后出门为宜，中老年人晒太阳，可以预防骨质疏松。

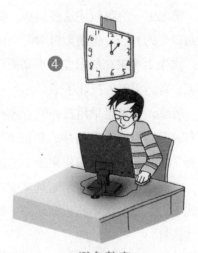

避免熬夜

熬夜实际上是在调动阳气，使其得不到休整，从而加重阳虚。平时晚上不应超过11点睡觉，冬季不应超过10点。

气不足也会导致阳虚。

在中医理论上，阴气与阳气是一个阴生阳长、相互依存的关系。津液的转化也需要阳气的动力支持，人在大量出汗的过程中，也需要消耗很多阳气才能完成。如果说阳气起着动能作用的话，那么出汗就是热能，大量出汗的过程，就是将大量动能转化为大量热能的过程，这样的运动，就不是养阳了，而是耗损阳气，得不偿失。

3.药补要谨慎

俗话说："三分医，七分养，十分防。"当人体表现出明显的阳气不足，单纯依靠食补已经不能纠正其亏损的状态，那就该在大夫的指导下，酌情使用药补的方法来调节阴阳。前面我在食补中提到的偏方，就有药补的性质。

针对阳虚这一种体质来说，一般医生会让病人吃天王补心丹、六味地黄丸、桂附地黄丸、金锁固精丸或者金匮肾气丸。但我建议，最好不要将这些药丸当成救命丸，世上根本没有这样的药丸。不但没有，而且有时候还会有副作用。

有一位侯先生，40多岁，有点掉头发，他以为自己有些肾虚，于是听从医生的建议，开始服用六味地黄丸。服用的前两周，感觉还不错，较少掉头发了，而且觉得人也变得很精神，可以后再服用，效果就没这么明显了，而且之后慢慢有拉肚子的习惯。不吃时，症状轻一些，连续吃几天，就又拉肚子。人家都说六味地黄丸多好多好，怎么他吃了之后反而会拉肚子呢？

侯先生一给我叙述这些症状，我赶紧告诉他，快停用此药。六味地黄丸虽然是很好的补药，但主要针对肾阴虚，偏重于补阴，人吃了之后会妨碍消化功能。侯先生本来有些阳虚，本来消化系统就有些弱，又吃了妨碍消化的六味地黄丸，自然很容易拉肚子了。

所以，如果想采用药补的方式补阳，最好事先弄清楚情况。即便如此，通过各种补益丸来调理身体，依旧不太可靠，是药三分毒。那怎么办？"药补+食补"，将一些有补阳作用的中药跟食物一起服用，这样既降低了药物的副作用，又能起到补益作用，而且至少从精神上，不会让人感到自己在吃药，自己是病人，只是偶尔用药物调理一下而已。其实各种补益丸，其主要成分仍然是这些药材。

就补阳这一方面来说，确定可用的中药有人参、鹿茸、冬虫夏草、肉桂、锁阳、肉苁蓉、山药、熟地、桂枝等。家里有阳虚体质者，可在熬粥煲汤时，适当加入一些这些药材，就能起到补足肾阳的作用。前几种药材，比较名贵，不太容易买到，那就可以在粥汤中经常加入后几种药材，这对一般人家来说，

阳虚外寒者的药物养生

适宜阳虚体质者的扶补药材

药材	性味	功效	药材	性味	功效
人参	甘微苦，微温	大补元气，固脾生津，健脾养肺，宁心安神	鹿茸	甘咸，温	补肾阳，强筋骨，益精血
冬虫夏草	甘，温	补肺益肾，定喘止咳，壮阳气	肉桂	辛甘，热	温中散寒，温肾助阳，温通经脉，温煦气血
锁阳	甘，温	补肾阳，益精血，润肠通便	苁蓉	甘咸，温	补肾助阳，强筋健骨，润肠通便
山药	甘，温平	健脾益胃，滋肾益精，润肺止咳，延年益寿	熟地	甘，微温	养血滋阴，补肾益精。主治经少闭经，腰膝酸软
杜仲	甘，温	补肝益肾，强筋健骨，降血压，安胎气	黄芪	甘，微温	补中益气，升阳举陷，利水退肿、固表止汗

　　适宜阳虚体质者的中药还有菟丝子、桑寄生、补骨脂、益智仁、桂枝等，进补时需要注意，不可太过。

阳虚者常用的中成药

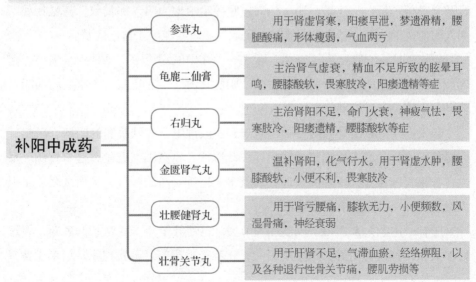

补阳中成药
- 参茸丸 —— 用于肾虚肾寒，阳痿早泄，梦遗滑精，腰腿酸痛，形体瘦弱，气血两亏
- 龟鹿二仙膏 —— 主治肾气虚衰，精血不足所致的眩晕耳鸣，腰膝酸软，畏寒肢冷，阳痿遗精等症
- 右归丸 —— 主治肾阳不足，命门火衰，神疲气怯，畏寒肢冷，阳痿遗精，腰膝酸软等症
- 金匮肾气丸 —— 温补肾阳，化气行水。用于肾虚水肿，腰膝酸软，小便不利，畏寒肢冷
- 壮腰健肾丸 —— 用于肾亏腰痛，膝软无力，小便频数，风湿骨痛，神经衰弱
- 壮骨关节丸 —— 用于肝肾不足，气滞血瘀，经络痹阻，以及各种退行性骨关节痛，腰肌劳损等

还是比较容易做到的。事实上，有的人就是经常吃山药，不但不会阳虚，而且常年不生病。这是因为，山药既能充粮，又为佳蔬，还是滋补圣品。清代名医傅青主就用山药为主要材料，为自己的母亲配制了"八珍汤"。他母亲经常服用此汤，不但很少得病，而且活了84岁的高寿，这在古代是非常不容易的。

此外，由于阳虚而经常感冒的人，还可用当归、陈皮、柴胡、生姜、杜仲等有利于补中益气的药材进补，平常往粥汤里稍微放一些即可。比如说，冬天经常喝一些生姜汤，对于缓解肾阳虚引起的手脚冰冷，就有很好的疗效。

需要指出的是，阳虚不太严重的话，比如说只是怕冷和尿频，就没必要吃人参、鹿茸这样的大补药材，否则补阳过度，很容易口干上火，只需在寒冷的晚上喝一些姜汤就可以了。

4.经络疗法也很必要

体质很差时，很有必要通过治疗来缓解。阳虚体质的治疗，其实是非常容易的，打通一些关键穴位，鼓舞阳气、舒活经络，也能起到补阳的作用。前文提到的用温水烫脚，其实就用通过涌泉穴的作用，将热量通过经络送到人的全身。与此作用相似的，还可通过敲击自己的督脉、用艾条灸烤足三里、命门、气海、关元这些穴位或者拔罐、刮痧，也能起到温暖全身的作用。

我们院里有一位老先生，七十多岁了，身体非常好。有意思的是，他还有一位十几岁的儿子。也就是说，他在五六十岁的时候，身体还好到足以生儿育女，这说明他至少没有肾虚过。

他的养生秘诀很简单，就是每天早晨起床后，拿一支木棒，对着自己的后背及全身敲一敲，一边敲，还一边嘴里哼哼哈哈地大叫，那景象，甚是壮观。别人问他在干啥呀，老先生英雄气十足地说："我在敲击自己的督脉！"

督脉是什么？它是人体奇经八脉之一，在中医理论中，总督一身阳经，起着调节阳经气血的作用，所以被称为"阳脉之海"。它还有一个重要的功能，就是主生殖机能，特别是男性生殖机能。

老先生经常敲击自己的督脉，能起到驱散郁阻于皮肤脏腑的阴寒、风热、痰毒等邪气，补助人体阳气的作用，长此以往，自然阳气充盈，远离百病。反之，如果督脉没得到很好的疏通，那就等于压抑全身的阳气，久而久之，不但人没有精神，可能整个脊柱就弯了。

还有一位老太太，得了风湿性关节炎，已经几十年了，吃了好多药，看过好多大夫，都没有治好，每逢阴雨天，就难受得厉害。她找到我，结果没费多

适宜阳虚外寒者的药膳

阳虚外寒者也可用药膳进行扶补，在平时的食物中加入适量温补助阳的药材，能起到很好的补阳作用。

适宜阳虚体质者的扶补药材

类　别	名　称
药酒类	蛤蚧酒、海狗肾酒、杜仲酒、虫草酒、鹿茸酒、淫羊藿酒、海马酒、鹿茸虫草酒、苁蓉酒、肉桂酒等
药膳类	桂皮鹌鹑汤、锁蓉羊肉面、苁蓉羊肉粥、锁阳胡桃粥、姜归羊肉汤、附子鹿尾羊肉、苁蓉黄芪虫草鸡、杜仲羊肾汤、人参鹿尾汤、十全大补汤、杜仲肚片汤、芪枣苁蓉鹿肉汤、参蒸鳝段、壮阳狗肉汤等

药膳推荐——苁蓉黄芪虫草鸡

材料

鸡半只，水5碗，葱、姜、蒜、料酒适量，干净的棉布袋1个。

药材

苁蓉、参须、巴戟天、黄芪各3钱，冬虫夏草10钱。

做法

① 苁蓉、黄芪、冬虫夏草等药材用清水洗净，包入事先准备好的棉布袋中，扎紧。

② 将鸡肉洗净切块，放入沸水中余烫一下取出，去掉血水。

③ 将所有材料一起放入锅中，加入适量清水，先用大火煮沸，再转小火熬煮15分钟，加入盐调味即可。

点评

苁蓉温而不燥，可调补肾阳不足；黄芪则补中益气，提升免疫力。这道药膳可以调补肾阳不足，可调治肾虚阳痿、遗精、早泄、腰膝酸软、筋骨酸痛等症，并能润肠通便，改善肠燥便秘。

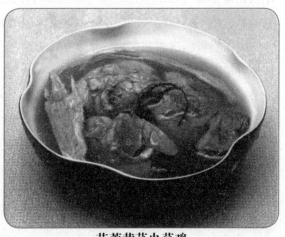

苁蓉黄芪虫草鸡

大力气，关节处每逢阴虚天就疼痛的症状，竟然减轻了。

我告诉她的治疗方法很简单，就是把盐放到锅里炒热，然后抓起热盐粒往脚心上搓，每天晚上搓十几分钟，完了之后再用热水烫洗干净。她按照我的吩咐，只搓1个月，自己都能感觉出来，以往的不适已经好多了。

一把盐怎么会有这么神奇？关键是，脚心有涌泉穴，而盐又有引经通肾的作用。关节痛，是因为那里的经络不通，有寒气，病人肯定有肾阳虚或者肾寒之类疾病，用我们中医的话说，叫作"有寒邪"。用我这个方法，就能驱除寒邪，补充阳气。

用艾条灸烤足三里、命门、气海、关元等穴位乃至拔罐、刮痧，对人体也能达到类似的目的，关键都在于打通人体经络，驱除寒气，保证阳气和津液的流通，最终起到强身健体的作用，我们可以把这些方法叫作"经络养生法"。而众所周知，经络学说是中医基础理论的核心之一，几乎任何病症都可以通过经络来治疗，阳虚体质，自然也可通过此方法来调理。

善于调节自己的情绪

我刚看了一个故事，女主人公每月都会失恋一次。原因很简单，每月月经那几天，她一改柔情似水的淑女形象，变得"无事找事，无理取闹，不可理喻"（历任男朋友语）。她也能感受到自己的歇斯底里和抓狂，但没办法，她就是冷，她就是疼，她就是特别容易看人不顺眼，她无法忍受。但若身边连一个怜香惜玉的男友都没有，她会更难过，于是，她不停地恋爱，不停地失恋，她实在害怕每月那比魔咒的预言还恐怖的几天，整个人因此变得更神经质。结果最后，她不但精神状态很不好，连身体也跟着垮了下来。

我在心里感叹道，如果这个女孩子碰到一位学中医的男朋友，肯定不会出现这种情况。

这个女主人公，属于典型的阳虚体质，这可以从痛经、畏寒及平日的"淑女"上看出来。一般女人，在月经那几天，也会抓狂，但痛经，只有一部分女人会有这种情况，而这一部分人，一般不是阳虚体质，就是瘀血体质。而阳虚体质者，性格容易内向，有什么不高兴的事，一般会隐忍不发，憋在心里，但突然有什么导火索，就会像火山爆发那样，以骇人之势爆发出来。所以人们乐意跟性格外向的人打交道，从深处讲，我觉得其中一个原因，就是害怕被内向

阳虚外寒者的经络养生

通过经络调理阳虚效果非常明显，与之相关的主要有督脉、气海、关元、中极、足三里、命门、涌泉等经络穴位，方法有敲击、拔罐、刮痧、艾灸等。

对治阳虚的经络

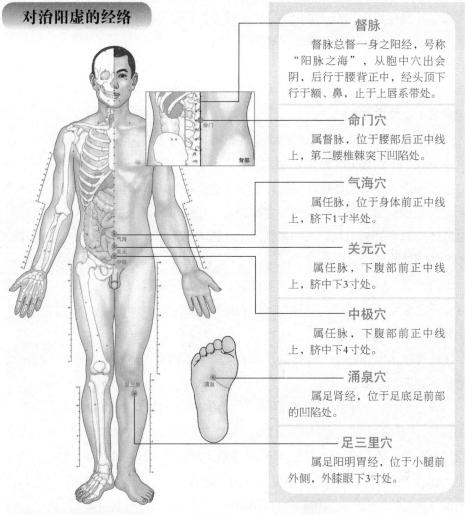

督脉

督脉总督一身之阳经，号称"阳脉之海"，从胞中穴出会阴，后行于腰背正中，经头顶下行于额、鼻，止于上唇系带处。

命门穴

属督脉，位于腰部后正中线上，第二腰椎棘突下凹陷处。

气海穴

属任脉，位于身体前正中线上，脐下1寸半处。

关元穴

属任脉，下腹部前正中线上，脐中下3寸处。

中极穴

属任脉，下腹部前正中线上，脐中下4寸处。

涌泉穴

属足肾经，位于足底足前部的凹陷处。

足三里穴

属足阳明胃经，位于小腿前外侧，外膝眼下3寸处。

拔罐

拔罐是中医最好的物理疗法之一，其利用热力排出罐内空气，形成负压，使罐紧吸在施治部位，造成充血现象，从而产生治疗作用。其方法简便易行、效果明显。对命门、气海、关元等穴位进行拔罐，能起到温暖全身的作用。

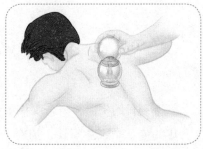

者的火山给烧着。而跟性格外向者相处，就不会有这方面的顾忌，因为外向的人易于表达，生气来得快，也消得快，不会像性格内向的人那样容易记仇。

话题扯得有些远了。我的意思是说，阳气不足的人，容易沉静，形成内向性格，这样遇到非常情况，比如说来例假时那种歇斯底里，就特别容易动怒，这种怒气不但会伤害自己，还会伤害他人；不但会造成精神上的失落，还会伤害自己的身体，正如本文那位女主人公一样。若是遇到伤感的情况，比如说失恋时，就会特别悲伤，更容易伤身。

所以，阳虚的女孩子，比一般人，更容易陷入消极情绪之中，也更容易悲伤、难过或者惊恐，她们很有必要学会调节自己的情绪，加强精神调养，努力避免受不良情绪的影响。

这个话题虽然有点类似于心理学的范畴，不过，作为阳虚体质的调理手段之一，我们中医有中医的调理方法。

比如说，可以通过饮食调理，平常多吃一些狗肉、羊肉、韭菜、生姜等温阳之品，少吃梨、西瓜、冷饮等寒凉食物，在平常的粥汤中，放入一些当归、桂枝等药材，补充阳气。人的阳气足了，活力便充足了，人也不会整天懒洋洋地窝着不开心了。

再比如，可以尝试着打一下太极拳，或者其他舒缓的运动，既有助于转移注意力，忘记不良情绪，又能起到舒缓筋骨、散发阳气的作用，避免阳气闭郁而使人产生抑郁。

还可以多出外走走，逛逛街，晒晒太阳，采撷大自然之精华，让人忘记忧愁，变得开朗起来。

总之，除了心理学上教导人们学会开心调节自己情绪的方法，在中医方面，前面补充阳气的方法，容易郁闷的人、阳虚者也都可以拿来调节情绪。因为人之所以会郁闷，就是因为有气结，而气结也属于外邪之一，它若长期郁结在人的心里，也会产生疼痛，只是这种痛是身心两方面的，危害更大。所以，情绪也是体质的一个反映，人们应该像调理自己的身体一样，调理自己的情绪。

白领女人怎样防肾虚

一个夏日的午后，一个女孩子走到我的诊所。

她的症状是腰酸腿软，怕冷，早上起来总是眼皮浮肿，有时脚踝或小腿也

阳虚外寒者的精神养生

阳虚体质者性格较为安静、内敛，容易陷入抑郁、消沉中不能自拔，或者是容易受惊、敏感、心神不定，为此阳虚者应加强精神养生，保持健康乐观的心态。

预防抑郁三招

多见阳光

适当增加室内光照，屋内的陈设也以明快色调为主。

多听轻快、活泼的音乐

活泼兴奋的音乐能很好地调动人的情绪。也可以去KTV唱这些歌。

增加户外运动

运动能让人思想单纯向上，忘掉不快。内心郁闷时，运动是很好的舒缓之道。

稳定情绪三招

做一些舒缓、神静而形动的运动

如打太极拳、练习五禽戏、八段锦、气功等。

经常进行腹式呼吸

即深呼吸，用腹部呼吸，使气沉丹田，令阳气下潜，固定心神。

学习修身养性的传统文化

多了解传统文化中修身养性的内容，使情绪不再虚浮。

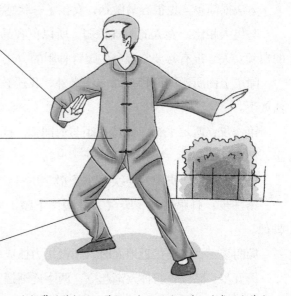

太极拳动作舒缓，神凝于内而形动于外，非常适合养生。

会有水肿现象，精神也不好。我帮她把一下脉，还发现她脉象无力。

我告诉她，这是肾阳虚了，然后给她解释了一番为什么女孩子也会肾虚。

她听完表示赞同。她说，最近工作压力很大，家里也有一些事情，就有些"废寝忘食"的意思，加上经常在空调室中工作，可能确实对身体有害。

我告诉她说，肾虚对女孩子来说，不仅仅是对身体有害而已，还会导致过早衰老，面色不好，严重时可能还会不孕呢。

女孩子听了之后很紧张，赶紧问有什么灵丹妙药。

我为她推荐了金匮肾气丸，并嘱咐她饭前或饭后1个小时服用。毕竟她还年轻，我也不想她这么早就用调理的药，于是还告诉她两种按摩方法。

对女人里说，腰这个部位比较重要，而且肾虚之后容易腰膝酸软，肾又在腰部附近。所以我对她说："你可以每天按摩一下自己的腰。具体方法是，将两手掌对搓，直至手心发热，然后将双手放到腰部两侧，手掌这样向着皮肤，上下按摩，直到感觉腰部发热为止。每天这样按摩两次，就能起到暖身补阳的作用。"

另外，根据《黄帝内经》的说法："肾出于涌泉，涌泉者足心也。"肾经之气犹如源泉之水，来源于足下，涌出灌溉周身四肢各处。所以我又告诉她："每天晚上睡觉之前，将两手掌对搓，直至手心发热，然后左手擦右脚心，右手擦左脚心，如此反复搓10分钟。坚持1个月，之后什么时候想起来了，也这样按摩一下。"

方法很简单，也很容易做到，女孩子一脸感激地回去了。

与男人相比，女人的阳气较弱，所以更容易阳虚，所以经常处于高负压下的白领女人，很有必要掌握一些暖肾补阳的方法，既预防肾虚，又强身健体。

除了上面所说的两种按摩方法之外，我还教大家一套简易的体操，具体做法如下。

第一步：两足平行，保持足距与肩同宽。同时双目正视前方，双臂自然下垂，两掌贴于裤缝，手指自然伸开。

第二步：提起脚跟，连续深呼吸9次。

第三步：脚跟落地，吸气，并缓慢下蹲，同时两手背前转，使虎口对着脚踝。

第四步：手将要接近地面时，稍微用力抓成拳状，深吸气。

第五步：憋气，身体逐渐起立，两手逐渐握紧拳头。

第六步：呼气，保持身体立正，双臂外拧，拳心向前，两肘从两侧挤压软

白领简易健身操

每天清晨起床时重复做几次这套简易健身操，对女性阳虚者养生非常有好处。

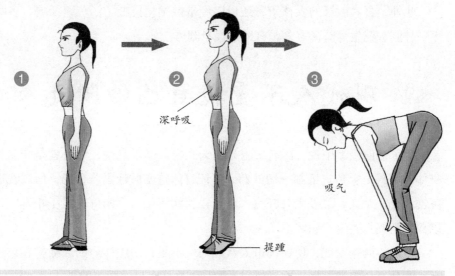

⚫ 两足平行，足距与肩同宽。目视正前方，双臂自然下垂，两掌贴于裤缝，手指自然伸开。

⚫ 提起脚跟，连续深呼吸9次。

⚫ 脚跟落地，吸气，并缓慢下蹲，同时两手背前转，使虎口对着脚踝。

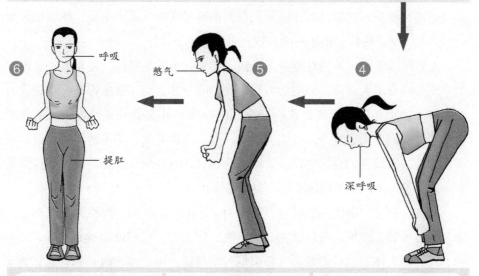

⚫ 呼气，保持身体立正，双臂外拧，拳心向前，两肘从两侧挤压软肋，同时身体和脚跟部用力上提，并提肛，呼吸。

⚫ 憋气，身体逐渐起立，两手逐渐握紧拳头。

⚫ 手将要接近地面时，稍微用力抓成拳状，深吸气。

93

肋，同时身体和脚跟部用力上提，并提肛，呼吸。

这套体操，动作比较舒缓，也比较简单，每天清晨起床前，可以做一遍，这样可以保持一天的精力充足，比喝什么营养素的效果还好。

此外，喜欢做饭的女孩子，还可以经常做枸杞猪腰子汤、鸭汤喝，多吃大枣、桂圆、花生等益肾零食，有助于强身健体。

现代人不重视自己的阳气

《黄帝内经》中说，阳者，卫外而为固也。意思是说，阳气就是守卫我们身体的卫兵，它负责抵制一切外邪，保证身体这座城池固若金汤。所以我们中医常说，一个人，只要阳气旺盛，就可以百病不侵，"阳气若足千年寿"，所以养护阳气是养生治病之本。

但是，调查发现，现在都市人八成阳气不足，阳虚体质的人数排在第三。至于为什么会阳气不足，这就要问人们是怎么伤害自己阳气的了。

现代人的工作方式，一般以脑力为主，活动范围也多局限于室内，所以在炎热的夏季多待在空调房间内，平常不运动，结果出汗越来越少，时间久了，阳气就遭到损伤。这就是为什么人们在夏季容易疲劳，或者头晕，体质稍微差一些的人，又会感冒。根本原因，就在于阳气不足了。

人们常说那句"年轻时用身体挣钱，年老时用钱买身体"还是有一定道理的，至少符合了大部分人的生活习惯。我们的身体，其实就像银行，存进去的是阳气。我们年轻时熬夜、废寝忘食、吃冷饮，其实就是在透支阳气这种货币。于是我们今天透支一点，明天透支一点，日积月累，不停地透支，银行就不乐意了。所以我们会腰疼，会背疼，会感冒，会头晕，这都是身体在提醒大家：阳气不足了，不能再透支了，要赶紧续存。

前文我说了，现代人多以脑力工作为主，比较耗精神。而根据中医理论，阳气的五种外在表现，就包括神、魂、魄、意、志，它们分别属心、肝、肺、脾、肾，与人体有密切的联系。再根据哲学理论，神、魂、魄、意、志都属于意识和精神，是人为的。所以补充阳气，就要从这五方面入手，从精神、情志层面去找病因，不要熬夜，不要伤神，不要用脑过度，不要性格急躁，以防精神或情志受到伤害，进而损伤阳气。

还有就是饮食方面。俗话说，病从口入，阳气受到损伤，主要原因就在于进食不当。除了吃冷饮会损伤阳气，进食被污染的食物、垃圾食品，也会耗损阳气。这是因为，这类食物会让人体的五脏六腑功能发生紊乱，而五脏六腑又与神、魂、魄、意、志密切相连，所以归根究底，仍然是伤了阳气。

此外，还有一些不良生活习惯在不停地耗损阳气，这个话题前文已经说过很多，这里就不再重复。

《黄帝内经》中还说：人年四十而阳气自半也。意思是说，人到了四十岁，阳气不足，只相当于年轻时的一半。也就是说，阳气这种东西，就像我们存在银行里的货币，用一段时间，总会不足。我们正常消耗时，活到四十岁尚且出现入不敷出的情况，更何况众多的不良生活习惯让人大手大脚地消耗呢？这就是为什么现在阳虚体质的人并不在少数，根本原因就在于，人们没有意识到阳气对人们的重要性，只会出手阔绰地消耗我们的阳气，没有一点开源节流的意识，长此以往，身体自然越来越差。

但愿此文能给人们一些警示！

小测试

你阳虚了吗？

每种体质都有自己的特征，若想知道自己是否阳虚，不妨看看我为大家精心准备的测试题，是否阳虚，先测一测。

1.冬天还没到，你已经习惯性地手脚冰冷吗？

○是 ○否

2.仔细与周围的人对比一下，自己是否一贯穿衣比别人厚呢？

○是 ○否

3.与寒冷的冬天相比，你更喜欢过炎热的夏天吗？

○是 ○否

4.空调室内，大家依然热汗淋淋，只有你被冻得瑟瑟发抖吗？

○是 ○否

5.你的月经经常推迟吗？

○是 ○否

6.晚上睡觉的时候，你是否经常饱受夜尿的困扰？

○是 ○否

7.稍微吃些难以消化的食物，你便会腹泻吗？

○是 ○否

8.你很少觉得口渴，并且经常不喝水吗？

○是 ○否

9.与冰凉的冰激凌相比，你更喜欢热乎乎的烤红薯吗？

○是 ○否

10.喜、怒、忧、思、悲、惊、恐七情中，你很少有"喜"这种情绪吗？

○是 ○否

11.你不太喜欢运动吗？

○是 ○否

12.你是否更喜欢吃麻辣热乎的火锅，不喜欢吃冷饮？

○是 ○否

13.你是不是觉得自己虚胖呢？

○是 ○否

14.你才到中年，便出现性冷淡或性欲减退的迹象吗？

○是 ○否

15.天气稍微转冷，你就发现自己内裤上的白带增多了吗？

○是 ○否

16.一觉醒来，你经常发现自己有两个黑眼圈吗？

○是 ○否

17.刚进入中年，你便发现自己经常无缘无故地掉头发？

○是 ○否

18.你是否有头痛的习惯？

○是 ○否

19.天气稍微转凉，你会觉得胸闷吗？

○是 ○否

20.阴雨天气，你会觉得自己关节处隐隐不适吗？

○是 ○否

21.你是否经常发现，早上起床时自己的眼睛莫名其妙地肿了？

○是 ○否

22.大便完毕检查一下，它们是很稀的吗？

○是 ○否

23.小便的时候，仔细观察，它们是量多而色清的吗？

○是 ○否

24.年纪轻轻，你便发现自己腰膝酸软吗？

○是 ○否

25.如果你有吐痰的习惯，看一下，你吐的痰如白沫吗？

○是 ○否

26.偶尔，你会不会觉得心胸憋闷疼痛呢？

○是 ○否

27.你晚上睡觉的时候，经常整夜整夜地做梦吗？

○是 ○否

28.偶尔，你会不会觉得头晕目眩呢？

○是 ○否

29.天气转凉，你会不会觉得乳房胀痛？

○是 ○否

30.对着镜子伸出舌头，你是否发现舌边总有齿痕呢？

○是 ○否

结果分析

上面共30道选择题，每选择一个肯定答案，就说明你离阳虚体质又近了一步。

1~5个"是"	说明你有一定的阳虚症状，平时应注意调养，一些不良的生活方式该改一改了。
6~10个"是"	说明你的阳虚症状已经比较明显，要注意饮食宜忌，并按照相应的养生方法进行调养。
11个以上"是"	说明你的阳虚症状已经非常严重了，不但要注意饮食起居，还要进行药物调治。

第三章

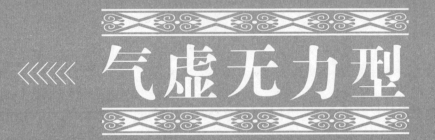

气虚无力型

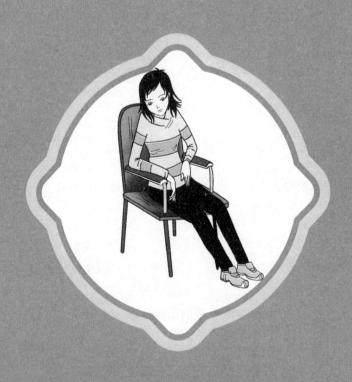

中医认为，元气对人体非常重要，"气聚则生，气壮则康、气衰则弱，气散则亡"，气虚者体内元气不足，身体较为虚弱，总给人一副羸弱的印象，常受感冒困扰，甚至可能还有一些慢性炎症。气虚体质的调理，也应从饮食、药物、精神、经络等方面着手，尤其是饮食、药物方面，应多多进补。

本章图解目录

气虚无力的症状 /105

人体内的"元气" /107

造成气虚无力的原因分析 /117

气虚无力容易导致的疾病 /123

气虚无力者的饮食宜忌 /126

气虚无力者的药物养生 /131

适合气虚无力者的药膳 /133

气虚无力者的精神养生 /135

气虚无力者的经络养生 /139

气虚无力者的四季养生 /141

QIXUWULIXING

他动不动就出汗

早上起来，我喜欢出来走走，呼吸呼吸新鲜空气，偶尔也打几下拳。几乎每天早上，我都会看见一个穿黄背心的年轻小伙子在跑步。见面次数多了，也经常打招呼，或者随便闲聊几句。

"黄背心"告诉我，他很喜欢运动，除了每天早上大汗淋漓地跑半小时步外，下午有时间还会打篮球，或者骑自行车。他还说："我就喜欢运动，生命不止，运动不息。"

可自从他知道我是一名医生之后，就成了我的常客。

他第一天来到我的诊所时，我看到他额头细珠般的汗粒，还以为他刚运动回来。他却说："今天没有，可能我老是运动，就容易出汗受凉，结果感冒了。反正我经常感冒的。"

旁边其他病人说他："那你运动之后就赶紧穿上衣服，别让自己受凉啊。"

"黄背心"无奈地说："我是常穿厚衣服啊。可就是奇怪，我就是经常感冒。而且我怀疑感冒病毒实际上已经熟悉我了，我还没开始运动呢，就出汗，我从家慢步走到公园都会出汗，有时候明明一点都不热的。总不能一出汗就赶紧准备厚衣服吧？这也太奇怪了。而且有时不一定在干吗，手边不见得总有厚衣服可穿。"

我以中医特有的敏感，马上就捕捉到关键，问："你是不是经常动不动就出汗？"

"黄背心"点头说是。

我对他说："伸出舌头给我看看。"

他伸出舌头，我看到舌头边缘有明显的齿痕。

我又问："是不是容易累？"

"黄背心"瞪大了眼："你怎么知道的，我这两天还好一些。我家在三楼，每次我走到家都气喘吁吁的，我妈还说我年纪轻轻的，怎么像老人一样。"

我拿出听诊器，果然心脏跳动比较快。

"黄背心"紧张地问："怎么？我是不是病得很严重？我以前感冒，从来都没见医生对我用过听诊器。"

我说："没事，我只听听看。"又问他："你吃饭怎么样，胃口好不好？"

这个问题似乎让"黄背心"有些迷惑，他稍想一下，说道："还好了，有时候能吃一碗米饭呢！"

饭量不是很大。

把一下脉，有点弱。

而且我注意到，他的声音有些偏低沉，这些都是一种偏颇体质的明显表现。

然后，我以十分肯定的语气告诉他："你这是气虚了！"

"黄背心"显出难以置信的样子："我气虚？我经常运动，身体怎么可能会虚？"

我十分坚定地告诉他："就是因为你经常运动，经常感冒，伤害了元气，所以导致了气虚！所以待会儿你不但要吃感冒药，回家后最好还吃一些补气的食物调理一下，否则还会反复地感冒！"

说完我就准备开方子，剩下"黄背心"错愕不已。

气虚有这些特征表现

其实，像"黄背心"这种好动的人得气虚，只是少数。一般气虚者恰恰相反，多是全身疲倦乏力，不爱动。

1.爱出汗只是气虚的一般表现

气虚体质者，很容易出汗，就像上文的"黄背心"，动不动就出汗。还有的人，甚至自汗，就是自己什么都没做，也会出汗。而且，汗的温度并不高，不像一般人是因为热而出汗，气虚的人甚至会出冷汗。

正常的出汗，是因为太热，所以毛孔张开，让汗出来，带走一些热量，让人感觉凉快一些，这是人体的自我调节。

但气虚者出汗，根本不是这回事。人根本就不热，但毛孔也张开了，津液也往外流失，结果元气不再温煦，人就会感到冷，而不是感到凉快。毛孔为什么会自己张开？就是因为卫气太弱了。

什么是卫气？

顾名思义，它是卫护、保卫人体的。根据中医理论，卫气存在于皮肤之间，有三大作用，第一是专门护卫肌表，防御外邪入侵；第二是温养脏腑、肌肉和皮肤，第三是调节腠理的开合、汗液的排泄，维持体温恒定。

卫气太弱，这就好比守卫城门的士兵兵力不强，不能很好地控制局面，所以外不能抵御外邪入侵，内不能管制津液的流失，对脏腑、肌肉、皮肤也无法起到很好的温养作用，完全就是一个失职的卫兵，所以稍有外邪入侵，人就感冒了。因为卫气本身具有寒凉的性质，所以卫气被外邪伤害之后，不再流动，而是郁积在人体表面，于是人就会感觉身体表面是冷的，所以就算出了汗，也是冷汗，身体更觉寒冷。

如果反复地出冷汗，人就感冒了。气虚的人容易感冒，原因就在于此。

2.容易气短，懒得说话

一姓张的病人说，我不知道自己是怎么了，年纪轻轻就经常觉得没精神，整天觉得很累。给公司员工开会的时候，除了觉得自己体力不济外，连说话也费劲，声音一点也不亮堂。只要稍微用点力，但还没说几句，就上气不接下气，说不下去了。我的副总声音比较亮，结果风头都被副总抢去了，以后我轻易不想开会。

这位张总，就是典型的气虚体质。

气虚的人，特别容易累，严重时，说几句话就要好好喘一口气，他们的声音又很轻，让人听得很费力。实际上，他说得也很费力，你看他上气不接下气的样子就知道了。最令人烦恼的是，就算他本人不想说话，不想表现出

小知识 ▶ 什么是卫气？什么是营气？

中医将人体内循环运行的气分为卫气和营气两种。从现代医学来看，卫气就是人体的免疫系统，包括机体屏障、吞噬细胞系统、体液免疫、细胞免疫等。《黄帝内经》指出："卫气者，所以温分肉、充皮肤、肥腠理、司开合者也。"

卫气之外，还有营气，从现代医学来看，营气也就是各种营养物质，如蛋白质、氨基酸、糖类等。是人体各项新陈代谢的基础。

营卫虽然运行途径不同，但其"阴阳相随，外内相贯"（《黄帝内经》），营卫的相互协调是保证卫气发挥正常生理功能的前提条件。如果摄入营养不足，则会导致营气虚，营气虚则卫气虚，这时人也就更容易被各种疾病所侵袭了。

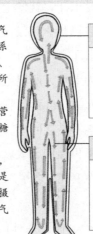

卫气

中医认为，卫气运行于脉管之外的皮肤肌肉之中，其作用在于抵御外邪，保卫脏腑。

营气

中医认为，营气是水谷精气中的精华所化，分布于血脉之中，随血液循环营运于全身。

上气不接下气的样子，但只要到了夏天，天气一热，他也会感到心慌气短，喘不上气来，一上楼梯就呼哧呼哧地喘个没完，好像哮喘发作的样子，那样子甚是吓人。

为什么有的人会气短、动不动就喘气？是因为他们的心肺功能有些衰弱，肺气虚弱。

根据现代医学相关理论，肺是进行气体交换的器官。肺活量越大，呼吸系统越强大，越容易为身体提供足够的氧气，身体也就越强壮；反之，肺活量不足，就不是什么好事。中医所说的"肺"虽然不等同于现代医学中的肺，但总有一些相通之处。所以有时候中医会说，气虚的人，早上起床后，可找一个空气新鲜的地方做深呼吸运动，以此来增加肺活量。

3.容易少气无力，凡事都没兴趣

相对于男人，女人天生总是比较容易安静。我认为，之所以会出现这种情况，除了文化传统习惯上的原因之外，还有一定的生理因素。

根据我的经验，我发现，气虚体质有一定的人群特征。老人和儿童容易气虚，成年人不易气虚；女人容易气虚，男人相对不易气虚。女人们之所以比较安静、容易静下来，就是因为她们气虚了，所以电视广告上经常诱导女人补气补血——正是因为她们更容易气虚，气血两亏，所以才需要补。

气虚体质者的特征之一就是，容易乏力，容易累，无力做事，所以不得不安静下来，这点与阳虚体质有些相似。

这点也很好理解，所谓的"气虚"，就是元气不足。而元气，在中医理论中，就是生命之本，决定着生命的全部，平常所说的阴气、阳气，都属于元气的范畴。元气充足，人的免疫力就强，人体就健康；反之，元气不足或者受损，机体就不能产生足够的抗体或免疫力去战胜疾病，元气消耗殆尽，生命就走向死亡。

所以说，元气是生命活动的根本，是生命存在的保障。气虚者，就是元气不足，能量不足，不能满足生命活动的需要。机体出于本能，会将能量用在最需要的地方，比如说生存所必需的吃喝拉撒睡，其他相对不重要的活动，比如说话、运动，能省就省，于是形成了气虚者爱静不爱动的特点，造就了一大批安静温和的淑女。

4.形体多瘦弱或虚胖

元气不足，生命活力就不强，气的推动、温煦、防御、固摄和气化功能都随之减退，于是人就很容易有这样或者那样的毛病。

比如说，有的气虚者消化功能差劲，所以每每吃过东西，上腹就会有饱胀感，很少感到饿，所以食欲就不好，人就胖不起来。原本已经气虚，身体已经衰弱，又因为食欲不振使能量没有得到及时补充，人就更加虚弱，这就形成了瘦弱的体质。

再比如说，有的人肾气虚，气化功能较弱，则体液代谢失调。体液不化，体内能量循环就不通，血液循环就不好，结果凝痰成饮，水邪泛滥，又形成水肿，造成虚胖。所以这种体质的人，稍微受冻或者吹到凉风，不但会手脚冰冷表现出寒邪入侵的样子，身体还会特别容易浮肿，人更是毫无气力，多走几步路就气喘吁吁的。这就是为什么有些胖人，本应该能量充盈体格健壮，但实际上却虚弱得厉害，我们经常把这叫作"虚胖"。

而健康的人，元气旺盛，看起来都很健壮。而总有些人，不论胖瘦，虽然什么病也没有，给人的感觉总是有些不太阳光，显得有些羸弱。比如面色、口唇淡白，或者面色萎黄。详查之下，他还会出现舌体胖大、舌边有齿痕，把手放到他的脉搏上，可能半天也察觉不出有什么动静。事实上，他就是容易感到乏累，情绪容易消沉低落，进一步了解的话，他可能还有大便不正常、性欲减退的迹象。这种人，多半脏腑虚弱，某些功能活动低下或衰退，抗病能力下降——虽然他没有生病，但他气虚了。

5.其他

以上只是一般气虚者的表现。还有一些人，虽然没有上述特征，但跟常人

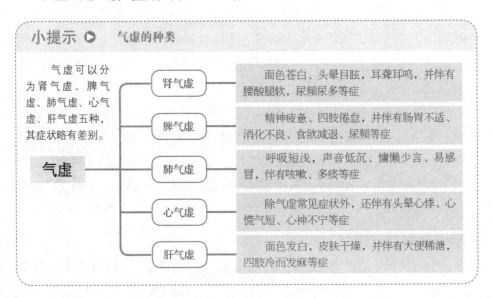

小提示 ▶ **气虚的种类**

气虚可以分为肾气虚、脾气虚、肺气虚、心气虚、肝气虚五种，其症状略有差别。

气虚

肾气虚 ── 面色苍白、头晕目眩，耳聋耳鸣，并伴有腰酸腿软，尿频尿多等症

脾气虚 ── 精神疲惫、四肢倦怠，并伴有肠胃不适、消化不良、食欲减退、尿频等症

肺气虚 ── 呼吸短浅，声音低沉、慵懒少言、易感冒，伴有咳嗽、多痰等症

心气虚 ── 除气虚常见症状外，还伴有头晕心悸、心慌气短、心神不宁等症

肝气虚 ── 面色发白，皮肤干燥，并伴有大便稀溏，四肢冷而发麻等症

气虚无力的症状

气虚无力者的症状与阳虚有些类似，但主要体现在脏腑功能低下，尤其是肺脏和脾脏功能相对较弱。以下这些气虚症状，主要就是脾肺较弱所引起的。

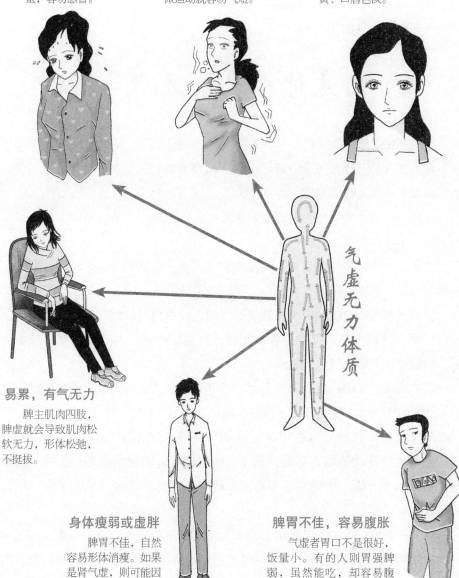

非正常出汗

经常动不动就出汗，汗液带走体内热量，容易感冒。

气短，呼吸轻浅

肺脏功能较差，说话声音低怯，气息轻浅，稍微运动就容易气短。

面色萎黄、口唇色淡

脾虚则气血化源不足，导致面部缺乏血色，面色发黄、口唇色淡。

易累，有气无力

脾主肌肉四肢，脾虚就会导致肌肉松软无力，形体松弛，不挺拔。

气虚无力体质

身体瘦弱或虚胖

脾胃不佳，自然容易形体消瘦。如果是肾气虚，则可能因体液不化而虚胖。

脾胃不佳，容易腹胀

气虚者胃口不是很好，饭量小。有的人则胃强脾弱，虽然能吃，却容易腹胀，消化不良。

也不太一样。

比如说，他劳累之后，很想吃甜食。

还有的人，没什么明显的病态，但是皮肤缺少弹性与光泽，牙齿易松动。

也有的人，表面看来，也是一副很健康的样子，但总是觉得哪里不对劲，心神不定的，大便时间稍微长了一会儿，不但下腹会觉得很空虚，还会浑身软弱无力，不似健康人那样大便之后浑身轻松。

还有的人，容易心悸、头晕、虚热，等等。

这些其实也都是气虚的症状。这时人体虽然没大病，但是总会觉得不舒服，因此需要适当补气。

究竟什么是"元气"

有网友在论坛上提问：

我生完孩子，脸色一直不好，也说不上哪里不舒服，但总觉得没有以前健康。医生说我这是伤了元气，要多补气。

请问，元气是什么气？怎样才能快速补充元气呢？食补、拔罐、艾灸、运动这些方法可以补充元气吗？

还有，我听说拔罐的原理，是通过调动元气来治病的。本来就元气不足，用拔罐的话元气不是就更不足了吗？谁能帮我解答一下，这到底是怎么回事？

相信很多人经常听到中医说这气那气的，什么阴气、阳气、精气、卫气、元气，那么这些"气"究竟是什么东西？气虚中的气，与这么多气有什么关系？相信很多人都有这样的疑惑。

简单地说，气虚，就是元气不足。元气不足，人就容易处于所谓亚健康状态。元气对于人体，那是须臾不可缺少的。

元气是人体各种"气"中最根本的气，先天秉承于父母，后天饮食获得。它是生命活动的动力基础，是让人能吃能喝能消化能唱能跳能喘气的东西，就像人要呼吸、要喝水、要吃饭一样，每天都不能少，没有了它，生命将不复存在。

深入一点讲，人的元气是由元精（父母之精）所化生，由后天水谷精气和自然清气结合而成阴气与阳气。其中阴气又包括精、血、津、液四种形态，阳气又包括卫气、宗气、营气、脏腑之气、经脉之气几种形态；阴气主物质，阳

人体内的"元气"

传统中医认为，人体内有气血运行，才保证了人的生存，"气聚则生，气壮则康、气衰则弱，气散则亡"。

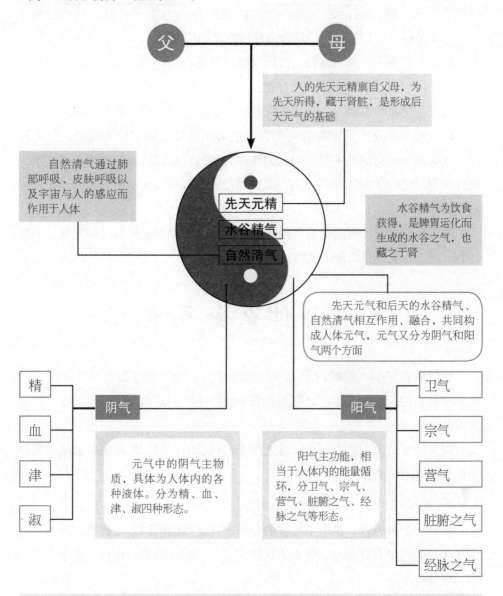

父 母

人的先天元精禀自父母，为先天所得，藏于肾脏，是形成后天元气的基础

自然清气通过肺部呼吸、皮肤呼吸以及宇宙与人的感应而作用于人体

先天元精
水谷精气
自然清气

水谷精气为饮食获得，是脾胃运化而生成的水谷之气，也藏之于肾

先天元气和后天的水谷精气、自然清气相互作用、融合，共同构成人体元气，元气又分为阴气和阳气两个方面

精
血
津
淑

阴气

阳气

卫气
宗气
营气
脏腑之气
经脉之气

元气中的阴气主物质，具体为人体内的各种液体。分为精、血、津、淑四种形态。

阳气主功能，相当于人体内的能量循环，分卫气、宗气、营气、脏腑之气、经脉之气等形态。

阴阳二气可以相互转化，新陈代谢也因此而运转不息，人也因此而得以生存。元气的虚实、强弱、聚散、顺逆、升降等运行，都与人身体状况的变化有着密切关系。

气主功能，二者可以互相转化，新陈代谢因此而运转不息。

再具体点说，"气"还有虚、实、强、弱、满、绝等各种存在形态，还有耗、散、消、泄、聚、集、合、结、固、闭、胀、厥、逆、收、乱、升、降、沉、浮等各种运动变化（比如说阴气具有沉降的特性，阳气具有升浮的特性)，又有寒、热、温、凉、辛、甘、酸、苦、咸等诸性味，这些都属于"气"的范畴，它们在特定的场合会发挥特定的作用。

根据中医理论，气为血帅，血为气母，气无血不存，血无气不行，二者相互依存。所以说，气、血的共同存在，形成了心脏的跳动和血液的流动。所以说，元气是生命的原动力，元气充裕则身体健康，元气不足或受损则生病。

以上这些都是中医特有的词汇，一般人不需要了解它们的意思。只要知道，气虚就是所有这些不足，因此人体的各种器官都衰弱，功能都相对低下，新陈代谢缓慢，生命活动不旺盛。人虽然没病，但却总无法阳光起来，呈现一种病态的虚弱。

既然元气对人体有这么重要的作用，所以人们都要爱护自己的元气，不要伤到元气，以免使自己陷于气虚。

人为什么会气虚

相信现在好多人都明白了元气的重要性，也知道要爱护自己的元气。但是，又有新的问题出来了，元气这种看不见摸不着的东西，怎么爱护呢？很多人对此有心无力。

现实情形是，人们不但不知道怎样爱护自己的元气，反而不经意间做出很多伤害元气的举动。

1.不良举动之一：手淫和纵欲

我有一个小患者，是个十几岁的少年，在父母的陪同下来到我的诊所。这个少年的问题是长青春痘，什么方法都用了，依旧没治好，他自卑得不得了，学习成绩也下降了。

我看他的痘根比较深，颜色有些淡红。我帮他把脉的同时，发现他双眼蒙眬，好像没睡醒一样，加之头发很长，所以整个人看起来精神很差。

我让他伸出舌头看看，舌苔发白。

把脉完毕，我断定，这个孩子是气虚了。这么年轻就气虚，典型的伤精症状。原因只有一个。所以我刻意回避其他人，把这个孩子叫到里间，问他：

"你是不是经常小便啊？比如说每次下课都要去厕所？"

他回答说："是的"。

"小便是不是很黄？"我问道。

"嗯"，他老老实实地回答，"我在厕所里看其他同学，好像不像我这样。"

我又问："你是不是觉得已经尿完了，但总觉得还有，比如说内裤上就有？"

孩子很奇怪："是这样的——你是怎么知道的？我都没让我爸妈知道。"

我直截了当地问："你这是肾气虚，原因是手淫太频繁——经常看黄色网站吧？"

孩子一下子就脸红了，但依旧辩解道："我听说手淫对身体没伤害的。"

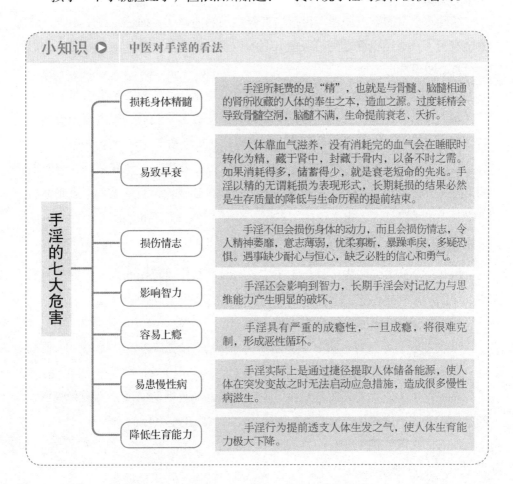

小知识 ▷ 中医对手淫的看法

手淫的七大危害

损耗身体精髓
手淫所耗费的是"精"，也就是与骨髓、脑髓相通的肾所收藏的人体的奉生之本，造血之源。过度耗精会导致骨髓空洞，脑髓不满，生命提前衰老、夭折。

易致早衰
人体靠血气滋养，没有消耗完的血气会在睡眠时转化为精，藏于肾中，封藏于骨内，以备不时之需。如果消耗得多，储蓄得少，就是衰老短命的先兆。手淫以精的无谓耗损为表现形式，长期耗损的结果必然是生存质量的降低与生命历程的提前结束。

损伤情志
手淫不但会损伤身体的动力，而且会损伤情志，令人精神萎靡，意志薄弱，优柔寡断，暴躁乖戾，多疑恐惧。遇事缺少耐心与恒心，缺乏必胜的信心和勇气。

影响智力
手淫还会影响到智力，长期手淫会对记忆力与思维能力产生明显的破坏。

容易上瘾
手淫具有严重的成瘾性，一旦成瘾，将很难克制，形成恶性循环。

易患慢性病
手淫实际上是通过捷径提取人体储备能源，使人体在突发变故之时无法启动应急措施，造成很多慢性病滋生。

降低生育能力
手淫行为提前透支人体生发之气，使人体生育能力极大下降。

我严肃地告诉他："你脸上这些痘痘，实际上就是痤疮，就是肾气不足造成的。你这个年纪就肾气虚，肯定手淫了，我以前治过几个这样的年轻人。"

男孩不吭声了。

我又加重语气说道："经常手淫不但伤害身体，还会让你有坏想法，这对你的学习是非常有害的。我相信你现在一定没有以前记忆力好，精神也不集中，学习成绩也下降了不少。"

男孩老老实实承认了。他慌乱地哀求我："你可别告诉我爸妈啊！这些事是不能让他们知道的。"

"我可以不告诉他们，但你要改了这个坏毛病，否则不管我用多么好的药帮你调理，你的身体仍然不好，青春痘也消不掉。"

他乖乖地答应了，于是我就帮他开药。他的父母问起病因的时候，我当着孩子的面告诉他们：这是由于夜间上网太厉害，以后别让他上网了，晚上督促他早点睡觉。

经过两个月的重点调理，男孩的青春痘果然消掉了，面色也好了不少，脉象也有力了，成绩也恢复到班级前五名的位置。由于我一直为他保守秘密，男孩也打心眼里感激我。

民间有这样一种说法：一滴精，十滴血。意思是说，精液是男人身上的精华，损失精液，则元气大伤。古代的皇帝，之所以多不长寿，根本原因就在于后宫嫔妃太多，几乎没有哪个皇帝不纵欲的，结果损伤了元气，导致短命。

与纵欲相比，手淫似乎来得更简单些，所以有些男人，尤其是处在青春期的男孩子，以手淫为乐，于是久而久之，轻则腰膝酸软，头晕无力；重则体质下降，免疫力降低，人也变得体弱多病，影响工作、学习和生活。

2.不良举动之二：熬夜

还有一个病人，张先生，三十多岁，一看就是作风正派的人。但他却有疲劳、眼圈乌黑、脸色蜡黄、头昏脑涨、腰酸背痛这些气虚症状。

年纪轻轻就气虚了，是纵欲过度吗？

纵欲过度会导致肾气虚，其症状是小便频繁、腰肌酸软、气短、脉象细弱，等等。

而张先生的症状是，面色发白，皮肤干燥，而且据他所说，大便有些稀，四肢冷而发麻。这些是肝气虚的典型症状（肝气虚也是气虚的一种）。

他为什么得了肝气虚呢？

细察之下发现，原来张先生是高三班主任兼数学老师。眼看快要高考了，高三毕业生摸底考试不断。张老师负责两个班一百多名学生，每周都有两晚批改卷子到深夜，平常还要批改作业，还要以班主任的身份处理各种大小事务，所以夜里一两点睡是很正常的。

张老师的生活状况又让我想起另外一个病人，朱总。朱总也是我的老病人了，不是我没办法治好他的病，而是引起他身体不适的坏习惯他没法改掉。朱总是两家酒店的总经理，同时自己还有一个广告公司，他每天不得不工作十几个小时，常常熬夜到凌晨两三点，早上八九点又得去上班。时间一久，气虚了。尽管我给他拿最好的药，他也吃最好的补品，但就是没法改掉熬夜这个习惯，所以一直处于气虚的状态。

张老师果然是一位学者，有求索精神，他听完朱总的遭遇，好奇地问我："熬夜为什么会气虚呢？"

我一边写药方，一边告诉他说："熬夜会让人过度疲劳，疲劳就容易伤害元气。"

张老师又问："元气不是可以补充吗？比如说熬夜的时候喝点花旗参，喝点枸杞菊花茶，喝点咖啡，不都是可以提神的吗？为什么还会气虚？"

看样子，这位张老师有点见识，于是我停下笔来，细细地将这其中的原理和奥妙讲给他听。

"元气，就好比我们存在银行里的钱。我们可以大手大脚地花钱，然后再存进去，表面看起来，似乎没有损耗什么钱，实际上不是的。你再存进去的钱，只是补了花掉的漏洞，并没有挣新的钱，但你却消耗掉本该挣更多钱的时间，所以总的来说，你的金额仍然是减少状态。更何况，有时你补进去的钱，根本就补不上那个漏洞。"

"元气的消耗也是这样的，本来存在我们体内的元气是充足的，虽然我们工作、运动会消耗掉一部分元气，但按照正常的生活规律，我们又通过吃饭、睡觉给补过来。但是，本应该在补充元气的时候，比如说夜里11点之后，有的人仍旧在消耗元气，上网、工作、看电视等，既消耗了元气，又没让元气得到补充，这两下的亏损就留下一个很大的元气漏洞。你怎么补这个漏洞呢？正常的情况下，元气的消耗与补充是大致相等的。你喝点花旗参茶，喝点枸杞菊花茶，暂时能起到补充元气的作用，但它们的力量是很微小的，根本无法填补长期的坏习惯造成的巨大漏洞。这个亏空存在久了，银行就不乐意了，于是就气虚了，人的体质就下降了，身体就容易得病了。"

张老师听到这里就笑了。

我接着说："所以我们医生的作用，就好比病人的贵人。当病人无力挣'元气'这种财富时，就靠我们投资，也就是治病调理，将大笔金额的'元气'输到病人的身体，也就是银行。输入多了，银行就满意了，身体也就调理好了。但没有哪个贵人就守着你，不停地帮你输'元气'。这就好比将水装进水箱，但是水箱却漏了，人们不去堵水箱，而是不停地往里面灌。结果灌得越快，漏得越快；灌得越多，漏得越多。长此下去，缺口越来越大，元气也就流失越快。慢慢地，这个水箱就坏得不能用了，也就意味着人的身体已经糟得没法补了。"

听了我这样的比喻，张老师很满意："嗯，关键是要先堵住那个漏洞。熬夜这个坏习惯就是那个漏洞，自己要先改掉这个习惯，医生才好看病。不能像那位朱总一样，老来看病，这总归不是什么好事。"

为什么有的人某种疾病会反复发作、不得不"老来"找医生？根本原因是致病的坏习惯一直存在。

据统计，现代青年人70%处于亚健康状态，这70%中，白领占很大一部分，而白领的一个共同特征就是，夜生活丰富，喜欢熬夜。望人们能从中得到警示。

3.不良举动之三：久卧伤气

既然熬夜会过度消耗元气，导致伤气、气虚，那我就把元气都存起来，什么消耗行为也没有，就整天卧在床上，这样阳气就充足了吧？

非也。

一个柔柔弱弱的女孩子走进我的诊所，诊断结果也是气虚。

她的作息习惯比较好，下班回去做饭、吃饭，看一会儿电视，就躺在床上看书，看到11点，就准时睡觉。周末，别的女孩子都去逛街，她也不去，说是"省得累着了"，也是周末一整天安安静静地待在床上看书，或者躺在床上看电视。国庆放长假，别人都去购物、旅游，她却说："平常上班太累了。这么难得的假期，当然要好好补充一下睡眠。"于是七天长假，每天都睡到中午11点，下午没事，依旧躺在床上看书、看电视，这样"假期过完可以精神抖擞地去上班"。

可她却没有精神抖擞地上班，而是少气无力地来到我的诊所。

《黄帝内经》中说：久视伤血，久坐伤肉，久立伤骨，久卧伤气，久行伤筋。这是非常著名的"五劳所伤"，久卧是其中一项。

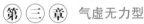

为什么会出现"久卧伤气"这种情况？

这是因为，"气"这种东西，无时无刻不在运动，所以才有升降逆收这些存在形态。人若一直躺在床上，气就不能正常地运动，运气过程因此而减缓，就会出现气机阻滞、气机失调这种病理活动，直接后果就是伤害脾胃，消化不良。而脾胃在身体的中间，是气机的中转站，又决定着气的升降运动，所以气的运输功能就大大降低了，生成的新气不能及时地补充到身体里，自然就气虚了。

同时，久卧造成消化不良，人感觉不到饿，自然就打破了一日三餐的规律，结果又会引起脾胃功能紊乱。

即使用现代医学来解释，久卧伤气这个原则依然能解释得通。经常窝在床上，人就容易处于睡眠状态，血液循环因此而减缓，心跳因此而减慢，于是引起大脑供血不足，人就容易懒洋洋的，民谚所说的"越睡越懒"就是这样来的。

而且，长期躺在床上，人的脏腑之气就不容易通畅。而人的排便中枢在脊背部，久卧就会压迫排便中枢，致使肠蠕动减弱，人也容易便秘。结果每次排便完毕，都会累得出汗、喘气、乏力、面色发白、懒得动弹，这就是气虚型便秘的由来。

再者，经常躺在床上，人就经常昏昏欲睡，结果就打乱了人正常的生物钟，于是白天黑夜颠倒，久而久之，就容易养成失眠的习惯，引起疲劳、乏力、反应迟缓、精神不集中、胆怯心悸、遇事易惊等典型的气虚症状。

所以，久卧、睡觉过多非但不能补充元气，反而还会伤害元气，让人处于气虚的不健康状态中。周末或者节假日增加睡眠是可以的，但不能睡太多了，否则便会产生气虚这样的假期后遗症。

补充元气，休息是很重要的一方面，但休息不等于睡觉。休息的外延要大得多，散步、旅游、聊天、下棋、打球、书法……这些有益于身心的活动，相对于我们日常的工作，都可以算作休息。所以节假日期间，习惯靠睡觉来打发时间的人，完全可以换个方式，多做一些有益于身心健康的活动，这样既有利于补气，又丰富了个人生活，何乐而不为？

久卧伤气，一定要改掉卧床的坏习惯！

4.不良举动之四：怒则伤气

人们经常说，为人要平和，心态要放平，这样才会在人际交往中游刃有余，自己也容易得到快乐。

实际上，不仅人际关系需要这样的准则，出于身体健康的需要，人们也应该保持平和的心态，与之相反的喜、怒、忧、思、悲、恐、惊等七情，都会伤害人的身体，所以有"七情内伤"这一说法。

就"怒"来说，主要伤肝。肝位于人体上腹部，人大怒时，肝气就会上逆，血随之也上溢，就伤了肝。而在中医学上，肝的主要功能之一，就是主疏泄。只有保证肝气的疏通、畅达，才能实现肝脏调节精神情志、促进消化吸收、维持气血、津液正常运行的功能。

反之，如果肝的功能不正常，气就运行不畅，人就很难协调自身的精神情志。如果到肝疏泄不及，人的情志受阻，则会导致胸闷、抑郁；若疏泄过火，则又亢奋过度，容易烦躁、头涨头痛、失眠多梦。

因为肝受伤而处于亚健康的人，在性格上的主要表现为内向，情绪非常不稳定，易于发怒而不自制，一会儿沉闷，一会儿亢奋，平常比较胆小，不爱冒险。实际上，这也是气虚体质者的典型性格特征。

我曾通过网络接待过这样一个病人。她发邮件对我说：

王大夫，您好：

我最近有些情绪问题，不知该找大夫还是该找心理医生。下面是我的情况，你帮忙分析一下，看看我这是怎么了。

我经常多梦、紧张、易怒、没有安全感。

晚上睡觉时，我刚躺下时会有一会儿睡不着，但似睡非睡之间，我总听到各种各样的声响，楼上的人走动的声音或者钉子掉在地上的声音，隔壁的敲门声，外边的风声，走廊里的走动声，有时，我似乎还听到有人敲我的门，仔细一听又没了。偶尔一次就算了，但我确实每天晚上都能听到这些声音，这些声音每响一次，我就心惊肉跳一次，然后惊出一身冷汗，再慢慢陷入似睡非睡的状态，再被惊醒，直到我累得睡着了。

即使睡着了，我也不觉得睡着了，整夜整夜地做梦。我最近爱做的两个梦，分别是梯子和蛇。每次在梦中，我都会见到类似梯子的东西，我一直爬到顶端，然后梯子突然要倒了，我就在半空中害怕不已。但在梦中，梯子一次也没倒下来，我整夜都在半空中心惊胆战。还有就是梦见蛇，有时是蛇追我，眼看就追上了；有时梦见蛇要吃我的家人，马上要吃掉了；要么就是梦见我的房间里挂着一条蛇，它虎视眈眈伸着舌头盯着我。在这个梦中，我也是心惊胆战的。但更多时候，我不记得自己做什么梦了，但是肯定整夜都在做梦，因为有时候我记得梦境，讲给别人听，都要讲述半天，几乎可以拍一个好莱坞大片了！

不知是因为晚上我没睡好，还是我情绪不好，反正白天我很容易发怒。我是一名文字工作者，喜欢安静，但办公室总有些吵闹。有时我不觉得闹，但有时别人随便发出一点什么声响，我都烦得不得了，结果现在看见谁都烦，都觉得别人在打扰我。听到别人嗡嗡的说话声，我就暴躁得不知怎么办，真想那人突然死掉。我本意不愿意得罪人的，结果现在我在办公室人际关系很紧张。

这些焦虑和恐惧，我不知可以对谁说，也没有人可帮我分担。我曾恋爱过三次，但每次都以失败告终，现在我一个人住，再也不想恋爱，我怕我再次受伤。但我一个人这样恐惧和暴躁下去，我真怕我会变成那种性格怪异的老女人，我渴望健康积极地工作和生活！

我心惊胆战地看完这封信。

根据她叙述的内容，她应该去找心理医生；根据她目前的状态，她应该去找大夫。她这种性格和状态，是典型的气虚体质：心悸多梦，胆小内向，易怒，情绪不稳。于是我给她开了一些补气的药，并嘱咐她平常多吃些萝卜、山药、芹菜、茼蒿、西红柿等具有疏肝理气作用的食物，平时多吃些好的，把自己养得结实一些。

过了一段时间，她又发E-mail感谢我，说按照我说的去做，晚上已经不那么做梦了，白天精神也好了一些，也不那么神经质了。

所以我想说的是，怒则伤肝气，气虚则百病生，包括心理上的疾病。幸福的生活首先应该是健康，包括心理上的健康。所以即使气虚暂时没有让人生病，但我们至少也应该获得心灵上的平静，让自己有一个舒畅的心情和稳定的情绪。

5.不良举动之五：不经意伤气

有的人并没有以上那些坏习惯，但不经意间也会损伤气。

有一个病人，年纪轻轻，气虚了。奇怪的是，他没有什么不良习惯，我给他开了药，他仍旧不见好转。哪里出了问题？我对自己的医术产生了怀疑，病人似乎也挺怀疑的。

考虑到饮食不当也会伤气，于是我问他的饮食情况，喜欢吃什么样的饭菜搭配。这一问，还真就找到症结了。原来，病人喜欢吃一道菜：鸡肉炒芹菜。他说鸡肉比其他肉香，芹菜清爽又降血压，所以喜欢把这两种食物一起炒着

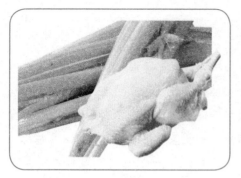

鸡肉、芹菜

　　同时食用会伤元气的，除了鸡肉配芹菜，还有鸡肉配鹅肉、羊肉配西瓜、西红柿配绿豆等。在日常生活中，应该多多注意这些相克的常识，不要吃出毛病来。

　　吃，几乎每天晚上都吃。"真的，营养又美味，我老婆把这道菜做得可好吃了。"他最后一本正经地说。

　　众所周知，鸡肉不仅美味，还是很好的补品，所以身体不好的人，有时候家人会为他熬制鸡汤。芹菜，也是一种很好的蔬菜，有降压和减肥的作用。所以有些人就想当然地认为，好+好=更好，将这两种菜放在一起炒着吃，一定更营养。其实不然。这两种食物是相克的，如果它们分开来吃，各有各的好处，但要是放在一起吃，菜肴里的有害物质会提高几十倍甚至上百倍，很容易伤肾，大伤元气。

　　我将这个道理解释给病人听，他很是惊讶："想不到一道菜也会吃出病，我还真应该找一些相生相克的食物搭配资料，打印出来贴在厨房里。"此后，他果然不再吃这道菜，也注意了一下其他可能伤气的行为，加上我给他配的药，调理了一段日子，体质也就慢慢恢复了。

　　此外，不经意间引起气虚的，还有运动过量，这个话题我已经在《他动不动就出汗》里讲过了。与此类似的还有劳累过度，营养不良，经常性地有这些行为，也会导致气虚。

　　引起气虚的原因，除了上述不良习惯，还有一些不属于这个范畴的原因，比如说久病引起的体虚，年老体弱引起的体虚，先天体质较差而体虚，等等，这里就不再过多讨论。

气虚容易得这些疾病

1.月经提前

　　一女孩子来信问我：

　　我听说女人的卵子数量是一定的，每月经历一次月经，就会掉一颗卵子，卵子掉完，就绝经进入更年期。若是月经经常提前的话，月经的周期就缩短

造成气虚无力的原因分析

气虚体质者主要来自先天禀赋，也有后天不良的工作和生活习惯所造成的。

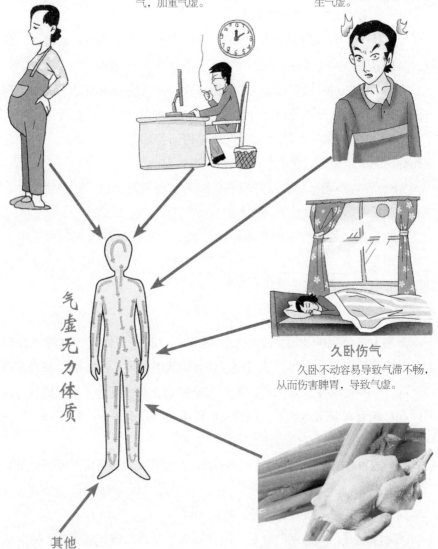

得自父母

　　母亲怀孕时进食较少，营养不足，或父母有一方是气虚体质。

熬夜伤神

　　经常熬夜容易伤神，劳伤心脾。重体力劳动者则会伤形，长期神形过劳都会耗气，加重气虚。

七情不畅

　　长期七情不畅、抑郁或暴怒都容易导致肝气郁结，肝木克脾土，从而促生气虚。

气虚无力体质

久卧伤气

　　久卧不动容易导致气滞不畅，从而伤害脾胃，导致气虚。

其他

　　大病、久病容易伤元气；手淫、纵欲也会消耗元气；长期服用清热解毒的中药，或抗生素、消炎药、激素等，则会促生或加重气虚。

长期节食或食用伤气的食物

　　长期节食会导致营养不足，形成气虚。长期食用一些伤元气的食物，也会导致气虚。

117

了，卵子就掉完得快一些，就快些绝经进入更年期。请问：事实是不是这样呢？吃什么才能让我的月经推迟一些，让年轻保留得更久一些？

正常来说，女性的月经周期为28天左右，偶尔提前一次，或者提前时间在三五天又无其他明显不适者，都属于正常情况。但若每次提前都在7天以上，甚至一个月来两次，这就属于"经期提前"了，这是一种病态的反映。所以一般月经容易提前的女性，可能会容易长色斑，有暗疮，或者出现痛经。一个人若经常处在病态中，自然老得快，比别人更快进入更年期。

为什么有的人月经总是提前？

中医认为，月经是否正常，与肝、脾、肾及冲任二脉关系密切。具体来说，是由以下原因造成的。

（1）肾气亏损。房事过度，会伤害肾经，致使肾阴不足，虚火浮现，火气的存在和推行致使月经量少、月经提前，外在表现为皮肤干燥。

（2）肝气郁结。肝气受损者，性格内向抑郁者，久而久之，郁滞化热，进而灼伤阴血，引起气血失和，月经不调。

（3）脾胃不调。饮食或作息不规律者，容易伤脾气，脾胃功能失调，则气血不能正常运转，表现为月经失调和皮肤暗黄。

由此看来，月经提前的根本原因，就是气虚。所以女人如果还没出现自汗、气短等明显的气虚症状，就要检查下自己的月经是否正常，如果总是提前就要当心了，可能是气虚，该补气了。

2.落枕

王先生来到我的诊所，絮絮叨叨地说："我就奇怪了，这晚上睡得好好的，起来之后怎么会觉得脖子酸疼。你要说我睡眠姿势不好吧，我老婆就在旁边，我们一样地睡觉，怎么她没事？若是偶尔一次也就算了，关键是，这一个月，我已经有四五次落枕了，这肯定跟睡眠姿势没有关系，搞不好是哪里出了问题。你帮我检查检查，为什么我会经常落枕？"

我一边为他把脉，一边问："你有没有颈椎病或者最近脖子哪里受伤了？"

他说没有。

我又问了其他一些问题，最后得出一个结论：他气虚了。

晚上睡觉时，人体阳气衰弱，阴气旺盛。如果人体气虚了，气就无法推动血脉正常运行，颈部可能就会受到寒邪入侵，引起气血瘀滞，筋络痹阻，脖子因此会感觉酸痛，这就是平常我们所说的落枕了。

我一边嘱咐他多吃白萝卜、红薯、土豆、山药、洋芋、香菇、红枣、鸡肉等补气食物，一边为他拿药。我给他一瓶正红花油，嘱咐他在痛处擦揉，每天擦两三次。然后，我走到他跟前，准备为他按摩。我问清楚他哪个地方比较痛，然后用力在这个地方按摩。一边按摩一边问他："什么感觉，有没有觉得酸胀？"他说是。这表明我的按摩力度可以。按摩了两分钟，我又用空心拳叩刚刚按摩过的部位，同时问他的感觉，他说感觉舒服多了，好像一股清凉从那里流过一样。

这就对了！正是气虚不通让他感觉的疼痛。临走时，我还告诉他，回去后，经常用热毛巾或者热水袋敷一下，驱除里面的寒邪，慢慢就会好了。

气虚不畅，有的人瘀滞在腹部，这就是痛经；瘀滞在头部，这就是头痛；瘀滞在脖子或者背上，就可能形成落枕，这就是致病的经过。这种推拿或者按摩的方法，只能起到治标的作用，让病人暂时忘记疼痛。关键还是要治本，而治本的关键，就是养气补气，只有血气正常流通，人才不会有各种各样的疼痛感，所以我断定他是气虚了，让他多吃一些补气的食物。

3.皮肤瘙痒

一到冬天，仔细观察，人们可能会在自己颜色比较深的内衣上发现很多皮屑，拿出来晒一下被子，阳光下可能还会见到皮屑到处飞的情景。有的人会这样解释，冬天嘛，天气比较干燥，人体缺水，掉皮屑是正常的。但如果这些皮屑不是自发掉下来的，而是人因为瘙痒抓下来的呢？缺水就这么严重吗？

实际上，这很有可能就是气虚导致的。

小提示 ▶ **落枕了怎么办?**

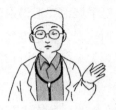

治疗落枕的三个方法：

（1）局部热敷。用热毛巾或热水袋敷患处，一天多敷几次，效果较好。

毛巾或热水袋的热气会促进颈部气血的运行，从而达到通气减轻疼痛的作用。

（2）按摩、推拿局部痛点或穴位，同时配合慢慢活动。

按摩推拿也会促进颈部的血液循环，如果在按摩时擦一点红花油，效果会更好；或者以指压肿下、天髎、风池、哑门、天柱、肩中俞、肩井、秉风、乳突、发后、手三里等穴位，见效很快。

（3）贴伤湿止痛膏，必要时针灸，效果都比较好。

止痛膏的见效时间会比较长，如果用针灸的方法，最好找专业医师操作。

中医认为，风盛则痒。意思是说，人体感染了邪气，而邪气不外乎内邪和外邪，或内风、外风，风盛则水少，致使阴虚阳亢，皮肤干燥，人就感觉瘙痒。

人之所以容易受到邪气侵袭，是因为气虚，卫气不固。正如前面我所说的那样，卫气这个卫兵太衰弱了，不能很好地保卫城池，所以外邪很容易就侵入人体。外邪的种类有很多，有时可能让人感冒，有时可能让人气血不畅而出现某个部位疼痛，有时也可能让人阳亢、皮肤干燥瘙痒。

不过，除了气虚特别严重的，一般人不会因为气虚而皮肤瘙痒，最多引起一场感冒。但老年人除外。

一方面，老年人皮肤退化，卫气防卫外来侵袭的能力更弱，更容易受到邪气的侵袭；另一方面，老年人体质衰弱，皮肤含水量更少，更容易受到风邪的影响。这两个方面决定了老年人比一般人更容易皮肤瘙痒，所以老年人平常进食时，应该补着吃，补气、补虚，同时还要注意疏散风邪，避免让自己受凉。此外，由于饮食不节、情绪不好，或者过度疲劳，都会导致气虚，都可能引起瘙痒，所以家人还要从多方面照顾老人，尽量避免他由于气虚而瘙痒。

4.反复感冒

有的人跟别人就是不一样，稍微一变天，别人加件厚衣服也就行了，他却会感冒。这种情形不是一次两次，而是任何时候，只要天气有变化，或者他本人受了点凉，都会感冒。也就是说，无论发生什么变故，感冒这个病症，总是第一时间找上他。

这就不是简单地受了风寒那么简单了，肯定跟体质有关系。很明显，他这是气虚体质。

《黄帝内经》中说："勇者气行则已，怯者则着而为病也。"意思是说，卫气充足的人，气血运行很顺畅，卫气比较英勇，将身体这个城池捍卫得很坚固，任何邪气都进不来，身体自然很健康，不容易生病。而怯者，就是卫气不足的人，卫气比较软弱，无法与邪气抗衡，外邪很容易就侵入人体，所以稍微受些寒凉，身体就招架不住，人就得病了。

比如说，两个人同样淋雨，体质健康的人，卫气比较充足，身体比较结实，不容易受到外邪的侵袭，所以身体没什么问题；气虚的人，卫气不足，一旦遭遇到雨水寒凉这样的风、寒外邪，很容易地缴械投降了，寒邪就侵入人的腠理或者侵入更深，人就感冒了。

一般人治疗感冒，可能就是打针、输液或者吃几粒药丸，感冒确实也能很快就好了。但是下次稍微有外邪入侵，气虚体质者又感冒了，于是再来打针、吃药。如此反反复复，疾病虽然被赶跑了，但是暂时的，一旦有寒邪这样的诱因，疾病很快就卷土重来，而且久病伤气，气更虚了，以后就更容易感冒。这就好比两军对垒，守卫城池者，只是暂时把敌人赶跑，但并没有对对方起到震慑作用，只要条件合适，敌人很容易再次发动新的进攻。敌人每发动一次进攻，守城的人就要损兵折将，如此一来，城池的守卫力量更加薄弱。而邪气是源源不断的，所以此后城池就更容易被攻破。

根本的解决办法，就是吓跑敌人，而不是暂时打退敌人。补气的目的，就好比在城池门口安插一个英勇的将军，让邪气一看就闻风丧胆，从此绕道走。外邪进不来，城池自然不会遭到破坏，身体自然安然无恙。

5.发低热

一次，两个感冒病人同时来到我的诊所。他们二人的症状基本相似，都是鼻塞、流鼻涕，嗓子疼，不同的是，其中一个人发高热39.7℃，所以看起来很虚弱。

另一个病人同情地对他说："感冒虽然是小病，但折磨得人很难受，发热肯定更不舒服了，没有一点劲儿。"

发高热者少气无力地"嗯"了一声。

没发高热者有点庆幸地说："现在我的身体可能强壮一些了，以前我感冒的时候也容易发高热，现在不了，只是低热。"

事实上，他刚好说反了，他的身体可能比以前更虚了，而且是气虚。

对于气虚体质者来说，伴随着反复感冒的，一半还有些发低热（一般体温在37.3~38℃）或者不发热，而且也容易反复，表现为持续时间较长，比如说持续一两周低热。

气虚体质者感冒，之所以容易发低热或者不发热，同样也是因为卫气太虚弱，外邪力量相对较大。发热就好比卫气与外邪在打架，双方旗鼓相当，斗争就比较激烈，可以用发高热来形容。但若双方力量悬殊，卫气太软弱，斗争要缓和得多，表现为发低热。

之所以会持续一段时间，因为相对而言，高热虽然可能有时候体温高得吓人，但退烧也快，可能两瓶输液打下去，第二天病人又能像正常人那样活蹦乱跳了，这是因为病人本身体质好，加上医药的支持，正气的力量远远大于邪气的力量。而对于气虚引起的发热，虽然医药能起到增援作用，但卫气本身不够英勇，不能速战速决打倒对方，只能慢慢打，拉长了时间打，这就表现为发低烧。这就好比守城者虽然比较懦弱，但人数众多，外邪即使以一对二甚至对三，但架不住对方数目多，打倒1000个人绝对比打倒10个人用的时间长，所以战线拉得很长。

即使最后退烧了，但由于卫气不够英勇的缘故，这种低热浪费了很多"兵力"，所以气虚型病人，虽然最后烧退了，但身体虚弱得厉害，不像正常人高热退后马上就能活蹦乱跳了。

所以，从某种程度上来说，感冒同时发高热的病人，比感冒发低热甚至不发热的病人，体质反而要健康一些。

6.得鼻咽癌

最近，有专家研究发现鼻咽癌患者不但具有明显的家族聚集现象，而且，这些家族还有一个共性，即容易自汗、疲劳、舌头淡胖，这些都是气虚的典型症状。

这些专家还举了一个例子：有一个高癌家族中，母亲是由于鼻咽癌去世的，结果她的七个儿女中，有三个都是气虚体质，其中两个已经患上了鼻咽癌。

虽然目前没有任何权威的统计或者研究能证明气虚体质者容易得鼻咽癌，但这些事实多多少少能说明一些问题，而且用相关中医理论也能解释得通。

中医认为，气虚者体内气的推动能力减弱，而血是在气的推动作用下运行的。正常的人，气血通畅，新陈代谢正常，所以很少得病。而气虚的人，全身的血气及津液不能在气的推动作用下流动，从而出现所谓阻滞现象。

比如说，痰受阻（注意中医上所说的痰并非单纯地指咳嗽出痰，而是气机郁滞或阳气不足而不能正常运化津液，是津液聚积所致），如果痰热瘀毒等长期阻滞聚集在鼻窍，堵塞经络，久而久之，必然形成鼻咽癌肿，患鼻咽癌。

气虚体质者容易感冒，一般感冒都有鼻塞、流鼻涕或者有浓痰的现象，如果按照一般的感冒治，病人的不适感虽然消失了，但可能治疗不彻底，浓痰或者鼻涕之类的黏稠物体可能仍堵塞在鼻腔或者淋巴处。这些病人当然看不见，而且也不觉得自己有病，结果由于气不足，这些有害物可能就滞留在那里了。前面说了，气虚体质容易感冒，如果每次感冒都在鼻腔或者淋巴处留下这么一堆东西堵塞"交通"，气血运行将更加不畅，久而久之，必然引起疾病。

因此，我们在治疗患鼻咽癌患者时，还可以尝试一下补气的方式，首先调理病人的体质，比如说喝一些补中益气汤什么的，补充病人的正气，正气充足和气的运化作用强，有助于推动全身的津液气血畅通无阻地运行，从而缓解或消除瘀肿。

气虚无力容易导致的疾病

气虚体质所导致的，大多是一些不太严重的慢性病，然而如果任其发展，久而久之也会形成像鼻咽癌这样的恶性疾病。

气 虚 无 力

月经提前、量少	气虚导致脏腑失调，从而引起月经紊乱，有时是提前，有时则是量少，但持续很久
落枕	气滞不畅，集中在某处就容易形成疼痛，如落枕、腹痛、头痛等，通过按摩可以缓解
皮肤瘙痒	气虚较为严重时，体内卫气较弱，很容易引发皮肤瘙痒
反复感冒	气虚者抵抗力较差，很容易感冒，而且感冒之后还不容易好
发低热	气虚者卫气太弱，容易发低热，而且痊愈后依然是病恹恹的，非常虚弱
鼻咽癌	气虚者经常感冒，从而导致反复鼻塞，再加上气滞于此，久之容易致病
高血脂	气滞也会导致血流不畅，减缓了血流速度，导致血脂堆积，从而引发高血脂
易致肥胖	脾虚者吃得少则瘦弱，如果胃口好则虚胖，这是很多营养吸收不了，堆积在体内所致
内脏下垂	气虚不能升提，肌肉无力，易致胃下垂、眼睑下垂、子宫脱垂、脱肛等病症
排泄不适度	气能起到固摄把门的作用，气虚者此项功能较弱，容易导致尿多、汗多、大便次数多、月经崩漏、白带过多等症
慢性炎症	气虚者一旦染上炎症，很容易转成慢性病，如慢性盆腔炎（女性）和慢性支气管炎
长色斑	气虚者气血化源不足，面色就会发黄、缺乏血色，甚至长色斑

由于南方地区比较潮湿，烟雾重，得鼻咽癌的概率大大增加。所以南方人应多进食一些补气的食物，谨防气虚，从而降低鼻咽癌的发病率。

7.容易患高血脂

中医上虽然没有血脂、高血脂这类的名词，但运用中医的理论，完全能解释得通这个病的发病经过，也能有效地治疗高血脂。

高血脂，就是血浆中血脂成分的浓度比较高，超过正常标准，血脂比较稠，所以引起全身动脉粥样硬化，进而引起肾功能衰竭。而肾关乎着人的生长发育及衰老的全过程，也关系着人的生殖能力。所以好多人一听说自己血脂高，都吓得不得了，没有得高血脂的人，也忙着预防高血脂。

其实大可不必这么紧张，只要能保证自己正气充足，一样可以预防高血脂，也可以治疗高血脂，因为血脂高很可能就是气虚造成的。

正常来说，血浆中的脂类含量比较少，它们往往随着血液的运行在全身发挥各自的功能。但若正气不足，气的推动力将会大大降低，血气流动将会减缓，血脂的运送速度也将会减缓。结果前面血脂还没运送走，后面的血脂就又过来了，形成积压，久而久之，血浆中的脂肪含量自然就高了。

所以我们经常听到医生对高血脂病人说：不要熬夜，不要饮酒，不要乱吃东西，要养成良好的饮食和作息习惯——其实这就是说，你不要做出伤气的行为，要吃些好的食物，补充正气。只是由于高血脂已经成为事实，所以多加了一条，不要吃热量高的食物，要多吃具有降脂作用的食物。其实降脂不是根本目的，根本目的是要保证气血运化正常，让多余的血脂随着气血的流转而快速移动，进而起到降脂的作用。

所以说，引起气虚的那些坏习惯，如果不加纠正的话，很可能就发展成为高血脂。预防高血脂，就该从养气补气入手，防治气虚。

女性与气虚关系密切

一位网友发E-mail告诉我：

我刚生过小孩，本以为吃一些好东西补一下就好了，谁知道坐过月子之后，还是有一些后遗症，比如说头晕、乏力、没精神、不想说话。我这种情况应该怎么调理？

她这是气虚，我让她买些党参煎一下喝，或者将红枣、党参跟鸡一起炖着吃，效果也会很不错。

女人身体比较特殊，体质弱，与男人相比，更容易气虚。

上面这位病人，属于产后气虚，好多女人生孩子的时候，由于用力过度或者产后出血，很容易伤元气，这是无法避免的。

引起女人气虚的第二个原因，就是月经。一般人认为，失血只会引起血虚。实际上，**气虚必然导致血虚，血虚的时候必然已经气虚**。这是因为，气有摄血作用，气虚时，气的能力不足，将出现"气不摄血"的情况，从而引起人体血、津液等物质异常丢失，表现为月经过多、出血不止、会自汗盗汗等气虚症状。

过度减肥也是导致女人气虚的一个原因。我在网上看到一个帖子，一个女孩子为了减肥，每天只吃两个苹果，然后就是不停地喝水。一个月下来，体重倒是减下来了，疾病却上来了，头晕得不行，这也是气虚引起的。人的五脏六腑是靠气血津液滋养的，气血津液则由水谷精微化生而来。"水"，通俗地讲，就是食物中的水分，"谷"就是我们所吃的食物，"精微"就是人体从食物中吸收的有益成分。一味地顾着减肥的人，长期摄食不足，气血生化无源，必然会导致血虚、气虚。

除了上述三个原因，现代快节奏的生活也容易让女人气虚。相对于旧式女性，现代女性除了操持家务，还要出去工作，面对来自各方面的压力，在这种情况下，女人也很容易出现脸色暗黄、疲乏无力、精神倦怠、腰腿酸痛、失眠健忘等气虚特征。

此外，某些女人还有一些坏习惯，如熬夜、纵欲、爱躺在床上、容易生气等，这就更容易气虚了。所以说，气虚与女人关系密切，十个女人，至少有七个是气虚的，因此女人更应该注意养气护气。

补气的N种办法

气对人体是非常重要的。俗话说：人活着就是一口气。古人试探一个人是否还活着，就是摸一摸这个人看是否还有气。所以，人活着，要保证基本的健康，最关键的就是要养气护气。气虚者，就更应该补气。长期以来，人们发现了很多补气的方法。我翻阅了大量的资料，现归纳如下。

气虚无力者的饮食宜忌

气虚体质者的饮食养生原则

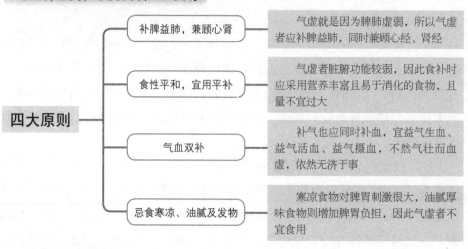

四大原则

- 补脾益肺，兼顾心肾 —— 气虚就是因为脾肺虚弱，所以气虚者应补脾益肺，同时兼顾心经、肾经
- 食性平和，宜用平补 —— 气虚者脏腑功能较弱，因此食补时应采用营养丰富且易于消化的食物，且量不宜过大
- 气血双补 —— 补气也应同时补血，宜益气生血、益气活血、益气摄血，不然气壮而血虚，依然无济于事
- 忌食寒凉、油腻及发物 —— 寒凉食物对脾胃刺激很大，油腻厚味食物则增加脾胃负担，因此气虚者不宜食用

蔬菜类宜忌

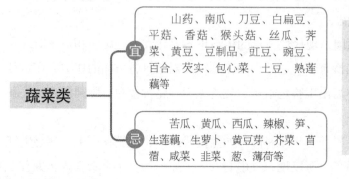

蔬菜类

- **宜** 山药、南瓜、刀豆、白扁豆、平菇、香菇、猴头菇、丝瓜、荠菜、黄豆、豆制品、豇豆、豌豆、百合、芡实、包心菜、土豆、熟莲藕等
- **忌** 苦瓜、黄瓜、西瓜、辣椒、笋、生莲藕、生萝卜、黄豆芽、芥菜、苜蓿、咸菜、韭菜、葱、薄荷等

莲藕生则寒凉，清热凉血但不利脾胃；熟则甘温，健脾益气。而且其他食物最好也不要生吃，尽量用焖、蒸、炖、煮、熬、煲等方式加工后再吃。

荤腥类宜忌

荤腥类

- **宜** 鸡肉、鹌鹑、鹌鹑蛋、乳鸽、猪肚、猪肾、羊肚、野猪肉、兔肉、驴肉、泥鳅、黄鳝、牛蛙、鲫鱼、带鱼、章鱼、墨鱼、鲈鱼、黄花鱼、鲳鱼、鲇鱼、鳜鱼等
- **忌** 不宜吃过多太寒或太热之物，如狗肉、牛肉、羊肉、鸡头、猪头、虾、蟹、海鲜、松花蛋等

在吃温热之物如羊肉时，可以放一些麦冬、白芍之类，平抑羊肉的热性。另外，鸡头、猪头、咸菜、牛羊肉、葱姜、韭菜、虾蟹、海鲜等都是发物，气虚者应少吃。

水果干果类宜忌

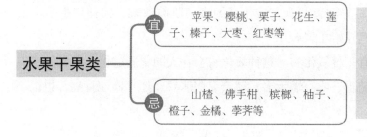

水果干果类
- 宜：苹果、樱桃、栗子、花生、莲子、榛子、大枣、红枣等
- 忌：山楂、佛手柑、槟榔、柚子、橙子、金橘、荸荠等

即使是适宜的果品，也不宜猛吃，应细水长流，否则容易积滞脾胃。一些酸性水果（如山楂）切忌空腹食用。

适宜气虚体质者的膳食单

 菜　品

猪肚汤、牛奶羊肉汤、山药红烧牛肉、栗子炖鸡、猴头鸡丝、山药炖羊肉、丝瓜肉片、香菇肉片、榛子炒牛肉丝、汽锅鹌鹑、炒三菇（猴头、香菇、口蘑）、刀豆鲴鱼丝、刀豆炒肚丝、扁豆炖牛肉等。

 主　食

气虚者最适宜粥补。大米粥、山药粥、人参红枣粥、豆浆粳米粥、黄芪粳米粥、十宝粥、扁豆粥、荠菜粥、鹌鹑粥、黄豆粥、土豆粥、栗子粥、木耳粥、高粱米粥、红枣粥、白果粥、山药扁豆糕等。

1.食补

食补是最基本、最常用的补气方法。常见的补气食物有：白萝卜、红薯、土豆、山药、洋芋、香菇、红枣、鸡肉、牛肉、猪肚、牛肚、羊肚、泥鳅、鲢鱼、青鱼、墨鱼、鳜鱼、粳米、糯米、蜂蜜、扁豆、豇豆、菜花、胡萝卜等，这些食物都有很好的健脾益气的作用。

需要说明的是，这些食物虽然有健脾益气的作用，但不宜食用过量。

我曾遇到过一个女孩子，她总觉得胃灼热，上腹部那烧灼的感觉和那一股股往上涌的酸水，使她不得不经常直挺着身子端坐起来，甚至不能坐在沙发上看电视。

细细询问，才知道：原来她听说刘嘉玲连吃1个月的红薯，结果减掉14千克，便效仿她，每天洗两个大红薯，放在微波炉里烤熟后吃掉。

这就是症结了。红薯虽然美味，虽然可以减肥，但吃多了，容易让人感到胃灼热。这是因为，红薯含糖量较高，吃过了容易产生胃酸。胃由于受到酸液的刺激会加剧收缩，导致胃与食管连接处的贲门肌肉放松，致使胃中酸液倒流，进入食管，人就开始吐酸水。

此外，红薯中有一种氧化酶，这种氧化酶会在人的胃肠道里产生大量二氧化碳，一般人还会记得，吃红薯太多，就会有腹胀感，还不停地打嗝，也很不舒服。

所以，中医典籍中对红薯这样描述：红薯，味甘、性平，归脾胃经。作用：补脾胃、益气力、宽肠胃。宜于脾胃虚弱、形瘦乏力、纳少泄泻。多食易引起反酸胃灼热、胃肠道胀气。

其他补气类的食物，虽说常食可以调理身体，但补气的同时，可能又伤害了其他地方，所以一次也不宜多吃。比如说白萝卜，有"小人参"之称，但这么好的蔬菜，脾胃虚寒、胃不好者及容易流产的人，却不宜食用。所以人们在补气的时候，要根据自己的身体情况适当进补，也可以配合药膳偏方，这样效果会更好。

补气食疗推荐

【山药粥】

配方：山药30克，粳米100克。

做法：山药削皮洗净切块，粳米淘洗干净，将二者一起放入水锅煮熟即可食用。

用法：每天晚饭时食用。

功效：补中益气，益肺固精。

【人参红枣粥】

配方：人参6克，红枣10枚，粳米80克。

做法：红枣洗净去核，人参用温水泡10分钟，粳米淘洗干净。将上述三者及泡人参的温水一同入锅煮熟即可。

用法：每天午饭后或晚饭后食用。

功效：补中益气，强身健体。

【豆浆粳米粥】

配方：豆浆200克，粳米80克。

做法：粳米淘洗干净，放入锅中煮至八成熟，加入豆浆继续煮，煮熟后加少许白糖即可。

用法：每天早晚2次。

功效：补中益气，适合于体弱者食用。

【黄芪粳米粥】

配方：生黄芪50克，粳米100克，碎陈皮1克。

做法：将生黄芪用水煎两次，取两次煎汁水。粳米淘洗干净。将黄芪药汁和粳米同煮，煮熟后加入陈皮末、红糖，煮沸即可食用。

用法：每周3次。

功效：健脾养胃，补益元气，适用于气虚不足者。

【十宝粥】

配方：芡实、山药、茯苓、莲肉、薏米、白扁豆、党参、白术各6克，大米100克。

做法：大米淘洗干净。将上述八味中药加水共煮半小时，捞出药渣，放入大米同煮，煮熟后加少许白糖即可。

用法：每周两次。

功效：健脾益气，温阳利湿，适用于气虚体质者和痰湿体质者。

【猪肚汤】

配方：大葱1棵，生姜适量，猪肚1副。

做法：把猪肚清洗干净，塞入切碎的生姜。将猪肚放入锅内，加入清水，用小火煮至猪肚熟烂。熄火后，加入葱花，调味料烹调入味即可。

用法：喝猪肚汤，不吃姜，每周吃2副猪肚。

功效：营养补虚，适合于体质虚弱者，但热证及感染性疾病患者除外。

【牛奶羊肉汤】

配方：羊肉200克，牛奶200克，山药100克。

做法：羊肉洗净切块，山药洗净切片，生姜洗净切碎。将羊肉和生姜同入砂锅，小火炖两三个小时，直至肉烂，然后加入山药同煮，直至山药熟烂，最后加入牛奶，煮沸即可。

用法：吃肉喝汤，可每周食用1次。

功效：温中补虚，益精补气。

此外，还可用其他食物原料，按照类似的方式做成粥、饭，经常性食用，气虚者可以调理身体，正常人食后也可强健身体。

2.药补

气虚严重者，就需要靠中药调理了。具有补气作用的中药，有下列几种。

人参：人参的好处就不用我多说了。人参最主要的作用，就是补充元气，尤其适合于各种元气不足者。

需要提醒大家的是，人参不能滥用，尤其不能与萝卜同食，否则就好比酸与碱发生中和反应生成水一样，两者对人体有益的成分刚好抵消，白白浪费了两种好材料。

此外，食用人参时，无论是煎服还是炖服，都不要用五金炊具。

我曾接待过一位老人和她的孝子。这位孝子是一位富翁，所以经常拿人参来孝敬自己的老母亲，他们家的人参就像寻常人家萝卜一样平常。但老人不管吃了多少人参，身体依旧很虚弱。我说开一些好的中药补补，孝子无奈地说：人参都当饭吃了，还有什么更好的药？于是我就详细询问老人的日常起居及饮食特点，这才知道，原来他们经常用家里的不锈钢炊具炖人参。

这不糟蹋东西吗？五金炊具属于金，人参属木，金克木，木的效果就会降低，人参是不能用五金炊具来做的。不仅是人参，中草药最好都不要用五金炊具，否则药效会大大降低。

出于同样的原因，吃过人参之后，也不要立刻用茶，否则也会降低人参的药效。

黄芪：黄芪与人参一样，都是补气良药，但二者又各自有侧重点。人参适用于大补元气，多用于虚脱、休克等急症，能起到民间所说的"起死回生"作用。平常不宜多用，否则容易上火。黄芪则刚好弥补了人参这方面的不足。它可以经常食用，对虚症有较好的疗效，很有些细水长流的味道。

有的人，天气稍微有些变化，就会感冒或者反复感冒，这在我们中医上叫作"表不固"，也是气虚引起的。这时候，就可以经常服用黄芪来避免经常性的感冒。

说到这里，顺便提一下"玉屏风散"这个药方。它是预防气虚引起的经常性感冒专方，几乎任何中药典籍，只要谈到补气，第一个肯定是这个药方。这个药方的主要作用，就是通过提升人的正气来抵御外邪，对鼻塞、怕冷等轻微感冒症状也有很好的治疗作用。

之所以将"玉屏风散"放到这里，是因为这个药方只有三味中药：黄芪、白术和防风，其中黄芪是主药，对内可大补脾肺之气，对外可固表止汗，尤其适合于肌表卫气不固导致的气虚盗汗；辅药是白术，帮助黄芪加强益气固表的

气虚无力者的药物养生

适宜气虚无力者的扶补药材

药材	性味	功效	药材	性味	功效
人参	甘微苦，微温	大补元气，固脾生津，健脾养肺，宁心安神	党参	甘，平	补中益气，健脾养血
淮山	甘，平	补脾养肺，益肾涩精，厚肠胃	黄芪	甘，微温	补中益气，固表止汗，升阳举陷，利水退肿
黄精	甘，平	补气养阴，健脾养肺，益肾补精	紫河车	甘咸，温	补气养血，补肾益精，养肺定喘
茯苓	甘淡，平	利水渗湿，健脾化痰，宁心安神	白术	甘苦，温	健脾益气，燥湿利水，止汗安胎
薏苡仁	甘淡，微寒	利水消肿，健脾去湿，舒筋除痹，清热排脓	白果	甘苦，平	敛肺定喘，止带浊，缩小便

常用补气中成药

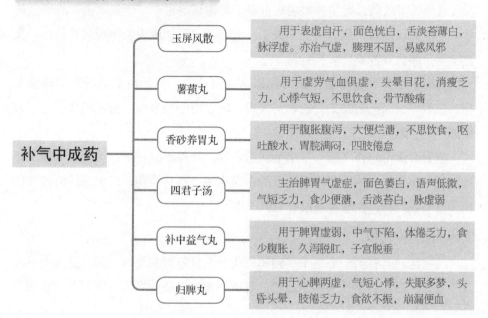

补气中成药

玉屏风散 —— 用于表虚自汗，面色㿠白，舌淡苔薄白，脉浮虚。亦治气虚，腠理不固，易感风邪

薯蓣丸 —— 用于虚劳气血俱虚，头晕目花，消瘦乏力，心悸气短，不思饮食，骨节酸痛

香砂养胃丸 —— 用于腹胀腹泻，大便烂溏，不思饮食，呕吐酸水，胃脘满闷，四肢倦怠

四君子汤 —— 主治脾胃气虚症，面色萎白，语声低微，气短乏力，食少便溏，舌淡苔白，脉虚弱

补中益气丸 —— 用于脾胃虚弱，中气下陷，体倦乏力，食少腹胀，久泻脱肛，子宫脱垂

归脾丸 —— 用于心脾两虚，气短心悸，失眠多梦，头昏头晕，肢倦乏力，食欲不振，崩漏便血

功能；防风又叫屏风，起着解表祛风的作用。所以那些经常感冒的患者，可以常服用玉屏风散，既可治疗感冒，又可调节气虚。

黄芪除了可以补气固表，还有利尿排毒、敛疮生肌等作用，对于气虚引起的水肿也有很好的作用，所以我推荐人们经常饮用黄芪红枣汤。

西洋参（花旗参）、党参、太子参：它们的作用与人参类似。不同的是，人参药性较强，常人食用后容易上火，西洋参却要温和得多，适宜气虚、阴虚体质者经常食用。党参、太子参作用也类似，都有补中益气、健脾等功效，但药效相对要温和一些，适合常人食用。

白术：白术也是健脾益气的主要药物，尤其适合于治疗气虚型便秘。有胃胀、打嗝、饭后胀满、消化不良、乏力等症状的胃气虚的人，还可靠经常服用参苓白术丸来调理。

更难得的是，白术还有一定的安胎作用。

一个高龄孕妇来到我的诊所。家人担心得不得了，她已经怀孕三个多月了，总是吐不说，又不肯吃东西，整天懒洋洋的精神不振，有时候还干咳。她这个样子，家人都担心她无力生孩子，况且生孩子时又要伤害元气。她这也称不上有病，但肯定是不正常的，西医也无法用药，因为怕影响胎儿。她听人家说中医可以调养身体，便拖着笨重的身体来到我的诊所。我为她开了黄芩和白术，嘱咐她冲水喝。这两种药物都有安胎作用，而且白术还可以帮她调理气虚的问题。

这样喝了两周，她精神果然好很多，她由衷地说："因为之前一直听人说孕妇不能随便用药，所以哪里不爽了一直忍着。早知道中医调理这么简单，我就不用受那么多苦了。"

其实中医调理也不是什么时候都这么简单的，只是白术这种药材功能多样、药效强大而已。孕妇一般容易气虚，所以对孕妇来说，白术确实有点"万金油"的意思。

典型而常用的补气药，基本上就这几种，此外还有甘草、黄精、五味子等等。气虚不太严重的人，可到附近的中药店买一些这类药，做粥汤的时候顺便放一些做成药膳，也能起到很好的调理作用。

3.保持心平气和

我曾在网上看到一个帖子：到哪里找一个甘草型的女孩？因为这类女孩比较平庸，"所以容易让人感到放松、舒服，无论身边的男人多么刻薄、冲动、

适合气虚无力者的药膳

将前述补气药材加入食物中烹制，做成药膳并经常服用，也能起到很好的补气健脾效果。

药膳处方

类 别	名 称
药酒类	人参酒、黄芪酒、参芪酒、松子酒、白术酒、茯苓酒、荔枝酒、山药酒、三圣（人参、白术、山药）酒、定志酒等
药膳类	虫草汽锅鹌鹑、黄芪汽锅鸡、栗子茯苓炖鸡、五味乌鸡补血汤、人参菠菜饺、芪杞炖乳鸽、黄芪猴头鸡片、砂仁肚片、人参山药炖猪肚、参芪鲤鱼汤、芪地炖鸡肉、参枣炖鸭、薏苡仁羊肉汤、参芪玉米排骨汤、十全大补乌鸡汤、苁蓉黄精骶骨汤、参苓芙蓉羹等

药膳推荐——苁蓉黄精骶骨汤

材料

猪尾骶骨1副，胡萝卜1段，盐适量。

药材

肉苁蓉15克，黄精15克，罐头白果1大匙。

做法

① 将猪尾骶骨洗净，切段，放入沸水中氽烫，撇去血水备用。胡萝卜削皮，洗净切块。

② 将骶骨、胡萝卜、肉苁蓉、黄精一起放入锅中，加清水盖过所有材料。

③ 先用大火煮沸，再转小火煮约30分钟，然后加入白果再煮5分钟，加盐调味即成。

点评 ▽

此汤可以补肾健脾，益气强精，对于男性阳痿早泄、性欲减退、风湿酸痛、筋骨无力等症状有不错的补益作用。肉苁蓉可以壮阳，而黄精则可以补中益气，强心润肺，白果则可以敛肺定喘。

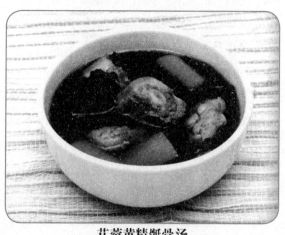

苁蓉黄精骶骨汤

狠毒、狂躁，抑或消极、沉沦，她都能坦然应对，适时调剂，使事情向良性循环方向发展。"

不知这是什么理论。但甘草在中药中确实有这样的作用：调和百药，缓和诸药毒性，据说当年神农尝试百草时，都要再吃点甘草缓和体内毒性。因为这"中和之性，调补之功"，所以中医的很多方子中都有一味甘草。

我不得不佩服这个人的比喻。如果每个人都能像甘草那样，努力调和虚荣、骄傲、冷漠、易怒、小心眼等诸类心灵"毒草"的毒性，让事情向着有利的方向进行，同时又保留着自我的甘甜（甘草的甜度是甘蔗的几十倍），这不是一件很好的事吗？

可惜的是，很多人都无法克制自己的不良情绪，或争强好胜，或自以为是，或斤斤计较，或疑神疑鬼，或嫉妒贤能，或睚眦必报，等等，这些都属于不良情绪。长期处于其中一个或者多个情绪中的人，必然有心理上的疾病，而心理疾病，多数时候又导致生理上的不适，比如前文所说，易怒则伤肝气，肝木克脾土，肝有问题，必然导致脾胃不佳，久之就形成或加重了气虚体质。

闲暇的时候，我归纳了所有亚健康症状的起因，发现几乎都能与心态扯上关系。

比如说口臭，阴虚、气虚都可能导致口臭，但引起口臭的原因，除了生理上的，还有就是心理上的。因为一般口臭的人，都有一个通病，就是容易上火。而上火，通常与"火大了""火爆脾气""发火"相连，这些都属于心理上的。所以性格暴躁、容易发怒的人，比较容易产生口臭。

再比如说，一般月经不正常的人，通常是暴躁易怒的女人。这类女人更容易烦躁、焦虑、易怒、疲劳、头痛、乳房胀痛、腹胀、浮肿等，所以她们常常以"要倒霉了"来形容月经的到来。统计显示，很大比例的女性暴力犯罪活动和自杀都发生在经期4天和经期前4天这段时间内，将近半数的女精神病患者也都是这几天入院的，将近半数的妇女紧急事故也发生在这几天，因为这段时间内她们的情绪波动很厉害。

究竟是因为性格暴躁导致了她们月经的不正常，还是月经不正常让她们如此暴躁？这让我想起哲学上一句话：内因通过外因起作用。谁是因，谁是果，这并不是问题的关键，关键是，为什么这些不适感会让自己产生那些不良情绪？难道没办法让自己忍耐并克服过去吗？我相信，如果女人不能在这几天调理好自己的情绪，很可能陷入越难过越暴躁、越暴躁越难过的恶性循环中。

不仅仅是月经问题，男人也要学会控制自己的情绪。我们经常在电视或电

气虚无力者的精神养生

暴怒、思虑过度、七情不畅都会导致气虚，为此，气虚者应该尽量避免出现这些情绪，多做舒缓运动，保持自己的心情舒畅。

思虑过度、七情不畅

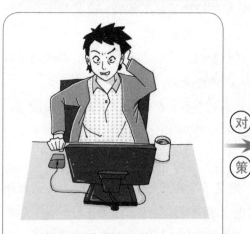

可能是因工作所需，殚精竭虑，也可能是遇事钻牛角尖，越想越消极，最后陷进去出不来。

对策 →

1 自我舒缓。可多做运动、唱歌跳舞，增加肺活量，使人更加精神。

2 奉献社会。转移对自己的注意，可做义工、志愿者等，以奉献来充实自己。

3 陶冶情操。移情于琴棋书画、交友等积极向上的活动，提高修养。

易怒、赌气，肝气郁结

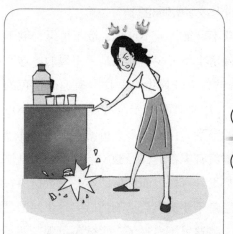

发怒、赌气都容易伤肝，肝木克脾土，伤肝则转而伤脾，从而加重气虚。

对策 →

1 合理计划。合理安排工作，多留余地，使工作有条不紊，不致着急上火。

2 修身养性。凡事看开些，多宽容，不应过度苛责他人。

3 舒缓运动。打太极，练五禽戏、八段锦等，调和身心，平心静气。

气虚无力

影中看到这样的镜头，一怒之下高血压犯了的，多是那些一家之主的大男人。他们总是自我感觉良好，容不得别人冒犯自己的权威，所以一旦自己的权威受到挑战，总是气得犯病，而心态平和的人，我们很少听说他们因为血压突然升高而生病就医的。

表面看起来，刚才我所举的这些例子，跟气虚并没有直接关系。其实不然，撇去易怒本身就容易导致气虚，即使其他不良情绪所导致的阴虚阳亢或者其他什么疾病，迟早也会伤气。因为性格的原因造成的疾病，必然是不容易根治的，久病必然耗血伤气，气虚则血运受阻，气虚不畅，人就更容易出毛病。

所以归根结底，有些病的源头，就在于病人的心态不好，不能够做到凡事心平气和，这才有了"养生先于养心"这样的说法。

因此，不管是男人还是女人，老人还是小孩，都要善于克制自己的情绪，这不仅是人际交往的需要，也是气机通畅、调节阴阳、益寿延年的需要。

4.保持良好的性生活

前文说了，纵欲伤气有害健康。但是节欲也不好，否则人的心情会很烦躁，动不动就发脾气，久而久之必然也会影响身体健康。正如良好的性生活需要好的技巧一样，健康的性生活也是需要科学的，这在中医典籍中，叫作"房中术"。

古人云："房中之事，能杀人，能生人。"意思是性生活能使人受伤，也能使人欢愉。所以夫妇双方在行房时要注意身体健康，顺者延年益寿，逆者早衰早夭。我根据古书总结出古人的房事养生宜忌，讲讲让大家了解一下，在意的可做参考来指导自己的生活，不在意的当故事听听也行。

首先是房事养生的基本准则，即"欲不可绝，欲不可早，欲不可纵，欲不可强"，什么意思呢？"欲不可绝"是说房事不可少，禁欲是要不得的。这个很好理解，因为"食色，性也"，人跟世界上任何生物一样，有追求情色的本性，禁欲就是压制人顺应自然的本性，压抑就不利于身心健康。"欲不可早"，意思是年龄尚小不宜行房。古代的皇帝为什么很多夭折的？很大一部分原因就是行房过早，很多小皇帝十一二岁就有丰富的性经验了，这是很伤身体的。年龄不成熟的时候，身体各项器官都没发育好，而性生活本身又很伤身，所以要"欲不可早"。"欲不可纵"意思是不要放纵自己的情欲，这个问题已经说过很多了，纵欲伤身是众所周知的，我这里不多说了。"欲不可强"即不可勉强行房，任何一方情绪不佳或没有兴致，对方就不能强求，否则非但不能达到预期的欢乐，还会影响双方的心情。

其次是讲究行房时的环境，古人行房还讲究天时地利人和，并根据此规则提出三忌："当避大寒大热、大风大雨，此天忌也；醉饱、喜怒、忧愁、恐惧，此人忌也；山川、神祇、社稷、井灶之处，此地忌也。"这是因为，人也是自然界的组成部分，人类活动当然也要按照自然规律进行。就以风雨天来说吧，空气湿度大，风邪活动比平时要猖獗。行房的时候，人的抵抗力本来就差一些，各种邪毒趁机而入，人体很容易致病。

第三是讲究房事前的准备。《素女经》《玉房指要》都明确指出，行房前先嬉戏，使神和意感，此后才可交接，这与现代性保健提倡的性准备、性爱抚思想是一致的。

第四是讲究恰当的行房时间、方位。《洞玄子》说："夫妇行房，春季头宜朝东、夏朝南、秋朝西、冬朝北；单日有益，双日有损；从半夜到中午有益，从午后到半夜前受损。"这里的养生学涉及阴阳五行、人体生物钟、医学气候学、天干地支等较专业的学说，我就不一一解释了。

第五是讲究房事的"度"。《千金方》说："人年二十者，四日一泄；年三十者，八日一泄；年四十者，十六日一泄；年五十者，二十日一泄；年六十者，即毕闭精，勿复再施也。若体力犹壮者，一月一泄。"

不能不说我们先人是智慧的。古代养生家根据四季的变换，人的生理状况应随着春生、夏长、秋收、冬藏的特点来行房，还提出"春二夏三秋一冬无"理论，即春天每7天可行房2次，夏天可增为3次，秋天应减为1次，冬天就该尽量避免房事。

由此可见，古人的房事养生，都有自己的理论支撑，有些在今天看来还很有道理，大家完全可以拿来指导自己的性幸福。

5.常按足三里

足三里穴位于外膝眼下，具体在什么部位，读者可参考前面拉页中的人体穴位图，对着摸一下。

在中医学中，足三里穴的功能非常强大，它具有调理脾胃、补中益气、通经活络、疏风化湿、扶正祛邪等功能，现代医学研究还发现，经常刺激足三里，还能增强食欲，提升消化能力，也可提高大脑的活性，促进脑细胞机能的恢复。

这些医学理论概括起来，其实就是一句话：经常刺激足三里，可以提高人体的免疫力，增强体质，它就是一个强壮身心的穴位。俗话所说的"每天拍打足三里，赛吃一只老母鸡"，讲的就是这个意思。

所谓亚健康，也就是气虚的人，之所以经常感觉身体不适，就是身体的免疫力变得低下了，这时候就可以通过刺激足三里来调节。所以我们中医会说，如果你气虚了，如果你消化不良了，就经常刺激一下足三里。我这里就告诉大家怎样做。

第一种方法：

（1）端坐于椅子上，让上身与大腿呈直角，大腿与小腿呈直角。

（2）左腿微向前屈，右手张开，大拇指放在足三里穴上。

（3）右手握住左腿小腿内侧，大拇指用力按揉挤压或者轻弹。

（4）按摩的力度，以局部有酸胀、发热为宜，如此按摩5分钟左右。

（5）换右腿，方法类似。右腿微向前屈，左手张开，大拇指放在足三里上，然后左手握住右腿小腿内侧，大拇指用力按揉挤压或者轻弹。

第二种方法：

（1）端坐于椅子上，让上身与大腿呈直角，大腿与小腿呈直角。

（2）左腿微向前屈，上身微前俯，左手握拳捶击足三里穴。

（3）按摩的力度，以局部有酸胀感为宜，如此按摩5分钟左右。

（4）换按摩右腿，方法类似。

第三种方法：

这种方法要用艾条。

（1）卷起裤了，点燃艾条。

（2）将艾条对准左腿足三里穴进行熏灸，艾条与腿的距离，以灸烤局部皮肤发红为宜。

（3）移动艾条，使艾条沿着足三里穴上下移动，如此进行10分钟。

（4）换右腿，方法同上。

以上三种方法，操作起来非常简单，每周做两三次就可以了。我有一个病人，气虚，容易感冒，又不喜欢记哪些食物补气，我就建议他采取这第一种方法，一周也就忙么两三次，而且过程又不烦琐。结果每天晚上洗完澡或者泡完脚，他就在床上按摩一下。这样坚持了三个月，效果非常明显，精神好了，面色也红润了，也不容易感冒了。

气虚无力者的经络养生

除了足三里穴之外，还有任脉的中脘、神阙、气海，督脉的百会、大椎，足太阳膀胱经的风门、肺俞、膈俞、脾俞，以及足阳明胃经的天枢穴都是气虚者的主治穴位，对其进行点按、艾灸也可达到很好的效果。

气虚者养生穴位表

穴位	位置	穴位	位置
中脘	脐上4寸，胸骨下端至脐连线之中点	脾俞	背部第十一胸椎棘突下旁开1.5寸处
神阙	腹部，肚脐中央	肺俞	背部第三胸椎棘突下旁开1.5寸处
气海	体前正中线，脐下1寸半	膈俞	背部第七胸椎棘突下旁开1.5寸处
百会	头顶正中线与两耳尖连线的交点处	风门	背部第二胸椎棘突下旁开1.5寸处
大椎	颈部下端，第七颈椎棘突下凹陷处	天枢	腹中部，平腹中，脐中左右两寸处

对症治穴

以上穴位对气虚体质者很有用，如果出现了一定病症，则可以数个穴位搭配，来对症按摩或针灸。

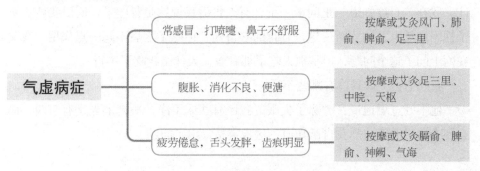

气虚病症

- 常感冒、打喷嚏、鼻子不舒服 → 按摩或艾灸风门、肺俞、脾俞、足三里
- 腹胀、消化不良、便溏 → 按摩或艾灸足三里、中脘、天枢
- 疲劳倦怠，舌头发胖，齿痕明显 → 按摩或艾灸膈俞、脾俞、神阙、气海

事实上，别看按摩穴位这个方法简单，好像没治病一样，其实作用很明显，气血双虚者可经常按摩一下自己的足三里，可以治疗易感冒、盗汗、痛经、气短、神经衰弱、消化不良、视力减退及贫血、腰痛等不适，既方便又不痛苦，效果绝对比打针吃药好得多。

6.养成良好的生活习惯

养成良好的生活习惯，这个面就很广了。

比如说，每天早上起来深呼吸，保证气血通畅。

每天早上起来，选择一些轻缓的运动以养真气。但切记，运动锻炼不宜太剧烈或者过度运动，否则出汗过度带走津液，最终也会伤气。

不要过度减肥，否则人体的正气都被减肥减掉了，身体将难以抵御外邪。

平常注意修身养性，做一些有益身心的活动，比如练习书法、出去旅游、打球、找人下象棋，等等。

饮食规律，少吃辛辣、寒凉或者口味过重的事物，以养脾胃之气。

作息规律，不熬夜，否则劳累过度，也会快速消耗正气。

顺应四季气候特点，选择不同的养气食物，比如说春季吃甜养肝补脾、夏秋吃酸补充津液、冬季少吃咸。

……

总之，"百病生于气"，气是生命活动的基础，关系着人的健康与寿夭。因此，无论出于养生的需要，还是调理气虚体质的需要，人们都应该了解一些养气补气的方法，如此方能达到养生和治病的目的。

气虚与阳虚的区别

一位张先生来到我的诊所，苦恼地说："我最近有些失眠，而且有时出冷汗。我在'百度知道'里问了一下，有人告诉我说这是肾虚了，所以我就去买了桂附地黄丸，因为听说这是补肾的必备药，但吃了之后不起一点作用。我又在网上问了这个问题，但是别人吃了都有效，为什么我吃了不行？"

我问他："你具体有哪些不适？"

他不好意思地说："除了失眠，我还有些尿不净，短裤上老是有东西。而且还有些早泄倾向。我自己知道，这肯定是肾出了问题。"

气虚无力者的四季养生

要注意防寒保暖，但春季毕竟阳气开始生发，因此在饮食方面，不宜再吃一些大热大补的食物。春分时宜灸曲池穴以明目。

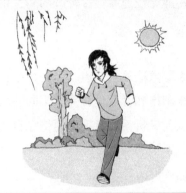

不宜再吃大辛大热的药物或食物，少吃冰冻寒凉或不洁食物，以免拉肚子，可喝些酸梅汤、竹蔗水、西洋参茶，吃点绿豆、扁豆、黄鳝。可艾灸中脘穴。

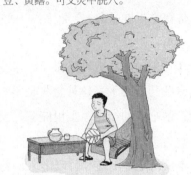

春季乍暖还寒，昼夜温差较大，气虚者体质虚弱，很难适应。

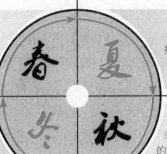

夏季炎热，一般都是"无病三分虚"，因此气虚者往往会较为难受。

冬季寒冷，要注意防风御寒，避免感冒，一般冬至之后就可以慢慢进补了。

初秋昼夜温差大，注意秋老虎。此时经过一个夏天，人的身体较为虚弱，不适应气候变化就极易感冒。

适当补气，大寒可吃姜归羊肉汤，冬至可以吃老母鸡汤，艾灸关元穴。

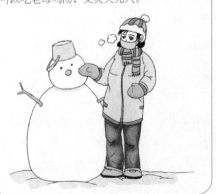

秋季脾胃稍好，可适当进补，但刚入秋则应吃点清淡食物，让脾胃得到休息。秋分时可灸足三里以健脾养胃。

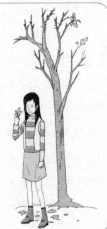

我赶紧告诉他说："你快些把那个桂附地黄丸给停了吧，你没吃出副作用都是好的了。"

他很奇怪。

我对他说："吃药要对症。肾虚也有不同的病症，桂附地黄丸是治疗肾阳虚的。你这是肾气虚，此外还有一种肾阴虚。人们只是习惯上把它们叫作肾虚，但肾虚只是一个笼统的说法，治病时可不能笼统地拿治疗肾虚的药，得对症，你得吃玉屏风散。"

他不吭声了。

其实我知道，男人好面子，这种病一般不愿意让外人知道，以为自己找点资料拿些药就行了。这种想法是要不得的，肾阳虚和肾气虚是完全不同的两个病症，乱吃药的结果，很可能就是出现赔了夫人又折兵的状况，更糟蹋自己的身体。

不仅仅是肾阳虚和肾气虚人们容易把它们弄混。我发现，推而广之，有些人没有某种体质的典型特征，比如说怕冷是典型的阳虚，反复感冒就是典型的气虚，他没有这些状况，但可能会有某种体质非主流的症状；比如说头晕，阴虚、阳虚、气虚都可能头晕，所以好多人可能根本无法知道自己的体质。而且我刚才仔细对比阳虚和气虚的表现，发现阳虚体质与气虚体质确实有很多相似的地方，不仔细分辨，可能分不出来某个人究竟是阳虚还是气虚。

阳虚与气虚，实际上是有关系的。简单地说，它们的共同点是，导致人体免疫力下降，更容易衰老。确切地说，气虚体质比阳虚体质要好一些，气虚没有得到很好的调理，继续恶化，导致脏腑功能严重衰弱，这才形成了阳虚。气虚者免疫力下降，人体脏腑功能也会减弱，但程度较轻，不至于导致关节炎、水肿等严重的疾病，只是会引起感冒发热这些小毛病。阳虚的调理关键是护阳保暖，气虚的治疗关键是不让累着了。两下比较，很容易就发现一个体质对健康危害较小，一个危害较大；一个容易调理，另一个相对来说难以调理。

要判断一个人的体质，分别对照一下阳虚与气虚的表现，很容易就能判断出来。

比如说，阳虚和气虚，都会导致心"虚"，但仔细观察，二者还是有所不同。心阳虚者：心慌心悸、气短憋气，活动后加重，畏寒肢冷，心胸部发凉，面色苍白，脉弱无力，舌白舌淡。心气虚者：心慌心跳，稍累即加重。

再比如说，肾虚也有阳虚与气虚之分。肾阳虚者：头昏神疲，腰酸膝软，精神萎靡，畏寒肢冷，下肢发凉，精冷带凉，阳痿，小便清长，夜尿多，或有大便溏，脉沉弱，苔胖舌质淡或浮肿。肾气虚者：精神萎靡，头晕乏力，腰酸膝软，夜尿多、滑精带下。

　　其他的症状，比如肺气虚与肺阳虚，脾气虚与脾阳虚等，也可以通过这样的比较发现。人若想判断自己的体质类型，需要一一对照自己的症状，仔细分辨，不可粗率定论。

気
虚
无
力

小测试

你气虚吗？

气虚体质自查，请做以下测试题。

1.是否经常稍微一受刺激就出冷汗？

○是 ○否

2.你是否经常莫名其妙地出汗？

○是 ○否

3.你是否经常感冒？

○是 ○否

4.假如你家住在五楼，你是否还没爬到五楼就气喘吁吁？

○是 ○否

5.你是否经常感觉没力气，懒洋洋的不想跟人说话？

○是 ○否

6.伸出舌头，你的舌头两侧是否有齿痕？

○是 ○否

7.晚上睡觉时，你是否特别容易被惊醒？

○是 ○否

8.你是否经常莫名其妙地心惊胆战、害怕？

○是 ○否

9.你是不是很没有安全感？害怕被人抛弃？

○是 ○否

10.有人在你旁边交谈，你没参与其中，你是否会觉得他们很吵？

○是 ○否

11.你有没有经常做噩梦、从噩梦中惊醒？

○是 ○否

12.早上起来，你是否觉得自己"肿了"？

○是 ○否

13.你是不是体质偏瘦，怎么吃也吃不胖？

○是 ○否

14.你是虚胖吗？

○是 ○否

15.与别人相比，你感冒的时候很不容易发热吗？

○是 ○否

16.如果发热，你一般是持续地发低热？还是发高热？

○是 ○否

17.大便完毕，你是不是觉得很累？

○是 ○否

18.晚上下班，公交车上闹哄哄的，你是否会觉得头晕？

○是 ○否

19.你喜欢吃甜食吗？

○是 ○否

20.你是不是经常喜欢赖在床上、节假日都是在床上或者沙发上度过的？

○是 ○否

21.与别人相比，你的皮肤够红润吗？

○是 ○否

22.有没有感觉自己的皮肤缺乏弹性、干巴巴的？

○是 ○否

23.你的牙齿容易松动吗？或者你是否做过掉牙的梦？

○是 ○否

24.工作的时候，身体或精神状态不佳会让你对工作力不从心吗？

○是 ○否

25.你的脾气是怎样的？非常容易生气吗？

○是 ○否

26.即使没有感冒，你的嗓子里会不会经常有痰？

○是 ○否

27.你经常容易有脓鼻涕吗？

○是 ○否

28.你的月经经常不按日子来吗？

○是 ○否

29.与别人相比，你比较容易落枕吗？

○是 ○否

30.与别人相比，你的月经时间比较长吗？

○是 ○否

气虚无力

结果分析

在上述30个常见的气虚症状中，如果你：

1~5个"是"	说明你的身体已经有点气虚了，但还不严重，完全可以通过良好的作息习惯来改善；
6~10个"是"	说明你已经有了明显的气虚迹象，该重视这个问题了，除了要养成良好的作息习惯，还要注意在饮食上选择有利于补气养气的食物；
11个以上"是"	说明你的气虚已经相当严重，应尽快就医，在医生的指导下进行药补，否则身体会每况愈下，影响工作和学习。

第四章

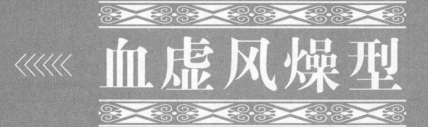

血虚风燥型

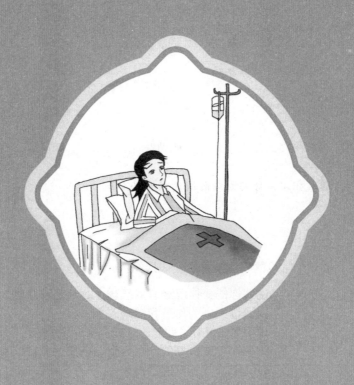

血虚体质是体内供血不足所导致的，身体器官得不到血液提供的足够营养，从而表现出多种不适，如皮肤发痒、气色差、干燥 等。营养不良、过度思虑、过度劳累等都可能导致血虚。调理血虚的关键就在于补血，多吃一些益气补血、含铁较高的食物。另外，还可以通过经络进行调养。

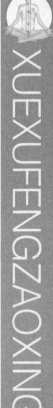

本章图解目录

血虚风燥的症状 /151

造成血虚风燥的原因分析 /157

人流之后的饮食调养 /161

血虚容易导致的疾病 /167

四物汤的做法与吃法 /171

血虚风燥者的饮食宜忌 /174

血虚风燥者的药物养生 /177

适合血虚风燥者的药膳 /179

血虚风燥者的经络养生 /181

血虚风燥者的运动与精神养生 /183

血虚和阴虚的区别 /187

XUEXUFENGZAOXING

血虚让她浑身发痒

一位女病人愁眉苦脸地来到我的诊所。

她说道："我现在总是全身发痒，去过很多地方看，医生都说是荨麻疹，怎么看也看不好。你看看我这是怎么了。"

她捋起袖子，给我看她胳膊上的抓痕。

奇怪的是，胳膊上并没有皮疹，皮肤的色泽与常人也没什么不同，这绝不是荨麻疹。

我问她："你从什么时候觉得痒的？"

她回答道："生完小孩之后。"她一边回答，一边抓，抓出一道道血痕，颜色鲜红。

我又问："除了痒，你有没有觉得还有什么地方不舒服？"

她一边轻挠了一会儿，似乎在思考我的问题，然后才回答说："没有了吧。只顾痒了，其他什么不适都显得无足轻重了。"

这次她挠得比较轻，不过也有一道道明显的抓痕。

我问她："最近你有没有感觉到睡不好觉、心慌、头晕眼花？"

她回答道："有啊。小孩子太闹腾人了，而且一闲下来就会觉得痒，自然睡不好觉了。"

我当即断定，这是由于生产导致的血虚所致。

中医认为，血虚生燥。女人在生孩子的过程中会大量失血，精血不足，就会导致血失所养，皮肤因此而燥热瘙痒。

为了进一步确认我的判断，我又问她："月经怎么样？正常吗？"

她老老实实地回答："日子一般还正常，就是有些少了，我用卫生巾都没以前多了。"

我又仔细观察她的面相，果然淡白无华，头发干枯无光泽，我又让她伸出手来，发现她的指甲也很苍白、很薄。检查舌头，舌体略大，舌尖发红。

我胸有成竹地对她说："不用担心，你这不是荨麻疹，只是生孩子的时候失血过多，有些血虚了，我给你开些药，平常你多吃些补虚的食物就可以了。"

她惊讶地说："确实是这样的呀！生孩子那会儿，确实大出血了，还好捡回一条命，没想到还留下了后遗症。"

我一边写药方，一边对她说："这也算不上什么后遗症。女人生完孩子本来就容易血虚，只是有的轻微，不会影响生活，就是有些头晕眼花精神不好而已。但你这就有些严重了，血虚内热，皮肤失去养分就会发燥，所以你会觉得痒。"

我给她开了当归、川芎、生白芍、生地黄等中药，嘱咐她回去之后将这些中药煎水两次，第一次用两碗水熬成一碗水，第二次用三碗水熬成一碗水，将这两次的药汁混在一起搅匀喝，每天两次，连喝一星期。然后又交代她平常多喝红糖水，多吃些红枣、猪肝、菠菜、木耳等补血的食物。

果然，两周后，这位病人打电话告诉我，现在身上一点都不痒了，人也有精神了。她问我，以后如果不常吃这些东西的话会不会还痒，自己要注意些什么。我一一告诉了她，她这才千恩万谢地挂了电话。

血虚体质者是这样的

每种体质，都有特定的特征表现，血虚体质也不例外。但目前大多数人对于血虚的了解，就是认为脸色不够红润就是血虚，所以人们往往通过观察一个人的气色来判断他的血气是否充分。实际上，血虚的特征表现有很多，有些病征，一般人看不出来，实际上它可能就是血虚的讯号，需要及时地补血。一般来说，血虚有以下两大特征。

1.第一个特征：燥

燥是血虚体质者的最大特征。为什么血虚会有诸多燥症？前面我们解释了阴虚，这里可以用阴虚辅助解释，知道阴虚是怎么回事之后，就容易了解血虚了。

阴虚是阴不足，就是津液不足，就是人体正常的水液不足。津液的主要作用，就是对五脏六腑及孔窍起滋润和濡养作用。津液不足，人体就会感觉干，因此有皮肤干燥、便秘、眼睛干涩等症状。

血液是最重要的津液，其在脉络中运行，对五脏六腑及孔窍起着非常重要的滋润和濡养作用，同时它还负责运输营养物质。血液充足、滋润功能正常时，不但血液中的体液会滋润身体各个器官，血液中所运输的营养物质也会滋养机体，所以人体会呈现面色红润、肌肉丰满壮实、皮肤毛发润泽有华、感觉活动灵活自如等健康特征。反之，就会出现出干燥症状，如面色苍白、唇色指甲淡白无华、大便干燥等。

2.第二个特征：气色差

正常的气色，应该是面色红润剔透，白得均匀，黑得有光泽。

血虚体质者，即使他本人觉得自己没什么不适，跟健康人没什么区别。但在他人看来，一眼就能看出这人脸色很差劲，给人一种没休息好或者营养不良的样子，实际上，这正是血气不足造成的。

说到气色，这里不得不交代一下气和血的关系，否则好多人弄不清楚自己到底是气虚还是血虚。

中医认为，血为气之母。这里包含两个方面的意思。

一、血能生气。我们已经知道，气对人体来说须臾不可缺少，它为生命活动提供动力支持。气的产生，就靠血的正常运行。打个比方来说，如果说血是一条流淌不息的河流，那么气就是河中的鱼虾。河流给它们活动的空间，又为它们提供各种微生物。鱼虾的生长和繁殖，就靠河水所提供的各种微生物。反之，如果河水干枯，不再流动，或者变得腥臭，河水将无法提供有利于鱼虾生长的各种食物，鱼虾将无法生存。换言之，如果人体中血不足，或者血本身出了问题，那么畅游于血中的气，将无法得到血为气的生成和功能活动提供的水谷精微。水谷精微对于气，就像水中微生物对于鱼虾一样重要，没有了这些食物精华，气将无法生存，也就无法为生命活动提供能量支持，所以人会变得疲倦乏力、懒得说话，实际上，还有月经不调、头晕头痛等内在不适。所以血虚必然导致气虚，二者会表现出相同的特征。不同的是，血虚的人，会有头晕眼花、月经量少等脏腑失于濡养的特征。气没有濡养的功能，所以气虚者不会有这些表现。

二、血能载气。气在我们体内，不断地运动，推动和激发着人体的各种生理活动。气的运动通畅时，身体各项机能会正常运作，人体就是健康的。反之，气的运动失调时，比如局部发生阻滞不通，人就会出现头痛、痛经、肿瘤、抑郁症等病症；而气的上升运动太剧烈或者下降不及时，就会产生气逆，人就会觉得头晕眼花，手脚麻木；反之，如果上升运动不及时或者下降运动太剧烈，就会产生气陷，人就会表现出精神不振、面色萎黄、腹部坠胀、脏器下垂等病症。气的升降出入运动还有很多表现形式，只有这些运动都畅通无阻，生命活动才有规律，人才会呈现出健康的状态。

血虚风燥的症状

血虚即体内供血不足，供血不足一是会导致身体出现各种燥症，另一方面会导致精神萎靡无力，气色差，具体说来，其症状的主要表现如下：

血虚症状

身体部位	症状
头发	毛发稀疏；干枯，枯黄，无光泽；脱发掉发；少白头
皮肤	干燥，苍白或萎黄，没有光泽，掉皮屑，经常瘙痒
气色	面色苍白无华或萎黄
指甲	指甲薄，没有血色，呈现淡白色
口唇	口干舌燥，唇白无血色
舌	舌淡，苔少，舌质发白
眼睛	眼睛干燥少津，痒、痛或者眼皮跳，看东西模糊，容易疲劳
大便	干燥，排不净
四肢	肢端麻木，手足时常发冷
精神	心悸失眠，头晕眼花，多梦，健忘
其他	月经色淡量少，脉细无力，血象检查常见为红细胞、白细胞、血小板数量减少

血虚风燥

血虚、气虚与阴虚的比较

血虚、气虚与阴虚的形成往往都和血液相关，因此其症状也有一些相似之处，极易混淆，下面就对其各自特点做一个比较。

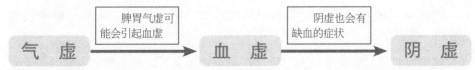

脾胃气虚可能会引起血虚

阴虚也会有缺血的症状

气虚 → 血虚 → 阴虚

气虚主要是元气不足，表现为倦怠乏力，气短头晕，食欲不振，腹胀便溏，气虚与血虚、阴虚的最大区别就是气虚者不缺水

血虚主要表现为面色苍白无血色，心悸头晕、手足麻木等，其与阴虚的区别主要在于血虚是虚而无内热

阴虚主要是阳气太盛消耗阴气所导致的，表现为皮肤干燥、手足发热、口干唇红，阴虽然虚，但有内热

所以说，气的正常运行，对于人体非常重要。但这一切的前提，就是血的流动正常，气只能依靠血的流动而运行，正如风的产生是由于有气压差的存在，气的流动是由于有血压差的存在。当人体血不足、血虚时，就好比一条河流近乎干枯，虽然有地势高低的不同，但河水少得不足以从高处流到低处，那么河水中的生物也无法随之流动。所以血虚了，气无法随之流往各处，久而久之，气也虚了，人体又表现出气血双虚的病症。

因此血虚体质者常常表现为脸色苍白或暗黄，眼圈发青或者发黑，指甲没有血色，嘴唇不红润，头发干枯等症状，双眼干涩迷离，总是一副睡眠不足的样子，这就是我们所说的气色差。详查之下，还会发现，此人懒得说话，看起来很疲倦。再进一步调查，发现他还有出虚汗、大便干燥、手脚易麻等毛病，晚上会失眠多梦易醒，白天则容易头晕目眩。如果是女人的话，肯定有月经不调的问题，严重者甚至出现闭经的情况。

总之，血是生命活动的物质基础，有两大生理功能。一方面对五脏六腑及全身的器官起着重要的濡养滋润作用，如果濡养滋润不足，则表现出一系列燥症；另一方面，它又是神志活动的主要物质基础，血的运行失常，人就会表现出晕眩、昏迷、失眠、多梦等神志方面症状，气色很差劲。判断一个人是否是血虚体质，主要结合这两方面的特征综合考虑。

好好的，为什么会血虚

前面我讲过，女人很容易血虚，是因为女人有月经和生产等大量失血的经历。但是男人，只是劳累了一些，怎么也会耗血？

这就需要了解血虚的起因。

1.脾胃虚弱，消化吸收功能欠佳

一位妈妈带着自己的女儿来到我的诊所。看得出来，女儿是很不愿意来的。

这位妈妈絮絮叨叨地说："我这孩子不知怎么了，总不像别人家的孩子气色那么好，她自己也没觉得哪里不舒服。可她的朋友来找她时，我比较来比较去，我孩子哪里都挺好的，就是脸色不正，整天看起来跟有病一样，将来找工作时肯定会受到影响。去医院检查一下也挺正常的，但我就是觉得她的脸色不正常。"

女儿不耐烦地说："我都说了我没病，我天生就是这样的。"

妈妈坚持让我给诊治一番、调理一番。

可怜天下父母心，怀着对这位母亲的敬意，我耐心地对这个女孩子做了一个全面的检查，仔细地询问了各个生活细节，希冀能从中发现些什么。

很快，结论出来了，孩子确实没什么大问题，只是消化吸收功能不够好，多少有点血虚。

这位母亲很惊讶："我这孩子还小着呢（她的意思是还没来过月经），怎么可能血虚？"

没什么不可能的。

血液的生成，既有先天的肾精作用，也与后天精气密切相关。后天精气的形成又与水谷精微有关，人体只有吸收足够的食物精华，才可能精气充足，血气旺盛。相反，如果不能够吸收足够的精粹，就很可能血气不足。

除了减肥让人不能吸收足够的营养，还有一种情况就是，人本身脾胃虚弱，消化功能不好。尽管他吃了很多营养丰富的食物，但食物的精粹并没有被吸收进入体内转化为气血，也就起不到滋养的作用。所以有的人去医院检查一下，尽管没有任何地方不好，但病人看起来就是一副病态或者营养不良的样子。根本原因就在于，造血的机器——脾胃出了问题，久而久之，必然导致血虚。

需要说明的是，有的人天生脾胃虚弱，比如说上面这个女孩子，拿中药调理一下就好了。但大部分的脾胃虚弱，却是后天的坏习惯导致的。

比如说，有人喜欢吃油炸的食物，一大早起来就吃油条油饼；有的人挑食，不吃荤或者很少吃素；还有的人好吃凉，无论冬夏，整天拿着冰激凌啃；还有的人，暴饮暴食，或者不停地吃零食。这些不良饮食习惯，都会导致脾胃虚弱。

所以，避免血虚，至少要养成良好的饮食习惯，改掉以上坏毛病，多喝粥，少吃刺激性食物，饭后吃一些山楂、柚子等有助消化、减轻脾胃负担的食物，同时尽量保持饮食的多样化。只有这样规律的饮食，才有脾胃规律的运作，血气才会正常，才能完美地将营养物质运送到身体的各个部位，这样，各个器官都得到滋养，机体对外就会呈现出健康的神色。

2.过度劳累而耗血

过度劳累容易伤气，也容易耗血。

五脏六腑在发挥各自作用时，一方面需要动力支持，这就是元气，一方面还需要运输者，这就是血。只有二者同时发挥作用，身体才会得到滋养，才能正常运作。人体就好比一个等待发动的机器，既需要动力电，又需要动力的运输工具——电线或者线路。生命活动开始运行时，电力充足，线路通畅，人体这台特殊的机器，才能正常运转。

所以，当人生活规律、起居正常时，气和血也能发挥正常的作用，工作时精力充沛，休息时此二者也各自休养生息，为第二天的工作酝酿新的气血。当人过度劳累时，就是在过度地使用气和血，今天的气、血已经用完了，需要休息一下再造，但人体却没有给它们重新生发的时间，所以第二天人体再用到气、血时，已存的气、血就会出现供不应求的情况。久而久之，气虚了，血也虚了。

过度劳累引起的血虚，最初体现在这几个方面：

(1)用脑过度导致脱发、白发

也是一位母亲，带着自己的孩子，说是家里经常好肉好菜不断，按说应该不会营养不良，但孩子却老长白头发。"我跟他爸爸都将近五十了，一根白头发都没有，他不到二十，倒是少白头了。"母亲愤愤然地说道。

我看这孩子的年龄，问道："快该高考了吧？"

母亲说："可不是？高三了，今年六月份就得参加考试了。学习这么紧张，他还有空因为白头发而自卑，给我闹起情绪来了。"

"这也难怪，学习压力太大了，孩子用脑过度是会有白头发的。"我解释道。

母亲似乎仍然不平："我们也知道他压力大，这不什么都不让他插手，每天做好的鱼都给他端过去，牛奶递过去，还给他买各种补脑口服液——营养肯定是非常充足的，怎么好端端的仍然长白头呢？"

"有的孩子是天生的，比如说妈妈怀着的时候缺了什么东西。高考压力这么大，孩子肯定很费脑子——你这孩子学习很好吧？"

这下母亲得意了："那当然。重点高中，全校前15名。"

我夸赞了两句，然后对她说："你们也不要给他施加太大的压力，休息好了才能精神好。整天吃鱼对孩子确实比较好，但你若给孩子多吃一些补血的食物，比如说菠菜、木耳、枸杞红枣粥什么的，血气充足，白头发慢慢就没有了。"

然后又对孩子说："晚上十点以后就不要再看书了，用热水泡泡脚，躺在床上闭目养神，一边回忆白天的功课，一边准备休息，慢慢就睡着了。这样能睡得很好，白天精力更充沛，比晚上的学习效率更高。"

这样的患者我也接待过，有些是成年人，三十多岁就长了白头发，或者年纪轻轻就掉发掉得谢顶。究其原因，就是因为工作压力太大，用脑过度。其实用脑是一件很耗血的活动。据研究，脑的重量只占人体的2%~3%，但它所需要的血流量却占心脏输出量的15%~20%！所以从某种意义上来说，过度用脑，就是过度用血；耗脑，就是耗血，长期用脑过度，必然导致血虚。

血也是一种津液，所以血虚必然产生类似于阴虚的干燥症，比如说皮肤干燥瘙痒、头发干枯等。而头发主要靠血液滋养，所谓"发为血之余，血为发之本"，讲的就是这个道理。所以血气不足又导致头发失去滋养而脱发、早白。所以人年少血气旺盛时，头发就会黑而密、有光泽；年老肝血不足时，头发就会变得苍白，且容易脱落。

女人年期轻轻就大把大把地掉头发，说明就是血虚，需要补血了。需要注意的是，女人产后容易血虚，所以也很容易掉头发，坐月子期间要多吃些补血的食物。

(2)用眼过度导致眼皮跳、眼睛干涩和头晕

一位小伙子找到我，双眼迷离地问我："我最近总是觉得头晕，是颈椎出了问题还是休息不够？"

我问他："为什么会休息不够呢，晚上做什么了？"

小伙子答曰："我喜欢打游戏，下了班回去就打游戏，不过睡觉也不是很晚，11点就上床了。"

11点，对现在的年轻人来是说，确实不算太晚。

我又问："一连打三四个小时，中间也不休息一下吗？"

"差不多吧，最多上个厕所，反正身边有吃的，也不用去做饭。"

然后我就告诉他："知道吗？你头晕的原因，就是因为不停地打游戏，以后不要长期盯着屏幕了。"

一说打游戏，我就知道怎么回事。不知游戏对年轻人怎么会有那么大的吸引力，我见过网吧里的孩子，双眼一眼不眨地盯着电脑屏幕，唯恐漏掉一个环节。殊不知，这也是十分耗血的活动。

五劳所伤：久视伤血，久卧伤气，久坐伤肉，久立伤骨，久行伤筋，这第一伤就是久视伤血。

人体五脏的精华都注于目，其中尤以肝与目的关系最密切，所以有"肝脉

系目""肝开窍于目"的说法。中医认为，肝主藏血，意思是说，肝有贮藏血液和调节血量的功能。当人体休息或情绪稳定时，人体就需要较少的血量，多余的血液就储藏在肝中；当人体工作或者情绪激动时，肝就排出所储藏的血液供人体活动。而"肝脉系目"，所以当人用眼过度或者一眼不眨地盯着什么东西时，肝就不停地排出血液，久而久之，必然造成肝血不足，无力濡养于目，所以人就会感觉眼睛干涩，或者眼皮不停地跳。同时，由于肝主藏血，所以肝血不足时，全身血流量也会不足，必然影响其他脏腑功能的正常发挥，从而导致头晕。

实际上，在信息社会，人们每天坐公交车上看手机，上班时看电脑，下班后看电视、电脑，有时候还要熬夜看电视、打游戏，这些屏幕对眼球能量的消耗远远高于书报、花草。所以人长期处于这种视觉环境，必然会伤及肝血形成血虚，导致干眼症。

至于为什么会头晕，这依然与血虚有关系。前面说了，脑部的耗血量是很大的。肝是血的储藏室，肝血不足会引起全身血液的不足，脑部的血液供应必定受到影响。一旦脑部出现供血不足，就会导致头晕。

所以经常泡在网吧专注于打游戏的人，他出来之后你就仔细观察，总会发现他们双眼迷离，一边揉眼睛，一边拍自己的头，好让自己的意识再清醒一

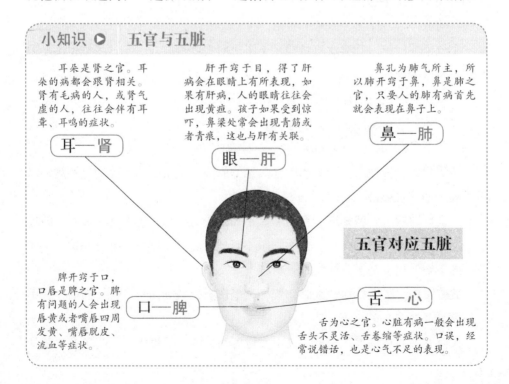

小知识 ▶ **五官与五脏**

耳朵是肾之官。耳朵的病都会跟肾相关。肾有毛病的人，或肾气虚的人，往往会伴有耳聋、耳鸣的症状。

肝开窍于目，得了肝病会在眼睛上有所表现，如果有肝病，人的眼睛往往会出现黄疸。孩子如果受到惊吓，鼻梁处常会出现青筋或者青痕，这也与肝有关联。

鼻孔为肺气所主，所以肺开窍于鼻，鼻是肺之官，只要人的肺有病首先就会表现在鼻子上。

耳—肾

眼—肝

鼻—肺

五官对应五脏

脾开窍于口，口唇是脾之官。脾有问题的人会出现唇黄或者嘴唇四周发黄、嘴唇脱皮、流血等症状。

口—脾

舌—心

舌为心之官。心脏有病一般会出现舌头不灵活、舌卷缩等症状。口误，经常说错话，也是心气不足的表现。

造成血虚风燥的原因分析

血虚体质除了禀自父母以外，在日常生活中，过度耗血也容易引起血虚。具体来说，主要有以下几个原因。

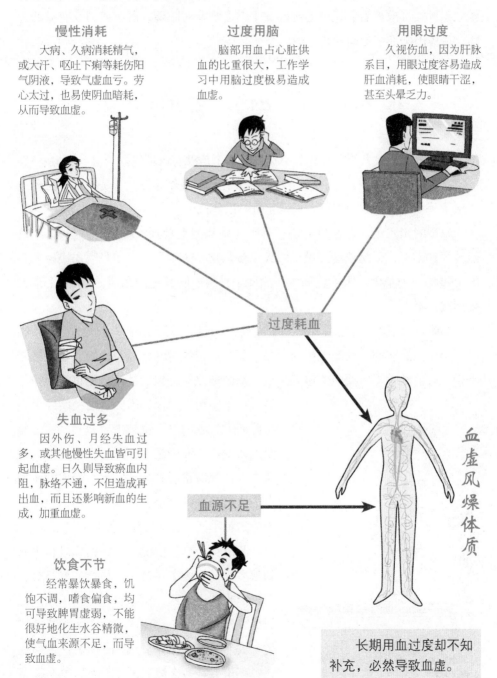

慢性消耗

大病、久病消耗精气，或大汗、呕吐下痢等耗伤阳气阴液，导致气虚血亏。劳心太过，也易使阴血暗耗，从而导致血虚。

过度用脑

脑部用血占心脏供血的比重很大，工作学习中用脑过度极易造成血虚。

用眼过度

久视伤血，因为肝脉系目，用眼过度容易造成肝血消耗，使眼睛干涩，甚至头晕乏力。

过度耗血

失血过多

因外伤、月经失血过多，或其他慢性失血皆可引起血虚。日久则导致瘀血内阻，脉络不通，不但造成再出血，而且还影响新血的生成，加重血虚。

血源不足

饮食不节

经常暴饮暴食，饥饱不调，嗜食偏食，均可导致脾胃虚弱，不能很好地化生水谷精微，使气血来源不足，而导致血虚。

血虚风燥体质

长期用血过度却不知补充，必然导致血虚。

些。这才是血虚的初级阶段而已，如果他们不改掉这个坏习惯，不但会影响眼睛的健康，肝血不足还会影响到心脏，引起消化系统的疾病。这也是为什么经常坐在电脑前面打游戏会产生消化不良、面容瘦弱、憔悴等症状的根本原因。

所以无论任何时候，不管是工作还是看电视，最好经常活动活动双眼，做做眼保健操，或者看看远处的绿叶，平常多吃些对眼睛、肝脏或血气有益的食物，避免因眼部疲劳而导致血虚。

减肥过度也会造成血虚

都说血虚是女人的"专利"，这种说法不是没有道理的。

没有一个女性不爱美，没有一个女性不追求苗条身材。于是绝食、吃药、吃虫子等瘦身方法成为流行，真是无所不用其极。

22岁的田女士，总嫌自己不够骨感。她从网上看到一种瘦身方法，1个月能减掉10千克，于是依法照做。每天早餐只吃一个苹果，中午只喝一小碗粥，晚上再吃一个苹果，饿了就喝水，除此之外再不吃其他的东西。1个月下来，果然减掉不少。

如此进行了3个月之后，田女士发现，一向准时到访的"大姨妈"开始爽约了，不但到访的日期毫无规律可循，而且逗留的时间也越来越短，量也越来越少。以前她差不多要用两包卫生巾，渐渐地改为一包，甚至一包也用不完，到最后干脆用不着了，因为她已经闭经了。与此同时，她的气色也越来越差劲，面色萎黄无血气，头发干枯无光泽，人也变得少气无力，话都懒得说——这些都是血虚的典型特征，就是去医院里打点滴、吃药，也无法消除这种不适感，只能依靠中医调理。

像田女士这种情况，我在接诊过程中遇到很多。她们为了保持一个所谓的好身材，每天只吃一点东西，结果身材达到了预期的想象，却成了一个病美人。病美人那样的气色，是值得欣赏的吗？在我看来，生病的人，不论五官多么标致，都不能算作美丽。

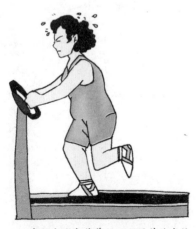

减肥应注意营养，不可因单纯求快而节食，应与运动相结合，并配合药物调理身体。

前面说过，人体的血液，既有先天来自父母的肾精，也有来自后天的精气。后天精气的形成，就在于饮食，在于从粮食中吸收营养精华。只有精气充足了，血气才旺盛。

但是那些想要减肥的女孩子，不去运动，不戒掉贪嘴的坏毛病，却从节食开始。饮食摄入减少，直接后果就是导致后天精气不足，血气不旺盛。而生命活动所需要的养分是不变的，机体要满足正常的活动，必然动用全身储藏的血气。当肝脏中再无血液储藏时，身体想要再次用血，就会无以为继，这时就形成了血虚。

我再次奉劝那些减肥的女孩子，身体肥胖，要么是因为体质原因，要么是因为疏于运动，或者贪嘴乱吃零食。健康减肥，应该从这几方面入手，改掉引起肥胖的不良习惯，而不应该乱吃药或者节食。因为你们减掉的不仅仅是脂肪，更多的是减掉了身体的水分、体液，缺少了这些体液，就等于白白流失掉了血液，喝再多的补血补铁口服液，也无济于事。

性事总会惹祸

这个问题，要从以下三方面讲起。

1.流产会导致血虚

现在很多年轻人观念开放，认识不久就住在一起。这种现象，原本是伦理范畴的事情，其实从医学角度来看，这种习惯也不好，因为太伤身体。我听说过许多未婚男女同居而怀孕、最终流产的事情，而流产对女人身心的伤害，无法估量。

就从伤身这方面来说，根据中医的说法，胎儿的形成，也即西医上所说的受精卵的形成，要耗费女性很多元气和优质精华才能产生。而流产，等于将女人耗费了大量精华的部分拿走，所以女人会流失很多元气、血气。这跟生孩子会耗费精血是一样的，不同的是生孩子是耗费了这部分精华，得到了一个孩子，而流产则是将这部分白白浪费了。这还不是最要紧的，孩子生出来还是大功一件，会坐月子好好补养，而流产的女人，却没有这样的待遇，所以就更容易血虚。

危害更大的是习惯性流产。流产本身非常容易造成气虚、血虚，每流产一次，身体里的精和血就会受损一次，身体就会更虚，血气更加不足。结果气虚到不能载胎，血虚到不能养胎的时候，也就无法再生育了，所以有的女人流产几次，就无法再孕了。尽管可以吃很好的补品来补血补气，但人体就是很奇怪，有时候吃了很多好东西，但就是无法再填补那个漏洞，因为身体器官已经严重受损了。

实际上流产所造成的危害，远非血虚这么简单，它可能会造成你终身无法弥补的遗憾。所以再次奉劝那些女孩子，最好还是传统一些，自爱一些，既是维持自己形象的需要，也是日后美好生活的保证。

2.纵欲会导致肾亏血虚

一个青年来到我的诊所，一检查，居然是血虚。按理说，这么年轻的小伙子，是不容易血虚的。

于是我问他："最近新认识了女孩子吧？"

他害羞地说："是的，我很喜欢她，这是我的初恋。"

这就容易解释了。

无论是观念保守的古代还是思想开放的现代，处于新婚的小伙子，总是容易成为别人打趣的对象，尤其是还未尝房事的小伙子，更容易如此。新婚宴尔揭开男女间神秘的面纱，小夫妻感情炽热，如胶似漆，春情不断。所以往往蜜月过后，一对新人总感觉乏力，男子可能还会觉得腰膝酸软，头晕眼花，造成肾亏血虚。

中医认为，肾藏精，精生髓，髓养骨，骨造血。所以，精能化血，血能生精，肾精心血互生，共同参与神志活动。由于血能生精，血旺则精充，血亏则精衰。房事过度，会引起肾虚，肾虚则导致精不足，精亏则血虚。所以血虚的表现之一，就是肾精亏损而形成肾血虚。

肾血虚的主要症状，就是容易疲劳、头晕目眩、心慌失眠，这是新婚的新人最容易出现的情况。严重时，新娘度完蜜月回来，可能还会发现皮肤变得干燥瘙痒，容易失眠多梦，可能还会出现月经量少的情况，这些归根结底还是性事惹的祸。

但这种事，有时候也不好定量，究竟怎样才叫作过度、纵欲？个人体质不一样，需要多长时间来一次也不一定。这时候就可以通过自己的身体来检验，如果一切健康，那就是正常的。反之，如果出现上述肾血虚的状况，很可能就是纵欲造成的，该节制点了。

3.少吃紧急避孕药

一个女孩子惊慌失措地写信求助：王大夫，我这个月来了两次月经，吓死

人流之后的饮食调养

妇女在人工流产后必须对饮食做出合理安排，以满足机体对蛋白质、碳水化合物、脂肪、维生素、无机盐、水和纤维素的需要，如果营养不良，就容易加重体质偏颇，留下后遗症。

应该多摄入的食物

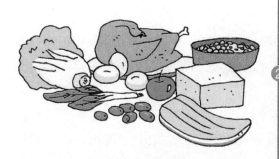

① 补充蛋白质

人流后应每日补充100~150g蛋白质，可多吃鸡肉、瘦肉、蛋类、豆类、奶类等。

② 补充维生素

人流后身体虚弱，容易出汗，汗液排出的维生素较多，应适当补充，尤其是维生素C和B族维生素，应多吃蔬菜、水果。

应该控制的食物

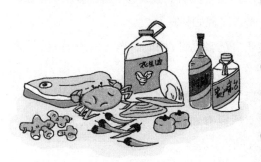

① 限制脂肪摄入

术后1周内脂肪摄入量应控制在80g每日。

② 忌食刺激性食物

辣椒、酒、醋、姜、胡椒等，能刺激器官充血，增加月经量。

③ 忌食寒性食物

如螃蟹、河蚌、田螺等应忌食，否则易引起阳虚体质。

其他注意事项

①人工流产后应在家休息几日为佳，放松心情，避免疲劳。②术后2周内，适当卧床休息，不做重体力劳动。③多吃些富有营养的食物，使身体尽快恢复正常。④保持外阴部清洁卫生，每天用温开水清洗1~2次，勤换卫生巾。⑤2周内或阴道流血未干净前不要坐浴。⑥1个月内禁止性生活，以防生殖器官感染。如果有发热、腹痛或阴道分泌物有异常气味，要及时就诊。⑦一般在3~5天阴道流血渐渐停止，最多不超过10~15天。如果阴道流血量超过月经血量，持续时间过长，这时需要及时就诊治疗。⑧人工流产后只要恢复性生活，就要采取避孕措施，避免再次怀孕。

我了，这究竟是怎么回事啊？

我不知道具体情况，于是要求她详细地告诉我自己的生活起居习惯，是否挑食，是否有男朋友，是否流过产，是否生过小孩，等等。女孩给我回了一封E-mail，详细地回答了我的问题。这才发现，原来都是紧急避孕药惹的祸。

稍微有点医药常识的人都知道，紧急避孕药对身体有副作用，药品说明书上多少也有相关的说明，比如说会出现头晕、恶心等情况。实际上，它的副作用远非这些，皮肤瘙痒、疲倦、虚弱、妇科病、月经不正常、呕吐、水肿，等等，这些都是可能会出现的情况。所以，真正对女人好的男人，不会让她吃避孕药，而是自己带上安全套。

避孕药是西医里的东西，我查了相关的资料，发现避孕药的作用原理，主要是抑制排卵，同时改变子宫的宫颈黏液，让精子不易穿透，受精卵不易存活，由此达到避孕的目的。

任何药物，内服之后，最终都需要通过肝脏解毒、代谢，最终经过肾脏排出体外。由于药材的特殊性，避孕药是对肾毒性较大的药物，使用后必然对肾脏造成一定影响，有的女孩子可能只吃一次避孕药就导致肾虚了。

所以说，事后服用避孕药，很容易损耗肾的精气，进而影响血气，导致血虚。所以好多女人用过紧急避孕药之后都会发现，自己的月经首先不正常了，要么来了两次，要么就是量特别大，或者发现妇科病复发。

因此，女孩子要自爱，不但不要让自己轻易怀孕和流产，还要记得携带安全套，做好自我保护工作。

由此可见，好好的，没有受伤流血，没有疾病耗血，人依然会血虚。导致血虚的元凶，就是这些不良生活习惯。所以养血补血，首先要从改掉耗血的坏习惯开始，然后再补血，这才是有意义的。

血虚女人与她的后代

女人长期血虚，不仅使自身的形象和健康受损，对下一代也有着非常大的影响。

1.危害之一：易生多动儿

一位年纪轻轻的母亲忧心忡忡地来到我的诊所，愁眉苦脸地对我说："大夫，我的孩子智商绝对没有问题，这个我已经做了权威的测验。但就是学习成绩不好，这倒也罢了，可老师反映他太调皮，无法管教，一开始我还不是很在意，小孩子嘛，都有这样的问题。可老师告诉我，我的孩子可能有多动症。多动症！多么恐怖的字眼。将来这孩子很可能会被留级、开除，以后还可能比其他的孩子更容易走向犯罪道路。我听说中医善于寻找病因，能治本，而且副作用比较小。我的孩子现在还小，我想通过中医好好调理一下，你看看怎么能治好他。"

我就问他："病因可能就在你身上。你生孩子之前，有没有月经不调或者失眠多梦这类血虚症状？"

她惊异地说："你是怎么知道的？早几年我经常减肥，结果减得气虚血虚了，调理了很长时间。怀他那一年还有些血虚，月经总是往后推迟。我想着反正也不疼不痒的，就没当回事，就决定要孩子了。"

我严肃地说："血虚可不是闹着玩的，你的孩子肯定也血虚，他的多动症就是这样引起的。我给你开一些补血的药，平常你给孩子多做些补血的食物，此外还要耐心教育孩子，先这样治疗1个月，1个月后你再来，我再看看，不行的话就得采取心理方法治疗了。"

为什么有的小孩会有多动症？

中医认为，多动症的根本原因是先天禀赋不足，加之后天失调及父母教育不当，最终导致了孩子注意力涣散和情绪不稳定，如果不及时治疗，随着孩子的成长，孩子很可能渐渐发展成具有破坏性和攻击性的性格特征，影响日后的工作和生活。

多动症的根本原因，在于血虚。我发现，患有多动症的儿童，一般个矮，营养不良。正常的孩子，上课专心听讲，注意力比较容易集中。患多动症的孩子，上课时却安静不下来，安心听课不到10分钟。结果，一节课45分钟的内容，正常的孩子可能完整地记下来了，患有多动症的孩子却只记了不到10分钟。原因可能是正常的10岁儿童，骨长30厘米，患有多动症的儿童，由于先天没有从母亲那里得到足够的精华，可能骨长只有20厘米。我们知道，骨是造血的，30厘米长的骨头与20厘米长的骨头所造的血量怎么可能相同？孩子注意力不集中，就是因为没有更多的血补充大脑，大脑营养不够，所以他的神志就无法安定下来，也就表现为动来动去，上课时碰碰这个，摸摸那个，老是打搅别人。这在中医中有一个专有名词，叫作血不养神。根据中医理论，心主血，有藏神功能。精血不足，就不能濡养心脏，心的藏神功能将受到影响，从而导致心神失宁。患有多动症的儿童，虽然表面上看起来气色还可以，但由于从娘胎里带来的精血不够，先天禀赋不足，所以与其他的孩子相比，体内总是缺少了滋养的精华，显得营养不良。

说到营养不良，有的父母可能不服气，因为中国的父母，向来都是比较疼爱孩子的，最好的东西自己都舍不得吃，直接给了孩子。我这里所说的营养不良，是先天禀赋不足，从娘胎里带出来的，后天的补养哪比得上有个好的身体底子呢？这就是为什么有的人从小就体弱多病，怎么治也无法让他像正常人那样阳光。

所以，准备要孩子的年轻父母，不但要提前检查一下，确认双方的身体没病没灾，还要检查下双方的体质是否偏颇，尤其是血虚气虚体质，最好能调理好了之后再要孩子。否则，孩子一出生就输在起跑线上了，这完全是父母的过错。

2.危害之二：孩子易偏食、挑食

两位母亲一边为孩子打输液，一边聊天。

红衣服母亲说："我的孩子四个月大了，已经会吃馒头了。看见我们吃饭，就伸着头要吃，给他一口馒头，他吧唧吧唧一会儿就吃完了。"

紫衣服母亲说："你的孩子太省事了。我这个不行，他已经5个月大了，肯吃一口粥我就谢天谢地了。吃个饭，你端着碗得等着他半天，还不见得能咽下去一口。就是吃奶的时候，也不好好吃。不像人家的小孩，吃什么都很香。刚出生时人家还都夸俺娃胖，现在直夸俺苗条了。"

红衣服母亲奇怪地说："这么小就挑食？是不是太惯他了？"

紫衣服母亲无可奈何地说："他这么小，知道个啥，怎么会觉得自己被惯呢！"

我想起什么，对她说："等他稍微大一些，能自己吃饭了，你得多给他做一些补血的粥和菜，你的孩子很可能是血气不足引起脾虚，否则将来他会跑了，你还得前后追着他叫他吃饭，即使他肯吃，绝对也会挑食，不吃这个不吃那个的。"

"这么小，怎么就脾虚呢？怀他的时候，就怕她营养不够，我可是吃了不少好东西，生了孩子减肥都减不下来。"紫衣服母亲奇怪地说。

"那么"，我想想怎么突然说起这个话题才不唐突，"你年轻的时候，体质好不好，比如说月经正常不？"

紫衣服母亲想了想，说道："没有什么特别不好的，只是夏天的时候睡不好，医生说有些气血虚。我最烦过夏天了，一到夏天我就觉得自己病了，月经都忽前忽后的。"

终于印证了我的想法。"这就是了。如果我没说错的话，你还有些挑食。你属于血虚型体质，肯定会影响到孩子，造成孩子先天脾虚，脾胃不和。"

紫衣服母亲懊悔地说："我是有些挑食，不喜欢吃肉，不过平常也没觉得自己哪里不舒服，没想到影响了孩子。还好，现在知道了，将来一定让孩子吃得均衡些。"

女人在年轻时，为了追求苗条或者个人习惯原因，喜欢暴食暴饮，或者偏好于吃自己喜欢的食物，结果导致脾的功能虚弱。打个比方说，如果将脾比作公司的员工，那么个人习惯就是公司的规章制度。当某个公司规章制度明确，奖惩分明，员工工作就比较认真踏实，将手中的活干好。反之，如果一个公司制度不明确，今天要求大家这样，明天要求大家那样，必然影响员工的情绪，打击员工的积极性，他也就不会好好干活了。同样的道理，如果人饮食规律，作息规律，脾也就会好好地干活，每天规律地将食物消化完毕；反之，如果这个人作息无规律，吃饭不规律，营养不均衡，这样无规律的生活将会让脾不知所措，自然工作效率就降低了，从而导致脾虚。

脾虚必然导致血虚。中医认为，脾是主运化的。意思是说，它的作用，就是将人吃的食物给消化完毕，保留其中的精华，化成血运送到全身，非精华的部分则变成垃圾，通过大肠排出体外。如果脾虚了，我们吃的食物就消化不掉。所以有的人大便不成形，根本原因就在于此。但大便不成形还不是问题的关键，关键是脾虚会导致人无法吸收食物的精华，水谷精微也无法转化为气血。人体长期处于脾虚缺少气血的状态，必然引起血虚。

血虚最直接的反应，就是月经不正常。好多未婚女人没病没灾，只是月经忽前忽后。如果这种不正常是由于脾胃不和、饮食不节引起的，那么将来她生的孩子，肯定也会脾胃虚弱，容易挑食。因此奉劝那些想要当妈妈的女人，饮食一定要规律，不要偏食，否则将来孩子一定会遗传你的这个缺点，影响生长发育。

3.危害之三：孩子容易尿床、得疝气

一位母亲牵着她六七岁的孩子来了，孩子一直低着头不吭声。表面上看来，孩子除了瘦弱，没有别的毛病。这位母亲小声而无奈地说："我的孩子，也不知怎么了，现在还尿床，晚上他都不敢喝稀的。尿床了他也不好意思告诉

我们，天天躺在湿被子上，也不敢跟别的小孩子玩，怕大家笑话他。老这样下去肯定是不行，你给看看，这该怎么调一调？"

小孩尿床的原因有很多，这么大的孩子还尿床肯定是体质原因。我开了几剂中药，嘱咐她回去为孩子熬几个疗程，回头看效果。

不过孩子都这么大了，我也不好多说什么，其实一部分原因，仍然出自妈妈。我曾经在一本中医杂志上看了这样一个案例，作者也是一位大夫，拿出来给大家分享一下：

儿子尿床直到5岁，当时我还以为是他白天玩累了晚上懒得起床的原因。现在才知道，妈妈孕前月经不正常没有得到及时调理，生出来的孩子也会经常尿床。我儿子不但尿床，还有挑食的毛病，生下来就这样，为此我不知道说过他多少次。前两年我不太忙了，重拾课本，考上河南中医学院的硕士研究生，有空读了很多中医典籍。这才发现，孩子之所以尿床很久，最初原因还是我这个妈妈做得不合格。

我刚参加工作的时候总是很忙，几乎不能好好吃顿饭。好多时候白天胡乱吃一些，晚上下班又累又饿，不管稀稠做了一大锅吃完。有时候根本没时间做饭，忙里偷闲胡乱吃些零食。那两年，我的月经量虽然比较正常，但总是忽前忽后，我还以为是工作压力太大造成的，对人体的原理也没做过多的研究。匆忙中，儿子便在那两年降生了。

现在我才知道，原来月经不正常是因为气血不足造成的。儿子之所以挑食、尿床，就是因为先天不足，没有得到更好的精华，结果小小年纪就体质虚弱。想到这里，我万分愧疚，晚上特意为儿子做了他最爱吃的菜以示弥补。

令我后怕的是，幸亏当初我只是月经日子不规律，有的女人不但日子忽前忽后，而且量还很少，这种情况就更糟糕了，这是肝肾亏虚的表现，是血虚的表征之一。肝主情志，所以肝虚的女人生下的孩子，自我掌控能力差，容易自闭甚至脑瘫。还有的情况是，有的女人月经反复，一个月甚至来两次，她没在意，结果生了疝气儿子。虽然后来做了手术，但也不敢确保孩子将来是幸福的，因为做小儿疝气手术往往会对日后的性功能产生一定影响。

我一边为儿子感到幸运，一边为一些女性朋友们忧心。我知道，现在好多女孩子，生活习惯并不好，过度减肥，暴食暴饮，乱交朋友，堕胎流产，等等，过早地损耗了自己的身体，等生孩子的时候，已经没有好东西留给他了。这些虽然可以靠后天弥补，但我们都知道，后天得来的东西，远不如从娘胎里

血虚容易导致的疾病

很多人对血虚不以为然，以为就只是脸色不太好而已，实际上，如果任血虚发展，将会产生一系列病症，甚至影响后代的发育。

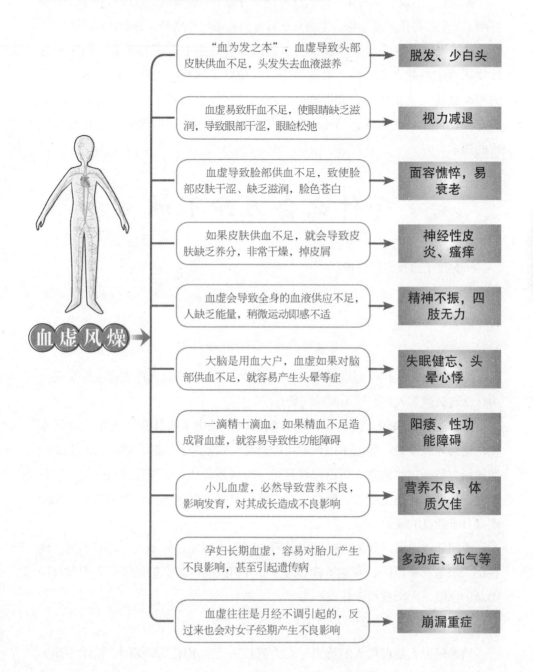

"血为发之本"，血虚导致头部皮肤供血不足，头发失去血液滋养 → 脱发、少白头

血虚易致肝血不足，使眼睛缺乏滋润，导致眼部干涩，眼睑松弛 → 视力减退

血虚导致脸部供血不足，致使脸部皮肤干涩、缺乏滋润，脸色苍白 → 面容憔悴，易衰老

如果皮肤供血不足，就会导致皮肤缺乏养分，非常干燥，掉皮屑 → 神经性皮炎、瘙痒

血虚会导致全身的血液供应不足，人缺乏能量，稍微运动即感不适 → 精神不振，四肢无力

大脑是用血大户，血虚如果对脑部供血不足，就容易产生头晕等症 → 失眠健忘、头晕心悸

一滴精十滴血，如果精血不足造成肾血虚，就容易导致性功能障碍 → 阳痿、性功能障碍

小儿血虚，必然导致营养不良，影响发育，对其成长造成不良影响 → 营养不良，体质欠佳

孕妇长期血虚，容易对胎儿产生不良影响，甚至引起遗传病 → 多动症、疝气等

血虚往往是月经不调引起的，反过来也会对女子经期产生不良影响 → 崩漏重症

血虚风燥

血虚风燥

带出来的东西好。所以如果你想拥有一个健康可爱又听话的孩子，最好孕前做好一切准备，不仅仅要保证身体健康，至少还要拥有一个好的体质。

望此文能给女性朋友一些警示！

实际上，这篇文章的作者仍然没说全，月经不调的女人，还不宜怀孕，即使怀孕了，生的男孩容易尿床，生的女孩容易像母亲那样痛经，如此代代遗传。

多数气血双虚的母亲一般不会这么倒霉恰好生下有病的孩子，但孩子的体质相对来说就会差一些，可能有感冒、拉肚子这些小毛病。避免这些失误的根本办法，就是母亲首先调理好自己的体质。血气对女人至关重要，所以一定要让自己血气充盈，这不仅仅是肤色红润健康美丽的需要，更是健康后代的渴求。

为什么会月经不调

一女孩子给我发邮件说：

我8月7日来月经，14日结束，但一直到17日内裤上还有少量浅咖啡色的东西。19至20日正常。22日又有月经出现。请问，我这样的就是月经不调吗？以后会不会都是这样啊？我该怎么治疗呢？谢谢！盼回复！

类似的信件，我接到过很多。月经不调会为本人及后代造成很大的影响，为什么这么多女人有月经不调的问题？

用中医的话来说，月经不调的发病原因，是由于机体正气不足，肾气亏损，这会导致卵巢、体内激素调解功能紊乱，致使冲任二脉空虚，血海不能按期满溢，行经规律失常，所以调理月经一般从补肾扶脾、理气活血开始，只有气血得到调和，阴生阳长，精血才能旺盛，月经自然流畅，不会出现痛经少经或者日子紊乱的现象。

说到具体原因，如果纯粹拿古老的中医理论解释，好多人可能看不懂。现在铺天盖地都是西医，我这里就参考了部分西医的内容，归纳了一下引起月经不调的原因，大概有以下几点：

1.压力

精神压力大是现代人的特点，女人若长期处于重压下而郁闷、情绪不佳，必然会导致肝气郁结，时间久了就会气虚血虚，月经就开始紊乱。

2.辐射

随着家用电器的增多，各种电子设备在运行过程中源源不断地产生电磁波，这些辐射会影响女性正常的内分泌，对生殖机能也会造成一定的影响，导致内分泌不正常，月经失调。

3.便秘

直肠内大便过度充盈，会导致子宫颈向前推移，子宫向后倾斜，又会使阔韧带内的静脉受压而不畅通，子宫壁发生充血并失去弹性，继而引发腰痛、月经紊乱。

4.贪凉

若在经期受寒，会导致盆腔内血管收缩，卵巢功能紊乱，引起月经量过少，甚至闭经。

5.滥用抗生素

过量的抗生素会抑制、伤害人体自身的抵抗力，引发机体功能障碍，对女性而言可能引起月经失调、不排卵，甚至闭经等。

总之，很多原因都会引起月经紊乱，不少女人都会遇到这种问题。这种有时提前，有时推后，有时又毫无规律地断断续续最影响人的情绪，时间久了也伤身体。所以要赶紧调理。

平常多吃含钙高的食物，如牛奶、豆制品、鱼、虾、蟹、芝麻等，或适量补充钙剂和维生素D，多吃蔬菜，少吃生冷或燥性水果，如瓜类、橘子、梨、番茄、椰子、阳桃、葡萄柚、荔枝、杧果、香蕉、龙眼等。

同时，也可以喝一些花茶，如用玫瑰花、月季花、苦丁、佛手、枸杞等冲泡茶饮，也能在一定程度上改善月经紊乱的症状。

平常还要多多参加体育锻炼，这样会有助于增强体力，促进血液循环，还可以减少服药时间。注意不要经受寒凉，改掉吸烟、喝酒、熬夜等不良生活习

小知识 ▷ 玫瑰花茶、佛手茶

玫瑰花茶、佛手茶

玫瑰花茶用玫瑰花苞或花瓣制成，用其泡茶，可理气活血。佛手则是佛手柑的果实，味辛、苦、酸，能和中理气、消痰利膈，二者混在一起泡茶，补气又活血，效果会更好。

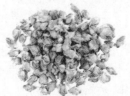

玫瑰花茶

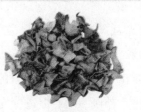

佛手茶

惯，保持情绪的平和。

需要指出的是，调经须较长时间配合，请耐心服用药物。即使月经恢复正常后，也要特别节制生冷瓜果、冰凉饮料，以免复发。

血家百病通用方——四物汤

我曾经收到这样一段留言：

王大夫您好：

听说"四物汤"对女性很好，还有丰胸的作用，我想试试。

我想用药膳、食补之类的来改善体质，同时本人常常为胸部过于袖珍而懊恼不已，听说药材比例不同，作用也会不一样，不知道针对我来说，具体药材的比例应该是怎样？

我的体质：面黄，唇黯淡。常常胃胀，总有黑眼圈。月经推迟，量少，痛经，冬天手脚冰凉，就是身体素质很差啦。胸部也平平，呵呵。

我想问的是，我该具体用什么药方？每种具体多少克，还有具体应该怎样服用？

她后来还补充了一下：

没办法，就是想要变漂亮些。俺的胸部实在有点那个，穿衣服都不漂亮，呵呵。

女生都喜欢漂亮、身材好，这是天经地义的。这来信的女孩子尤其爱美。怎么看出来的呢？因为一般外行人只知道美容和减肥，很少有人知道"四物汤"这个方子，看来这个女孩子是动了一番心思的。

有"妇科第一方"的四物汤是中医补血调经的经典方剂，对于调理女性阴阳失调、治疗妇科血症都有非常好的疗效。

传统的四物汤由川芎、熟地、白芍、当归四味中药组成。其中川芎作用于肝胆，有行气活血、镇定安神、去风湿止痛、疏肝解郁等作用；熟地作用于心、肝、肾，有补血滋阴、补精益髓等作用；白芍作用于肝、脾，有补血滋润、缓解疼痛、疏肝健脾等作用；当归作用于肝、心、脾，有补血调经、活血止痛、促进伤口愈合的作用。这四味中药联合使用，有助于精与血的相互转化：补血的同时促进精的生成，填精的过程又有养血的作用。

该方剂更神奇的地方在于，四味药物的比例不同，所发挥的药效也不一

四物汤的做法与吃法

四物汤由白芍、川芎、当归、熟地四种中药一起熬煮而成，其补血效果非常好，被中医界誉为"妇科养血第一方"，可长期服用，对血虚者尤其适合。

四物汤的做法

备料：当归、熟地、川芎、白芍各15克。

熬煮：在砂锅中放入药材，加入半碗酒，再加水煎煮。

分量：用中等大小的饭碗装4碗水，煮到最后只剩一碗水的量即可。

用法：早晚空腹饮用，但是药材煮过之后最好不要放置隔夜再煮。

功效：补血调血，不仅能改善面色苍白、肌肤粗糙等状况，还能使发质变得润泽。

当归
补血调经、活血止痛、促进伤口愈合。
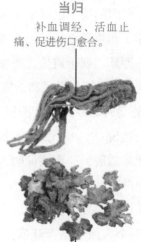

熟地
补血滋阴、补精益髓，并能增强当归的补血之效。
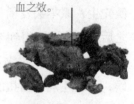

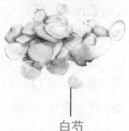

川芎
行气活血、镇定安神、去风湿止痛、疏肝解郁。

白芍
补血滋润、缓解疼痛、疏肝健脾。

注意事项

1. 煮药时最好使用砂锅，不要用五金锅具。

2. 如果嫌药苦，可适当加入红枣、枸杞，或直接放冰糖、蜂蜜。

3. 可将这四味中药与排骨、乌鸡等一起炖煮，滋补功效更为显著。

4. 阴虚内热、湿热内蕴体质者少用此汤，以免上火。

5. 四物汤必须在月经结束之后才能开始喝，经期喝有反作用。

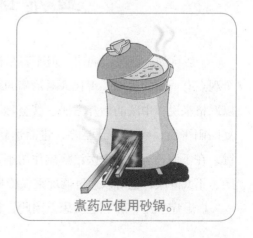
煮药应使用砂锅。

样，如重用熟地、当归，轻用川芎，则是一个补血良方；当归、川芎轻用或不用时，可以帮助孕妇保胎；重用当归、川芎，轻用白芍则能治疗月经量少、血瘀型闭经等。而且有些体质类型的人不适合传统四物汤，这就可以根据个人体质适当调配，对症补益。因此，四物汤又衍生出无数的"子方""孙方"，著名的八珍汤、十全大补汤都是由此衍生而来。据不完全统计，四物汤系列方剂达800多个，堪称方剂中的"祖师爷"。每位女性都可以针对自己的问题寻找对症的方子，不过这一切还应在医生的指导下进行。

有趣的是，有人还发现四物汤不仅仅是女人补血的专用方子，男性也同样适用。据报道，男人服用了四物汤之后，可改善秃顶的症状。台湾一位35岁的侯先生，原本头发稀疏，谢顶，属于遗传性秃顶，他服用四物汤调理了两个月之后，不但谢顶得到遏制，而且还长出了新头发。

传统认为，四物汤是女人的专用药。所以，侯先生最初服用四物汤的时候，心理还别别扭扭的。他说："一个大男人如果长期喝四物汤，会不会头发没有长出来，反而变得很娘娘腔？"事实证明，他的顾虑完全是多余的，不但没有娘娘腔，反而让他变得更男人。

这也很好理解。中医认为，发为血之余。意思是说，毛发的生长要靠血液供养养分，所以我们看一个人血气是否旺盛，从他的毛发质量上就可以看出来。气血充足，则毛发有光泽；反之，血虚了，就会掉发脱发甚至少白头。

前面讲了，血有濡养和滋润五脏六腑的作用。肾是五脏之一，男人掉头发，有时候是因为阳气不足，肾虚了。喝了四物汤，不但能长出新头发，而且会使肾变得更健康，从而保证了房事和谐。

血虚这样调

一般认为，西医治病快，但不容易根治。中医见效慢，但中医能根治。这个观点有一定的道理。现代人对治病的理解，无非是打针吃药或者动手术，所以严格来说，中医的治疗方法，甚至称不上治病。它只是通过调理，使机体恢复阴阳平衡，病邪得到驱除，进而达到治病的目的。所以说，中医治病的关键，在于调理。加之中医治病副作用小，所以即使机体没病，只是体质有些偏颇、不太健康，也可以通过调理来保持身体康健。

血虚症多见于肝、心疾患。因此，补血养肝和补血养心应为血虚体质者的主要养生原则。另外，补血要注意健脾与益肾。因为气能生血，故补血应兼以益气，以达到补气生血的目的，因此血虚的养生之法与气虚有颇多相似之处。

血虚的调理方法有以下几种：

1.食养

常见具有造血作用的食物有这些：大枣、枸杞子、桑葚、猪肝、猪血、红糖、菠菜、牛肉、牛肝、鸡蛋、羊肉、阿胶、黑芝麻、海参、荔枝、桂圆、胡桃、赤豆、莲子、鳝鱼等。

这里我特别提一下红糖。

俗话说：男人不可百日无姜，女人不可百日无糖。这是我四岁孙女毛毛都明白的道理。喝稀饭的时候，她老是要加糖，妈妈怕她坏牙就不大乐意加，她就会说出"女人不可百日无糖"这样的话来。这里的糖，主要是指红糖。

自古以来，红糖就因"温而补之，温而通之，温而散之"被视为养血、补血的必备品。

我有一个女患者，经常光顾我的诊所。并不是说我没给她治好病，关键是她身体瘦弱，一米六五的个子连50千克都没有，整天这病那病的，我给她开了中药调理，吃的时候也虎头蛇尾的，一觉得身上好过了就停药。后来她怀孕了，不敢乱吃药，又担心孩子生不下来，整体思想负担很重。我就用传统的食疗方法，给她吃糯米酒酿打鸡蛋以及加有红糖和芝麻的小米粥等食物，反正不离红糖就是了。不久，她不但自己身体结实健康，还生下了健康可爱的孩子，还能坚持用哺乳抚养孩子呢。此后，她就养成了常吃红糖的习惯。

红糖是未经精炼的粗糖，富含多种维生素和矿物质，月经不调者、产孕妇经常食用红糖，可以明显缓解经期或孕期的不良症状。红糖还有较好的补血效果，每一千克红糖含钙900毫克，含铁100毫克，红糖中的某些微量元素还有刺激机体造血的功能。因此，女人多吃红糖可以补充血气，缓解贫血状况。

可见红糖具有独特的滋补保健功效，是女人补血必备之物。在中医学上，红糖性温、味甘、入脾，具有益气补血、健脾暖胃、缓中止痛、活血化瘀等多种功用，对于维持正常的人体代谢，延年益寿都有莫大的好处。

需要注意的是，阴虚内热者、消化不良者和糖尿病患者不宜食用红糖，否则会加重病情。平常用药时也不宜用红糖水送服，避免影响药效发挥。

2.药养

药养，即用中药调理。具有补血作用的中药主要有当归、阿胶、熟地、白

血虚风燥者的饮食宜忌

血虚者的饮食养生原则

养生原则

- 补养肝血，补血养心 —— 肝主藏血，心主血脉神志，调养血虚应补血养肝，补血养心
- 益气生血 —— 气不足，则血液生化不足，或周行不利，因此在补血的同时还须补气
- 多补铁 —— 应多吃高铁、高蛋白、高维生素的饮食，禁食油腻厚味的食物

蔬菜类宜忌

蔬菜类

- 宜：菠菜、胡萝卜、枸杞苗、荠菜、苜蓿、芹菜、番茄、油菜、黑木耳、黄豆、黑豆、蘑菇、毛豆等
- 忌：海藻、草豆蔻、荷叶、白酒、薄荷、菊花、芥蓝、生萝卜、荸荠等

《本经逢原》中说："荸荠兼耗营血，故孕妇血竭忌之。"大蒜辛辣，多吃易动火耗血，《本草经疏》中明确告诫："气虚血弱之人，切勿沾唇。"

荤腥类宜忌

荤腥类

- 宜：羊胫骨、羊舌、驴肉、牛肉、牛肾、牛筋、兔肉、乌鸡、动物肝脏、禽蛋、黄鳝、黑鲤鱼、虾皮、海参、鱿鱼、黄鱼、带鱼、淡菜、甲鱼等
- 忌：狼肉、骆驼肉、鸟肉及汤、虾仁、螃蟹等

以上补血之物，也不宜常吃久吃，尤其是驴肉、海参、甲鱼、乌鸡等高蛋白食物，吃太多容易补养太过，反而会伤及脾胃。

调味品

- 宜：红糖、姜。少吃辣椒、花椒、葱、蒜等

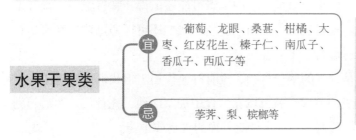

水果干果类宜忌

水果干果类

宜 葡萄、龙眼、桑葚、柑橘、大枣、红皮花生、榛子仁、南瓜子、香瓜子、西瓜子等

忌 荸荠、梨、槟榔等

血虚的饮食宜忌应具体依据其缘由来定，如脾胃不佳致血虚者，就不宜吃山楂、梨、香蕉。

适宜血虚体质者的膳食单

 菜 品

荠菜粥、荠菜猪肉馄饨、芹菜粥、芹菜牛肉饺、猪肝粥、黑木耳粥、牛肾粥、鳝丝面、猪肝面、猪心面、黑豆粥、枸杞苗鸡肉饺、菠菜炒面、牛肉汤面、淡菜粥、桂圆莲子粥。

 主 食

黑木耳鱼肚羹、牛肾羹、胡萝卜鳝丝羹、枸杞苗炒牛肉、乌鸡丝瓜汤、芹菜炒鱿鱼、芝麻牛肉、山楂肉干、木耳烧牛筋、菠菜猪肝汤、猪肝木耳汤。

芍、何首乌、枸杞子等。具体怎样用药，是大夫的责任，一般人不需要了解，只要知道，这几种药材具有补血作用，平常熬粥煲汤的时候，稍微加一些就可以了。

比如说，有的病人血虚，但同时拥有跟血虚无关的其他疾病。为了减轻病人吃药的痛苦，我就经常采用这种方法让病人调理。我经常推荐病人用的方子，是当归生姜羊肉汤，效果很不错，既补血又补气。

它的具体做法是：准备20克当归，15克生姜，250克羊肉。先将羊肉、生姜清洗干净，然后将当归、生姜、羊肉一起放在锅里炖，炖至羊肉熟烂就可以了。食用的时候吃肉喝汤。每周炖一次这样的汤，必定乌发红颜，令人眼前一亮。

除了在饭食中加入特定的药物药养，还可以根据方子药养。比如前面我们所提到的四物汤，类似的还有十全大补汤、四君子汤、当归补血汤、归脾汤等。具体使用方法，不同的病症，还应区别对待。

看了《好好的，为什么会血虚？》的读者可能还记得，脾胃虚弱、肾气不足会引起血虚，血气不通畅也会造成血虚。所以我们还可以通过调节脾胃、补肾，或者通过祛瘀、解毒的方法生血。

比如说山药本身是补气的绝佳食物，没有补血作用。但我们经常讲益气生血，所以因肾虚而造成的血虚，就可以在饮食中加入山药，先补气，然后起到补血作用。所以有时候补血，不一定要吃补血的食物或中药。

我这里讲一个通过解毒生血的案例。

有一位林女士，也是血虚，才25岁。她头发稀疏得不行，每天花在头发上的工夫，至少也要半个小时，否则头发无法盖住头皮。到后来，她甚至不敢梳头，因为每次梳头，头发大把大把地掉，令人触目惊心。她来过我诊所两次，第一次，我给她开了一般的补血药，状况有所改善，但依旧没恢复昔日一头乌发时的风采。

究竟什么原因，我详细询问了林女士的生活状况。这才发现，她是一个性子急躁但却内向的人，动不动就生气，但又不肯说出来，这些坏情绪都憋在她心里很久了，憋久就生病了。

中医认为，气机郁结，郁久化火，灼伤阴血，血行不畅，可导致颜面气血失和、脾气虚弱，进而运化失健，不能化生精微，以致气血不足。通俗地讲，就是经常生闷气会上火，火会损耗阴血，一方面导致阴血不足，面色不佳；另一方面导致脾胃虚弱，不能消化食物并将其精华转化为气血，最终导致血虚。

林女士就是这样的，虽然我给她开了补血的药，但也只是暂时起到补充作用。她依旧喜欢生气，体内依旧有火，与一般人相比也就更容易损耗阴血。于是，第二次她再来到我的诊所时，我一方面叮嘱她不要生闷气，一方面给她开了一些具有清热解毒作用的药，当然，也开了补血的药。1个月之后，她掉头发的症状彻底得到了遏制并逐渐生出了新的头发。

3.穴养

所谓穴养，就是通过穴位按摩达到养血的目的。三阴交是养血调经的重要穴位，对缓解和治疗月经不调、痛经、阳痿、遗尿、疝气、失眠、神经衰弱等有较好的作用。女人养血贵在调经，更应该重视对三阴交穴的按摩。

三阴交穴位于小腿内侧，脚踝以上3寸的地方。气血不畅月经不调的女性，平常用手按这个地方，会有酸胀感。

血虚风燥者的药物养生

适宜血虚风燥者的扶补药材

药材	性味	功效	药材	性味	功效
当归	甘辛，温	补血活血，调经止痛，润肠通便	熟地	甘，微温	补血养阴，填精益髓
白芍	苦酸，微寒	养血柔肝，缓中止痛，敛阴收汗	何首乌	苦干涩，温	益气血，黑髭鬓，悦颜色
阿胶	甘，平	补血止血，滋阴润燥	鸡血藤	苦甘，温	补血，活血，通络
枸杞	甘，平	补肾益精，养肝明目，补血安神	雪莲	甘微苦，温	除寒壮阳，调经补血，暖宫散瘀

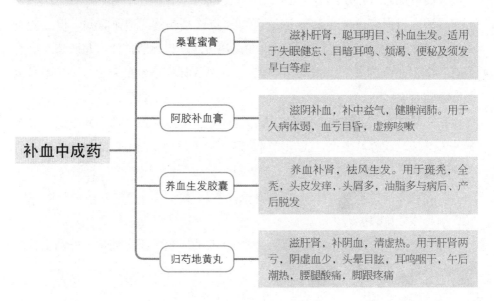

常用补血中成药

补血中成药

- 桑葚蜜膏 —— 滋补肝肾，聪耳明目、补血生发。适用于失眠健忘、目暗耳鸣、烦渴、便秘及须发早白等症
- 阿胶补血膏 —— 滋阴补血，补中益气，健脾润肺。用于久病体弱，血亏目昏，虚痨咳嗽
- 养血生发胶囊 —— 养血补肾，祛风生发。用于斑秃，全秃，头皮发痒，头屑多，油脂多与病后、产后脱发
- 归芍地黄丸 —— 滋肝肾，补阴血，清虚热。用于肝肾两亏，阴虚血少，头晕目眩，耳鸣咽干，午后潮热，腰腿酸痛，脚跟疼痛

按摩三阴交穴，具体又可分为按、掐、揉、点四种按摩方法。

按：双手放在三阴交穴处，拇指轻按，然后逐渐用力并深压捻动。

掐：双手放在三阴交穴处，拇指指甲按掐，反复掐、提。

揉：拇指放在三阴交穴处，轻轻地揉动。

点：示指弯曲，用屈曲处骨突部对准三阴交穴点压。

以上这四种方法，选用任意一种，效果都是很好的，我就经常嘱托病人在吃药和注意饮食之余，还可在空闲的时候按摩此穴位。身体健康的人，常按摩此穴，可保经络的畅通无阻。

此外，关元、气海、足三里等穴位，对补气养血也有一定的辅助作用，闲暇时按摩这些穴位还有延缓衰老的作用。

4.睡养

"美丽是睡出来的"，这是女人们一贯的口号。因为充足的睡眠对于保持旺盛的精力、改善人的精神风貌和形象气质都是有帮助的。往深处里说，充足的睡眠还是身体健康的保障，对体虚者大有裨益。

人们常说：日出而作，日落而息。站在中医的角度，这是很好的养血方法。畅销于海峡两岸的养生书籍《人体使用手册》的作者吴清忠认为，每天晚上11点睡觉，同时敲击胆经，能使血气维持基本能平衡，略有剩余；每天晚上10点睡觉，人体血气会呈上升趋势，偏颇体质者可逐渐走向健康。原本略微血虚的人，如果能保证每天晚上10点睡觉，一个月后，体重一般可能增加1千克左右，而增加的这部分，就是血液。

这话说得很有道理。天黑之后至晚上1点，是人体的造血时间。但在造血的同时，生命活动仍在进行，机体也在消耗血液。机体所造的血与所消耗的血会有一个差额，这个差额最大的时候，也就是人体储血量最大的时候，同时也是深睡的时候。

我们经常发现，那些常熬夜的人，身体总会有这样或者那样的不适，或容易头晕头痛，或容易上火，或容易掉头发，脸色总是煞白煞白的。这些都是血气不足的症状，熬夜就是在熬血。

若想调养血虚体质，首先至少应该养成早睡早起的习惯，该睡觉时就睡觉，给身体造血的机会。

说到睡觉，我再讲一些题外话，因为，有的人根本不会睡觉。先别急着反驳，先看看下面这段文字：

适合血虚风燥者的药膳

血虚者除了吃一些补血食物外，也可以将一些补血药材加入平时的食物中制成药膳，不时服用，更安全也更有效。

药膳处方

类　别	名　称
药酒类	当归酒、十全大补酒、何首乌酒、玫瑰花酒、鸡血藤酒、白芍酒、八珍酒、龙眼肉酒、五味当归酒、熟地酒、巨胜酒、种玉酒等
药膳类	十全大补乌鸡汤、枸杞蛋花汤、参归猪心汤、四物汤、归姜羊肉汤、黄芪当归牛筋汤、熟地牛脊汤、首乌肝片、补血肝片、当归熟地烧羊肉、鸡血藤肉饼、枸杞当归炖鸡、何首乌炖蛋、雪莲炖乌鸡等

药膳推荐——十全大补乌鸡汤

材料

乌鸡1只，也可只用乌鸡腿1只，红枣10克。

药材

当归、熟地、党参、炒白芍、白术、黄芪、川芎、甘草、茯苓、肉桂、枸杞各10克。

做法

① 将乌鸡腿洗净斩块，放入沸水中余烫血水，捞出冲净。药材用清水快速洗净。

② 将余好的鸡腿和所有药材一起倒入炖锅，加7碗水，然后用大火煮开。

③ 转小火炖煮30分钟即成。

点评 ▼

十全大补汤既能补气，又能补血，可促进血液循环，利尿消肿，提神醒脑，还能滋肾补血、调经理带，兼顾调理气血、经脉。此汤搭配乌鸡炖制，非常适宜产后坐月子食用，同时，也可治疗男女气血失调、气血虚弱导致的性功能失调等症。

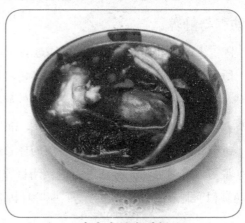

十全大补乌鸡汤

睡眠十忌

一忌睡前吃东西：睡眠状态中机体部分活动节奏放慢，老年人更甚。若睡觉了还吃东西会加重肠胃的负担，既影响入睡，又影响健康。

二忌睡前说话：说话太多容易使大脑兴奋，思维活跃，容易失眠。

三忌睡前过度用脑：睡前做了紧张而伤脑筋的工作，会使大脑处于兴奋状态，难以入睡。

四忌睡前情绪激动：睡觉前应远离喜怒哀乐、忧思恼怒等情绪的起落，否则容易失眠。

五忌睡前饮浓茶、喝咖啡：这两种饮料具有使人亢奋的作用，饮之则失眠。

六忌张口而睡：张口睡不但易导致肺部、胃部受凉，而且会导致空气中的病毒、细菌从口而入，影响身体健康。

七忌蒙头而睡：蒙头睡会造成空气不流通，人吸入过多的二氧化碳，缺乏新鲜的氧气，不利于健康。

八忌仰面睡：仰卧时全身骨骼、肌肉仍处于紧张状态，不利于消除疲劳。正确的睡眠姿势应该是向右侧身而卧，全身自然放松。但对于男性，则适宜采用仰面睡、双腿分开的姿势，因为这样不会对阴部造成压迫，还能缓解心脏的压力。

九忌眼对灯光而睡：对着灯光睡容易使人心神不安，难以入睡，即使睡着也容易惊醒。

十忌当风而睡：睡觉时，人体对外界环境的适应能力降低，当风而睡很容易引起冷邪入侵，引发感冒风寒等疾病。

怎么样？上面这十忌中，自己是不是曾经犯过几忌，快快改掉才好。

5.动养与静养

除了上述几种养血方式，还可通过动养与静养两种方式养血。

所谓动养，就是通过运动养血，多多参加户外运动，比如说跑步、爬山、打球、跳健身操、练气功等。关于运动的好处，前面已经说过很多。这里只提一点，就是运动可以促进体内血液循环，强化骨髓的造血功能。

所谓静养，就是通过精神、身体的休息达到精神充足、促进健康的作用，比如说可以练习书法，养花，下棋，闭目养神，进行日光浴、森林浴等。这些活动有利于调节情绪，消除疲劳，驱除体内各种邪气。

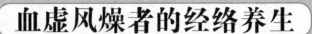

血虚风燥者的经络养生

血虚者常按三阴交穴，对补血养血有很好的疗效。此外，常按关元穴、气海穴、足三里穴对补气养血也有一定的辅助作用。下面着重介绍三阴交穴。

三阴交穴

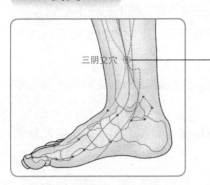

位于小腿内侧，脚踝以上3寸，胫骨内缘后方。

三阴交穴属足太阴脾经穴位，是足部的三条阴经的气血交会之处，包括脾经的湿热之气、肝经的水湿风气和肾经提供的寒冷之气，常按此处，可补脾、肝、肾三经的气血，益寿延年。

取穴技巧

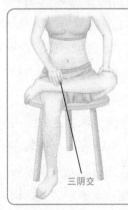
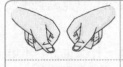

正坐，抬一脚放在另一腿上，以另一侧手除拇指外的四指并拢伸直，并将小指置于足内踝上缘，则示指之下，踝尖正上方胫骨边缘凹陷处即是三阴交穴。

功能主治：调经通络，养血止血。主治月经不调、痛经、不孕、产后血晕、阳痿、遗尿、疝气、神经衰弱等症。

治疗方法：每天早晚各按一次，每次按揉1~3分钟。

注意事项：孕妇禁按此穴位。

按揉手法

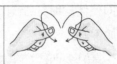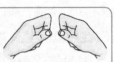

按	掐	揉	点
拇指轻按穴位，然后逐渐用力并深压捻动。	拇指指甲按掐穴位，反复掐、提。	拇指放在穴位处，轻轻地揉动。	示指弯曲，用屈曲处骨突部对准穴位点压。

静养时，还要注意，要保持心情愉快和乐观的情绪，保持精神上的愉悦，免得内伤七情，这样就可以增强机体免疫力，使皮肤红润，面有光泽。

❧ 血虚与贫血 ❧

一女士来到我的诊所，她说自己最近经常感到头晕，晚上也睡不好觉。

经过一番问询和观察，我对她说：你这是血虚了，多吃点补血的食物调理一下就好了。

她似乎很不以为然：我礼拜天刚做过体检，红细胞数和血红蛋白含量正常啊，没有贫血。

为了证明我所言不错，我详详细细地告诉她贫血是怎么回事，血虚又是怎么回事，她这才心悦诚服。

人们经常搞不懂什么是血虚，什么是贫血，经常笼统地将二者等同起来，表达的时候想起哪个就说哪个，其实这是不正确的。

准确地说，贫血是西医的名字，它指的是，一定容积的血液内红细胞数和血红蛋白含量低于正常。比如说，正常成年男子的红细胞数为400~550万／立方毫米，血红蛋白量为12~16克／100毫升；正常成年女子的红细胞数为350~500万／立方毫米，血红蛋白量为11~15克／100毫升。低于这个指标，就是贫血，主要表现为面色苍白，头晕乏力。

血虚，是中医的专有名字，指的是血量不足或血质失常或血液功能失常的病理现象，临床表现为面色无华、皮肤干燥、大便干结、头晕头痛、失眠多梦、双眼干涩、指甲菲薄、四肢麻木、经量少或闭经、可能伴有脱发或白发等多种症状。它不需要任何化验指征，大夫通过望闻问切就能诊断出来这些病征的起因。

由此看来，血虚的范围要比贫血的范围大得多，有贫血一定会血虚，但血虚不一定贫血。所以即使体检时红细胞数和血红蛋白含量正常，只能说明此人不贫血，但不能说明他不血虚。

这也就是为什么，有时去西医那里检查，人体一切正常，什么也检查不出来。但他本人明明就是觉得哪里不对劲，比如说手脚容易麻木，睡觉时容易做噩梦。这些现象在西医那里是正常的，但这一切在中医这里，却是一种不健康的表现，如不及时调理，可能病征会加剧，最后导致更严重的疾病，对身体造

血虚风燥者的运动与精神养生

运动养生

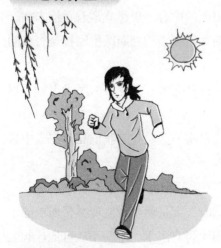

运动量可以稍大一点，以促进体内的血液循环，而且还可以增强骨髓的造血功能。可以选择跑步、爬山、球类运动、健身操、气功等。

精神养生

对治血虚，精神养生也非常重要，具体来说，应做到以下几点：

保持心情愉悦

此项最为重要，心情不畅极易导致气滞血虚。当烦闷不安，情绪低落时，可听听相声，找朋友谈谈心，使精神尽快振奋起来。

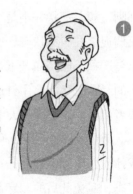

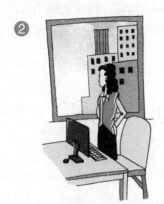

谨防"久视伤血"

用眼过度会消耗肝血。因此看书、看报、看电视的时间不宜过长，一般每目视一个小时就应适当活动一下，使眼部肌肉得到放松。

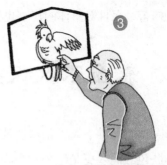

避免大脑疲劳

大脑耗血很大，思虑过度，就会耗伤心血，特别是老年人，一旦感到大脑疲劳，就要进行调节，可以养些花鸟鱼虫之类进行放松。

血虚风燥

183

成更大的伤害。

这点就体现出中医"治未病"的思想。

通俗地讲，治未病，就是病人还没发病的时候，大夫就要看出病人可能出现的病症，从而加以调理，防止发病时对身体造成更大的伤害。所以治未病包括未病先防、已病防变、已变防渐等多个方面的内容。中医非常看重治未病，甚至把一个医生是否能对疾病做出早期诊断和治疗当作判断医生医技是否高明的标准。

据说，魏文王曾问扁鹊："你们三兄弟都是名医，究竟谁的医术更好、更高明？"

扁鹊回答道："大哥的医术更高明，二哥次一些，我是我们兄弟三人中最差的。"

魏文王很奇怪，因为扁鹊的名声，明显要比两个哥哥大得多。

扁鹊解释道："病人自己还没觉得有病时，大哥就及时发现并帮他铲除了病根，病人就不会发病，所以大家就不觉得大哥有医术，也就不认可他。病人刚刚发病，症状并不是十分明显，病人还没觉得痛苦，二哥就能药到病除，将疾病扼杀在萌芽状态，所以一般人认为，二哥只会治疗这些小毛病。病人病情十分严重，已经痛苦难当时，我才想起来为大家治病，于是大家都看到我在病人的经脉上穿刺、用针放血、在患处敷药，病人严重的病情很容易便得到缓解或者治愈。正是这些大手术让我名闻天下。"

话题虽然扯远了，但却能让我们更明白地认识血虚和贫血。血虚这种症状或体质，实际上就是一种治未病的状态，要及时加以调理，将疾病扼杀在萌芽状态，避免此后的"穿刺""放血"等大动作。否则症状加剧的话，不但患者会感到痛苦，而且对身体的伤害也很大。

养血不仅仅是女人的"专利"

健康美丽对每个人，尤其是每个女人来说，都是永远追求的目标，皮肤水水的、肤色红润些更是每个女人终生的梦想。之所以称之为"梦想"，就是因为实现起来有一定的难度。实际上，现实生活中，很多女人离这个梦想有相当大的距离，她们肤色苍白，面容憔悴，无论用多么好的化妆品，都不能将面容打扮得水水嫩嫩的。仅仅皮肤干燥无光泽也就算了，更糟的是，她们的头发也干枯易掉，不得不大把大把地花钱去做护理，稍有疏忽，便很可能像一个木乃伊一样，干巴巴地呈现在众人面前。我绝对有理由相信，她们一定还有其他的问题，比如说失眠健忘，月经不调，头晕眼花，手足冰冷易发麻等。

这些都是血虚的表现。

女人经过月经、怀孕、生产等耗血和失血过程，极易引起贫血。贫血不仅会头昏眼花、心悸耳鸣、失眠梦多、记忆力减退，而且会引起红颜失色、面色萎黄、唇甲苍白、肤涩发枯，皮肤过早出现皱纹、脱发、色素沉着等。血足皮肤才能红润，面色才有光泽，所以贫血是女性美丽健康的天敌，女人的美丽要从养血开始。

看到这里，男人们会想，女士就是靠血气滋养的，所以她们更容易血虚，自己堂堂七尺男儿，充满阳刚之气，可不能像女人那样，整天用当归、川芎或者喝什么太太口服液吧？

话是这么说，一个男人终年脸色红扑扑的确实给人稚嫩的感觉，但血虚并不仅仅指这一方面。

一位杨先生来到我的诊所。

"大夫，你看我这是怎么了。我也没有哪里不舒服，没病没灾的，但就是经常手脚发麻。我是一个司机，经常需要注意路况的。手脚发麻可不是件好事，该踩刹车了踩不起来，该拐弯了手不听使唤，这样肯定会出问题的。"

我问他："你会不会觉得手脚冰冷？"

他想了一下，回答："偶尔会。就是手脚又冷又麻，那种感觉奇怪的不得了。"

我又问："有没有腰酸背痛、容易疲劳的症状？"

"有时候会，开车时间长了会这样，我以为是累的了。"

我又问："睡得好吗？"

他想想，说："按说白天很劳累晚上应该睡得很香，不过有时候确实睡不着，可能心里积事太多了。我已经习惯了。"

我对他说："这可不是什么好习惯。你可能血虚了，得补血。"

正如大多数男人的反应一样，他奇怪地问："怎么？男人也会血虚。这太不可思议了。"

没有什么不可能。生命活动都要靠气血的正常运行来保证，这点男人和女人都是一样的，女人会血虚，男人也会血虚。虽然男人没有月经，不用生小孩，没有这些耗血的行为，但作为一家之主，男人的压力更大，出于应酬的需要，生活习惯往往更不好，熬夜、烟酒、饮食不规律、营养不均衡，都会导致人体化生血液的功能减退而导致血液化生障碍，造成血虚。

男人多少都有肾虚的毛病，引起肾虚的原因是多方面的，其中一个原因就是由于气血不足。正是上述这些不良习惯过多地消耗了气血，进而引发肾虚。好多男人还未到中年就掉头发、秃顶，这不是没有原因的。一个男人可以不需要脸色红扑扑的，但若是提早就谢顶了，30岁像60岁，这不但是体质不好的表现，也影响男人的形象，对工作和事业肯定也有影响。

所以，无论男人还是女人，人人都要有养血的意识，莫让血虚影响自己的生活和事业。

血虚与阴虚的区别

血虚和阴虚其实有很多相同的地方，都有很多干、燥的表现。这也许有人就要问了：既然二者有这么多相似的地方，我怎么知道自己是阴虚体质还是血虚体质？这里我就对二者的区别简单讲解一下。

之所以血虚与阴虚一样呈现出干燥特征，是因为津液的另外一个功能是渗入到血脉中，构成血液的一部分。当一个人血虚并且口干时，是因为血液严重缺乏，血管外的津液渗入到血管中补充血液容量。由于津液大量渗入血管内，就会导致津液不足，出现口干、皮肤干燥等干燥症。

血液的特殊滋养作用决定了血液不同于津液，所以一个人因为血虚而干燥时，使用补充津液的药来补阴，是不能对症的，而要先从源头上补起，先要补血，由于津液不足而引起的干燥症自然能得到治疗。这就好比，我们拿水壶浇花，结果壶漏了，还没走到花园，水就漏完了。这时候，我们单纯地往水壶里添水是没用的，应该先把水壶补好，壶的完好是水运送成功的关键。

这就是为什么我们说血虚与阴虚是完全不同的两个概念，血虚体质与阴虚体质是完全不同的两种体质。

二者最大的区别，就是阴虚者一般体内有内热，经常手足心发热，虚火攻心，但血虚者则没有这样的发热症状。除此之外，二者均表现出干燥的症状，但只要仔细对比，仍会发现二者之间的细微差别。

阴虚体质者，从表面看起来，跟健康人没什么太大的差别，血虚体质者，很容易就发现他面色无华，气色差，给人一种病态的感觉。有时候阴虚是由于

血虚和阴虚的区别

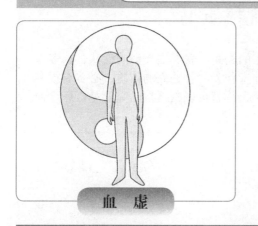

血 虚

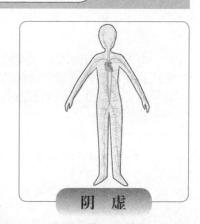

阴 虚

特征表现	身体部位	特征表现
毛发稀疏；干枯，枯黄，无光泽；脱发掉发；少白头	头发	干枯
干燥，肤色白或萎黄没有光泽，掉皮屑，瘙痒	皮肤	干燥，瘙痒
面色苍白无华或萎黄，憔悴，精神不振	气色	面颊发红，五心烦热，脾气暴躁
薄、脆，呈现淡白色	指甲	色红
口干舌燥，唇白无血色	口唇	口干
舌淡，苔少，舌质发白	舌	舌尖红，舌苔白
眼睛干燥少津，痒、痛或者眼皮跳，看东西模糊，容易疲劳	眼睛	干涩
干燥，排不净	大小便	容易便秘，尿黄
月经紊乱，月经量少，闭经	月经	月经不调
经常手脚麻木，少气无力	四肢	手心脚心无故发热

血气不足、津液不得不大量渗入血脉中而造成的。所以血虚会引起阴虚，血虚的人一般容易阴虚，而阴虚的人，不一定有血虚的症状。但久而久之，津液长期不足，则无法渗入血脉，也会引起轻微的血虚。所以，无论是血虚体质者还是阴虚体质者，一旦有轻微不适，都要立刻进行调理，否则很容易导致阴虚和血虚双虚。

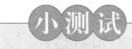

你是血虚体质吗？

　　由于血虚与阴虚、气虚都有一定的关系，表现出类似的症状，很多人无法判断自己究竟属于哪种体质。血虚作为一种独立的体质，必然有很多属于自己的特征。做完下面的选择题，你就可以判断自己究竟是否属于血虚体质。

1.劳累过后，你经常感觉到头晕或者头痛吗？

○是 ○否

2.你是否容易手脚麻木？

○是 ○否

3.与别人相比，你更容易小腿抽筋吗？

○是 ○否

4.每天早上起床照镜子，你经常为自己面无血色而忧心吗？

○是 ○否

5.晚上睡觉时，你是不是没完没了地做梦、并且很容易被惊醒？

○是 ○否

6.平常稍微听到什么动静，你会吓一跳吗？

○是 ○否

7.你经常需要用眼药水来缓解你的干眼症吗？

○是 ○否

8.伸出你的双手，你是否觉得自己的指甲比别人的薄？

○是 ○否

9.每次你的月经来临，是不是都要迟到？

○是 ○否

10.每次月经，你是不是只用几片卫生巾就够了？

○是 ○否

11.每天早上梳头发，你是不是都要心疼梳子上或者地上大把大把的头发？

○是 ○否

12.年纪轻轻，你就谢顶了吗？

○是 ○否

13.你是否发现，自己竟然比父母还先有白发？

○是 ○否

14.上完厕所，你是否发现，大便粘在便池上，怎么冲也冲不掉？

○是 ○否

15.或者，大便的时候，你发现大便很干？

○是 ○否

16.大便完毕，你是否发现，怎样擦也擦不干净，往往需要用很多卫生纸？

○是 ○否

17.你的头发是否喜欢开叉？

○是 ○否

18.你是否皮肤发暗，不得不靠穿亮颜色的衣服来装扮自己？

○是 ○否

19.无论冬夏，你是否比别人更少出汗？

○是 ○否

20.躺在床上，你是否翻来覆去睡不着觉？

○是 ○否

21.你是不是白带比较少，内裤上总是干干净净，而自己又觉得很干燥呢？

○是 ○否

22.晚上跟亲爱的他缠绵，你是否觉得下身不够润滑？

○是 ○否

23.即使刚洗完澡，你仍然觉得身上莫名其妙地痒吗？

○是 ○否

24.仔细检查自己的指甲，上面有横纹、竖纹或凹面吗？

○是 ○否

25.随便碰到什么东西，你的指甲都很容易断吗？

○是 ○否

26.你是否经常出现这样的情况，明明记得要拿什么东西的，但别人一打岔，你就忘记了？

○是 ○否

27.不管用多好的护发素，你是否发现，你的头发仍然干枯、无光泽？

○是 ○否

28.与别人相比，你的嘴唇颜色很淡吗？

○是 ○否

29.蹲下后再起立，你会觉得眼前发黑、眼冒金星吗？

○是 ○否

结果分析

在上述29个问题中，如果你：

1~5个"是"	说明你的身体已经有点血虚了，但还不严重，完全可以通过良好的作息习惯来改善；
6~10个"是"	说明你已经有了明显的血虚迹象，该重视这个问题了，除了要养成良好的作息习惯，还要注意在饮食上选择有利于补血养血的食物；
11个以上"是"	说明你的血虚已经相当严重，应尽快就医，在医生的指导下进行药补，否则身体会每况愈下，影响工作和学习。

第 5 章

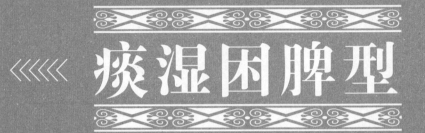

《《《《 痰湿困脾型 》》》》

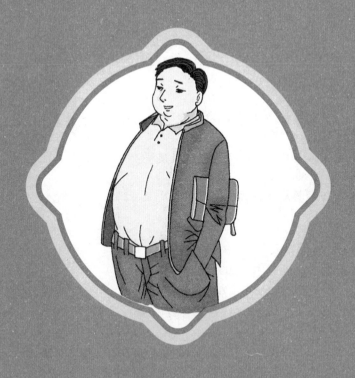

"百病皆由痰作祟。"现代人的一些不良生活习惯，如饮食不节、生活不规律、多吃少动等，都是酝酿痰湿体质的温床。痰湿容易使人发胖，患上"三高"和代谢综合征，如果不及时调整，年纪一大，各种各样的疾病就会随之而来。调理痰湿，最主要的还是借助药物，另外，要严格控制饮食，多做运动。

本章图解目录

痰湿困脾的症状 /197

造成痰湿困脾的原因分析 /201

痰湿容易导致的疾病 /205

了解脾脏 /207

痰湿困脾者的药物养生 /209

常用祛痰湿的中成药 /211

适合痰湿困脾者的药膳 /212

痰湿困脾者的饮食养生 /215

痰湿困脾者的经络养生 /217

痰湿体质者的四季起居养生 /219

促进发汗的四大方法 /221

TANSHIKUNPIXING

他喝凉水都会胖

侯先生是我的邻居，看着他每次大腹便便地乘车来坐车走的，我都忍不住提醒他，但终究没有说，一是因为他太忙了，作为本市十大杰出企业家，整天那么多应酬，他的家人都难得见到他，更何况是我。另一个原因，人都有讳疾忌医的毛病，我总不能站在他家门口对他说：侯先生，你身体有毛病了，快来给我瞧瞧。

基于上述两个原因，我一直忍着没有提醒他。终于，忍不住了，不过不是我，而是侯先生。

他来到我的诊所，无奈地说："我知道自己太忙了，身体迟早会出毛病的。你看看，现在身体是不是已经向我发出信号了？"

在他的述说下，我了解到，侯先生最近总是睡不够，尤其是下雨时，不但想睡觉，而且总觉得全身没有力气。

侯先生自我解嘲地说："我老婆总说自己很难入睡，即使睡着也很容易醒。我就纳闷了，我的苦恼怎么跟她刚好相反，怎么睡也睡不够，要是让我随便睡的话，我想我一天睡十几个钟头也不会醒。但奇怪的是，即使睡了这么多，依然觉得困，很没有力气。"

说完，他又补充道："不过别说我忙得没时间睡了，即使有时间睡，我这么胖，也不敢再睡了，要不会越来越胖。"

我仔细观察侯先生的体形面色，体型肥胖，腹部尤其突出，这是我早就知道的。再看脸部，有点油腻腻的感觉，眼泡微浮。面少血色，白中有些发青。胳膊也挺粗，不过是浮肿，用手按一下有凹陷。

我对他说："你这可不仅仅是睡不醒的问题，而是太胖了。"

旁边有人打趣道："侯总走到哪儿吃到哪儿，而且都是吃的好东西，胖也不为过。"

侯先生冤枉地说："我那只是应酬，做的都是表面功夫，真正吃进去的东西却很少。没听医生说吗？我这胖也是病，可不是吃出来的。"

"那是"，我表示赞同，"他的胖并不是吃饭吃出来的，有的人胖是因为体质不正常，喝凉水也会长胖。"

侯先生紧张地问："我也不怎么吃饭，但也很容易发胖。是不是因为我的体质也不正常啊？"

我回答他说："是的。现在你就是痰湿体质，再不抓紧时间调理，之后发展成为高血脂、糖尿病什么的，就大事不妙了。"

侯先生听到这里，似有所悟，说道："好像是这样的，每天早上起来，我总觉得嗓子眼有一口痰黏着。有时候正做事，它突然就涌上来。到医院检查，大夫说这是慢性咽炎，吃了药也无济于事，我还想什么时候让你给我根治一下呢！"

侯先生只说对了一半，痰湿体质者，是容易有痰。但痰湿体质的"痰"，并非吐痰的"痰"，而是人体津液的异常积留，是一种病征反映，这就是身体不再健康的一种信号表现。

痰湿体质者的三大特征

与其他偏颇的体质相比，痰湿体质是非常容易辨认的，而且我们身边也有很多这样的人。他们通常有这三大显著特征：

1.肥胖

一般来说，那些成功的企业家、名人，很容易给人大腹便便的印象。不知情的人会认为，他们生活条件好，吃不完的山珍海味，忙不完的应酬，自然容易长胖。还有的人毫无根据地认为，这是一种富态的标志，怪不得别人那么容易成功。

这些艳羡，最好还是摒弃的好。虽然富人易胖，但有时候这种胖，是不正常的。

中医认为，胖人多痰湿。他们身体上比别人多出来的，不见得都是精华，而是积留下来的津液，即中医所说的"痰"。如果身边有这样人的话，不妨用手按按他们的身体，绝不像健康人那样结实、健壮，而是人们所说的虚肉，软如棉絮。更何况，痰湿体质者的胖，也不是均匀地胖，而是肚腹特别突出，像个气球。这个胖法，更没道理，肯定是身体有病了。

富人之所以易胖，是因为他们饮食不均衡，营养不全面。普通的小老百姓，只有资格吃五谷杂粮，身体倒也健健康康，脾胃功能运作也比较正常。富人们经常应酬，经常进食山珍海味等油腻不易消化的食物，营养倒是丰盛了，但却容易造成营养失调、消化不良。

根据中医理论，脾有运化食物中的营养物质和输布水液以及统摄血液等作用。长期饮食不节就会导致脾虚，使脾胃运化功能相对不足，消化吸收能力降低，运输分布水液功能下降，导致水液失于布散而生湿酿痰。

也就是说，脾就好像一个小组长，负责为营养物质或者水液、血液分派工作。工作认真的组长，各项事务安排得井井有条，营养物质什么时候该去哪儿，水液、血液该往哪儿干什么，他都给予明确的分工。营养物质、水液、血液也在他的指挥下，听话地去自己该去的地方，发挥自己该发挥的功能，人体这个大机器因此保持了正常的运转。反之，如果脾这个组长能力低下，给下属分派任务不明确，或者威信不足，不能统摄下属，就会出现营养物质、水液、血液工作能力低下、不好好干活、工作效率降低等情况。前面我们在血虚中讲过了，血虚的原因之一，就是脾虚，统摄血液能力下降。痰湿，也是基于这个原因，只是这次工作没分派好的是水液，水液工作效率下降，就表现为水液失于布散而生湿酿痰，这就是痰湿体质形成的根本原因。

所以有时候我们会发现，胖人之所以胖，并不是因为吃嘛嘛香而吃胖的，恰恰相反，他们大多脾胃不好，吃啥都没胃口，他们的胖也只是痰堆积出来的，他们一定有脾虚症。那些经常忙于应酬的人，不像我们小老百姓这样看见美味食物就眼馋，不是因为他们吃多了好东西见怪不怪、食物不够美味，而是体内积攒的痰湿让他们没有胃口吃东西——无论那是多么美味的东西。

在此也大致交代一下，痰湿体质的形成，其中一个原因就是饮食不节，平常吃了太多油腻不易消化的食物，或者喜欢吃辛辣刺激、甜食，或者饮食不规律，久而久之，必然引起脾虚，进而导致水液失于布散而生湿酿痰，形成痰湿体质。工作繁忙疲于应酬的老板们，很容易给人大腹便便的感觉，就是因为他们饮食不够规律造成了病态，并非人们所认为的"富态"。

2.贪睡

有的人，由于经历的原因，还没形成大腹便便的形态，但也可能是痰湿体质。

我在中央四台《中华医药》的节目中看到这样一个案例：

大学生小黄，身体好好的，没有任何病，但就一点，就是困，每天都能睡十五六个钟头。别的学生，课余时间都去上自习或者参加什么精彩活动去了，小黄的大学时光，却几乎要在睡觉中度过了。

按说，休息够了就精力充沛，可以到处找人打篮球了。恰恰相反，每天睡这么多觉，小黄仍然觉得很累，"能坐着绝不站着，能躺着绝不坐着"，这就是小黄的真实写照。所以每天上完课回到宿舍，就是小黄最幸福的时刻，因为他又可以肆无忌惮地休息了。

最难过的夏天。小黄跟大家一样午休，别人睡到两三点的样子就自动醒了，再睡晚上就睡不着了。小黄却不，如果没人叫他，他可能会一口气睡到五六点，晚上接着睡还能睡着。不睡觉的时候，小黄依然觉得自己浑身发沉，老想躺下，勉强看一会儿书，就又想睡觉了。

"从没见过这么能睡的人。"大家都这么说。去医院检查，也检查不出什么毛病。学校安排了一次特殊的中医体检，这才找出小黄的毛病所在。原来他只是痰湿了，关键问题仍然在饮食上。

原来，小黄上大学之前，都是妈妈安排做饭，所以饮食比较规律。上了大学之后，空闲时间比较多了，他经常有事没事就去街上买些甜或辣的小吃，这一吃，就吃出毛病了。在中医上，甜和辣都属于肥甘厚腻难消化的食物，消化不了，就成了痰。消化系统就好比一台粉碎机，容易消化的东西，粉得非常碎，血液很容易就能将它运送到身体需要的地方。难消化的东西，即使经过粉碎机，留下的也都是大块，血液无法运送走，它就长期滞留着不能参与新陈代谢，过了保质期之后，它就成了人体垃圾，成了痰。消化系统不好，在中医上，也就是脾的运化功能减弱。

可是，脾虚，乍一看，只跟饮食有关，怎么会让人变得爱睡觉呢？

中医认为，脾主思。意思是说，人的精神、思维方面的活动，最终要靠脾气的健运作用完成。所以脾胃功能正常的人，酒足饭饱之后，人就有精神了，可以进行脑力劳动了。所以无论多么苛刻的老板，都要让员工先吃饭，再干活，否则员工上班的时候就没精神。

反过来说，一个人如果脾虚了，必然导致脾的运化作用减弱，人体不能很好地吸收食物精华，必然没有动力基础，进而乏力、犯困、精神不集中，甚至想睡觉。

人体就是一台能思考的机器，机器的正常运转，需要血、气这些"润滑油"和"电"，但"润滑油"和"电"的生成，需要源源不断的原材料，这个原材料就是食物精华。食物精华不够用，机器一方面不能正常运转，另一方面，各个部件就会出现争资源的情况。当脑这个部件争不过其他身体器官时，就会因为缺乏原材料而无力工作，只有去睡觉了。身体其他部位材料不足，也会有各种不适，比如说浑身发沉、全身无力，就想躺下，少消耗一些材料。

细心的人会发现，如果午饭中含有甜食或者辛辣的食物，脾胃不好的人吃过之后，更容易犯困。西医说，这是因为糖会使血液黏稠度增加，血液流动不畅，不能快速高效地服务于人脑，所以也会犯困。这与中医上所讲的肥甘厚腻难消化致使脾虚痰湿易犯困的病理完全一致。

3.油腻

闲来无事我也喜欢上论坛，一次看到一个以第一人称写成的帖子："老板骚扰我，我要不要辞职？"

内容是这样的：女秘书比较漂亮，老板忍不住想要非礼。但女秘书一时又没有更好的工作，只好忍气吞声。说起自己对老板的厌恶，该秘书这样描述：

看着他气球一样大肚子，像熊掌一样的大手，还有他那湿嗒嗒搭在额前的几缕头发，喉咙里不停地雷霆作响的痰气和吐痰声，以及那散发着猪油的脸庞，我都忍不住想吐。最让我恶心的人，长得这么恶心的人，还经常一边用他熊掌一样的厚手掌拍我的肩膀，一边娇滴滴地对我说："歌唱得好，人长得更好。"我真怕他浑身的油腻弄脏了我的衣服。快恶心死我了……

一直以来，有钱人一边包养"小蜜"，一边又不放心"小蜜"。这里有年龄的问题，但我觉得，更主要的是，有钱人心底并不自信。因为，在这个崇尚帅哥的年代，女孩子更喜欢阳光帅气的男人，像这种大腹便便浑身油腻腻的男人除了钱之外根本不可能拿出任何可以吸引女孩子的资本，所以大家鄙视小蜜的原因之一，就是：那么恶心的男人，你也要！

从中医的角度上来看，大腹便便浑身油腻腻的男人，不但形象不佳，而且身体也不佳，因为这实际上是痰湿体质。

前面多次提到，脾胃不佳的人消化能力低下。消化不了的食物，要么排泄出去，变现为大便次数多，大便不成形；要么漫溢于脏腑、肌理，形成水肿或者虚胖，要么通过皮肤排泄，痰湿漫溢于肌表，所以经常油光满面，油光可鉴，给人一种油腻腻的印象。

另外，有些胖人，很容易出汗，动不动就给人大汗淋漓的感觉，原因就在于痰湿体质。这是因为，他体内有大量的痰湿堆积，阻碍了气道，气道不畅，体内的痰湿郁而化热，热又熏蒸津液，气只有通过津液散发出来，化成了汗。如果没有及时清理，这些汗就长期滞留于皮肤表面，新汗加旧汗，就非常黏。这些跟皮肤表面的油脂混合在一起，确实很倒人胃口。

更严重的是，这种油腻感并不仅仅指面部皮肤，而是他整个人给人的感觉都是油油的。比如说，他的头发也会很油，不及时洗头的话就会一缕一缕地搭在额前，除了刚洗过头用电吹风吹干后那一会儿比较干爽，除此之外都不会干净清爽。再比如说，痰湿体质者自己会觉得口中常有黏腻，很少口渴，不用喝

痰湿困脾的症状

痰湿者最明显的特征就是肥胖、贪睡、油腻，在这之外，还有一些常见的症状，也可以作为诊断的参考。

三大特征

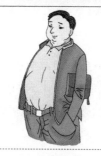

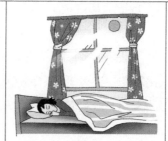

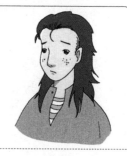

肥胖	贪睡	油腻
多表现为大腹便便，是因为脾胃运化功能相对不足，导致体内水液失于布散而酿成痰湿。	脾主思，脾虚易致贪睡。而且痰湿者血液黏稠度较高，血气运行不畅，脑部供血不足，因而贪睡无力。	皮肤毛孔也是人体代谢通道之一，痰湿者的皮肤代谢物往往比较油腻、黏稠，极易形成痤疮。

痰湿者的其他症状

除了以上三种特征之外，还有一些症状，可以作为判断痰湿与否的参考。

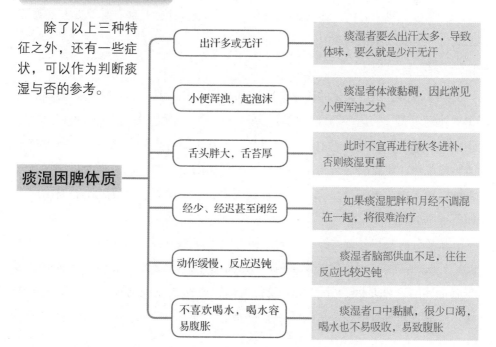

痰湿困脾体质

- 出汗多或无汗 —— 痰湿者要么出汗太多，导致体味，要么就是少汗无汗
- 小便浑浊，起泡沫 —— 痰湿者体液黏稠，因此常见小便浑浊之状
- 舌头胖大，舌苔厚 —— 此时不宜再进行秋冬进补，否则痰湿更重
- 经少、经迟甚至闭经 —— 如果痰湿肥胖和月经不调混在一起，将很难治疗
- 动作缓慢，反应迟钝 —— 痰湿者脑部供血不足，往往反应比较迟钝
- 不喜欢喝水，喝水容易腹胀 —— 痰湿者口中黏腻，很少口渴，喝水也不易吸收，易致腹胀

水，因为他的嘴里也"油腻腻的"。

由此看来，如果你看到一个人大腹便便且油光可鉴，基本上就可以断定他是痰湿体质。有的人，即使没有这些特征，但通过进一步了解，如果发现他爱睡觉，容易困，眼泡微浮，不喜欢喝水，容易出汗，好吐痰，不喜欢运动，也基本就能断定他是痰湿体质。作为医生，我们还会询问他的大小便问题，如果他大便次数多、不成形，小便比较频繁且尿量多，而且浑浊起泡沫，那么他一定是痰湿体质，因为痰湿的特征他都占全了。

还补充一点，汉语中有这样一个成语，叫作"心宽体胖"，虽然"胖"字在这里念pán而不念pàng，但意思差不多。所以痰湿体质者，在性格方面是比较好的，脾气比较温和，为人比较豁达，善于忍耐，这点是阴虚内热好上火的体质者是无法相比的。所以痰湿的人，一般不需要通过改善自己的性格来调理体质。

由岭南人说到痰、湿、热

调查发现，岭南人地区环境潮湿，在这种环境中生活的人容易形成湿性体质，所以广东、广西一带人多见痰湿体质或湿热体质。

潮湿环境是怎样影响人的体质的呢？

回答这个问题之前，让我们先看看什么是湿，什么是痰，什么是热，顺便也交代一下湿热体质的成因。

1.什么是湿

中医认为，伤害人体的因素有内因和外因之分，其中由外因引起的病症叫作"外感六邪"，这六邪分别是风、寒、暑、湿、燥、火。痰湿体质和湿热体质中的"湿"，就是外感六邪中的"湿"，其主要特点是黏腻不爽，所以痰湿体质或湿热体质就会表现为小便不畅、大便黏滞不爽的特征。又由于湿气侵入人体比较柔缓，不易被察觉，所以又表现为患者病情容易反复，不容易治愈，如各种风湿病、湿温病。

湿又有内湿和外湿之分，内湿是由于过度喝酒或者经常食用生冷食物造成的；外湿，主要表现为气候潮湿或淋雨或居住在潮湿之地。岭南人之所以易形成湿性体质，就是因为外湿经常侵犯人体，或伤人皮肉筋脉，或积于皮下肌膜，严重时则侵入内脏，从而产生多种湿症。

如果湿邪侵入肌表，则会阻滞人体气血营（营气）卫（卫气）的运行，导致阴盛阳郁，所以人一方面会怕冷，另一方面，人体内的内热不能畅快地抒发出来。机体出于本能，会通过排汗降热。但排泄也不畅快，所出的汗就黏滞。由于湿的主要特征是浊，进而更阻滞经脉气血运行的通畅性。所以人就会觉得四肢如灌了铅般的沉重。

如果湿邪侵入积于皮下肌膜，那么水湿这种邪气就会泛溢于肌膜，伴随着四肢沉重，所以人的下身就会形成浮肿，用手按一下，就会出现凹陷。如果湿邪侵入皮肉筋脉，人会觉得头重；侵入五脏六腑，则直接影响脾胃的运化功能，人会产生各种胃病及小便不利、腹胀便溏等症。

简单地说，岭南人的湿性体质是这样形成的：空气太潮湿，浑浊的湿气就慢慢将人体泡透了。人的四肢泡了湿气，就相当于四肢里灌了水，沉甸甸的；人的皮肤浸泡了湿气，皮肤里就灌满了水，水往低处流，所以人的下身就会形成浮肿；人的皮肉筋脉中被灌了水，浑身当然像水一样柔软轻飘，而头部皮肉筋脉没有水，全身上下不平衡，自然会觉得头重脚轻；人的五脏六腑被灌了水，那么五脏六腑就被泡坏了，脾胃消化及运输食物的能力就会严重下降，所以与脾胃有关联的器官就会生病，比如说胃。

所以痰湿体质的人，会有四肢沉重、虚胖浮肿、大便黏小便不畅、易出黏汗等特征，就是湿邪在作祟。

另外，形成湿的内因，是由于不良的生活习性引起的，比如说饮食不节、经常喝酒。饮食不节导致脾胃不好，导致脾胃功能下降，从而引起各种病征。酒有使人发热的功能，所以被称作水中火，湿中热，其热性不能把水性，即湿气散发出来，郁结在体内，就形成了痰湿体质。

2.什么是痰

在中医上，有"顽痰生怪症""百病皆生于痰""顽疾从痰治"等说法，由此可见痰症的复杂性和多样性。中医上所说的痰，绝非"不要随地吐痰"那个"痰"那么简单。

中医认为，痰是一种因为人体脏腑气血失和、津液运化失常而形成的病理产物，其主要特征是黏稠。之所以有"痰症"这一说法，是因为痰不仅仅是人体脏腑气血失和、津液运化失常的信号，而且由于其黏稠性质，它还会进一步阻滞气血的运行，成为一种新的致病邪气，致使机体产生其他病患。

比如说：

痰迷心窍，人就会昏迷、痴呆；

痰入扰心，人就会失眠、惊恐；

痰停于胃，人就会恶心呕吐；

痰浊上犯头部，人就会引起眩晕；

痰阻于胞宫，人就会见白带多、月经不调或不孕；

痰在咽喉，人就会出现咽部梗塞或有异物感；

痰阻经络筋骨，人体就会出现肿块、结节、肢体麻木甚至半身不遂。

所以我们经常见一些老人，很可能会被一口痰给憋死，原因就在于痰的阻滞性堵塞了气道和血脉，致使生命活动不能继续。

由于痰是津液运化的产物，所以保留了津液的流动性特征，它可以流窜到身体各个部位，会造成病位在全身的变动，病症此起彼伏，所以痰湿体质相对来说难以调理。

之所以把"痰"和"湿"联系起来，是因为二者有着相同的致病因素：津液。中医有一句是这么说的：湿邪，是由于"津液不归正化"而成。意思是说，人体吸收的水分和食物精华，不能正常地转化为对人体有用的津液，反而形成了水湿这种邪气。我们看痰的概念，也与此类似，也是因为人体津液的异常引起的。这二者都有黏、浊的特点，进一步阻碍了气血的正常运行，气血不畅，人就容易生病。

实际上，将痰和湿归结在一起，还有一个原因，那就是，水湿黏稠不容易被排泄出去，只能滞留在体内，越积越多，又通过热邪的煎熬，最终形成了痰。

也就是说，人体吸收的水分和食物精华，当不能完全被人体吸收时，要么形成粪便排泄出去，要么郁结在体内形成水湿。粪便是人体垃圾，水湿也是。只是因为湿邪属浊，不容易排解，只能憋着，结果越憋越多，最后通过内热这个化学反应条件，垃圾进一步被腐化，形成了更坏的垃圾——痰。这就好比，清洁工人将垃圾放在马路上，刚开始只放了一点点，但后来越堆越多，既阻碍了交通，而且垃圾在太阳、水汽等外部条件的作用下进一步腐化，形成更臭的垃圾，结果不但道路不畅，道路也变得发臭了。人体内的湿邪，就好比这垃圾，既阻碍气血的运行，又对人体造成破坏和污染，人就生病了。

所以，痰症之所以难治，不仅仅是因为它的复杂性，还因为它是一步步演化过来的。因此，从某种程度上来说，若想治痰，应先疗湿；若想治湿，先疗脾胃；若想治疗脾胃，先要保证气血的通畅；若想保证气血的通畅，先要调理

造成痰湿困脾的原因分析

痰湿体质的成因主要是体内湿邪无法代谢造成的，除了与生活环境相关之外，后天不良习惯对肺、脾、肾的损害也是重要原因。

不良习惯对肺、脾、肾的伤害

肺、脾、肾三脏对调节人体水液代谢非常重要，如果一个人很少运动，又有一些不良习惯对肺、脾、肾造成了损害，那么营养水液将多进少出，就容易壅滞体内形成痰湿体质。

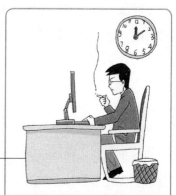

伤肺

久坐，长时间含胸塌背，压迫肺部。

呼吸浅，再加上有空气污染。这样的习惯会导致氧气不足，体内的食物很难代谢，致使痰湿堆积于体内。

伤脾

长期食物厚味肥腻、冰冻寒凉，暴饮暴食，常吃减肥药。

经常发怒，情志不舒展，导致伤肝，转而伤脾。

不吃早餐、熬夜、常吃夜宵，饮酒过多，伤肝转而伤脾。

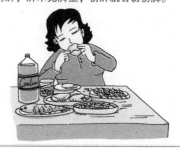

饮食不节易伤脾胃。发怒、熬夜则易伤肝，肝木克脾土，伤肝就容易伤脾。

伤肾

长期口味偏咸，食盐太多。

口味过重，长期吃盐太多也会增加水湿，既伤脾，也伤肾。

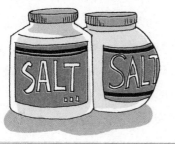

SALT SALT

痰湿困脾

气虚血虚；最后，还要寻找形成气虚血虚的病因，这样才能对症下药。

3.什么是热

湿和热常常是紧密相连的，所以就有人将痰湿体质和湿热体质混为一谈，这里只说热。

岭南地区之所以潮湿，是因为湿气在蒸腾作用下弥漫于天地间，人就泡在这种湿气里，自然得各种湿症。

为什么湿气会蒸腾？是因为热。我们都有这样的体验，每到夏季，人就感觉湿热湿热的，尤其是水汽比较大的南方。比如说印度，每年夏天都会下暴雨，结果湿热异常，每年夏天都热死不少人，这就是因为湿邪和热邪太严重所致。

如果说岭南地区的湿是由气候这个外因造成的，那么热就是内因，二者相互夹击、侵袭人体，就形成了湿热体质。

南方一到湿热缠绵的梅雨季节，有些体质较弱的人，就会出现不想吃饭、乏力犯困甚至发低热的现象，这就是前文我们所说的"苦夏"。

热邪一般有发热息粗、红肿、大便干、小便黄等热性特征，所以湿热体质一般容易长痤疮粉刺、容易口干口苦、心情烦躁、舌质偏红、眼睛红赤等特征，女性容易有带下病，男性容易阴囊潮湿。由于湿热常常相随，所以湿热体质的人在午后气温比较高的时候，还会呈现四肢沉重、头痛头重等湿症特征。

岭南地区的湿和热的气候特征，决定了当地的热邪和湿邪较为严重，这就为痰湿和湿热体质的形成提供了外因。如果有的人久而久之，必然更容易成为痰湿体质或湿热体质。

∾ 痰湿体质会带来这些病 ∾

相对于阴虚阳虚、气虚血虚，痰湿体质是一种更不健康的体质，所以容易导致的病症也不似感冒发热咳嗽那么简单，而是"病入腠理"，易患更严重的病征，比如说高血压、高血脂、糖尿病、动脉硬化、痛风、冠心病、代谢综合征、脑血管疾病、肿瘤、肥胖症、哮喘、气管炎、各种胃病等。发病原因也比较复杂，我这里只举一个现代人常犯的病症：高血脂。

每每说到高血压、高血脂、高血糖这类疾病，前面都要加上一句：随着人们生活水平的提高。那意思好像在说，生活水平高了，吃得好了，人就得病了。相反，一个农村小老太吃得不够精美却得了三高，那就是一件很稀奇的事。这里就蕴含着一个十分怪诞的逻辑：吃得好=得病。

乍一看，这似乎很滑稽：吃得好了只会让人更健康，怎么会得病呢？让我们先看看高血脂的病因。

用西医术语说，血浆中的血脂成分的浓度高于正常标准，就形成了高血脂。人们之所以害怕高血脂，并不仅仅在于高血脂本身，而是血脂浓度高、太稠了就会引起全身动脉粥样硬化，进而引起心脏功能衰竭，生命就要走向末路了。所以治疗高血脂的关键，就是努力降低血浆中的血脂。

在我看来，血浆中多余出来没用的血脂，其实就相当于中医中的"痰"或者"湿"，对人体有用的血脂，就是可吸收利用的津液。

有网友发帖这样询问：血看起来稠稠浊浊的，是不是就是高血脂？

已经有医生回答他这个问题：不一定，静脉血本身颜色比较暗，抽到静脉血时就不一定是高血脂。

回答这个问题的应该是个西医。也就是说，只要不是静脉血，血液稠稠或者呈浑浊状的，可能就是高血脂。这些让血液变得浑浊的东西，就是多出来的血脂，也就是痰或湿，因为这二者都有黏稠的性质，且湿的特征，就是浊。

中医上没有"高血脂"这个病症，但根据高血脂的临床表现，如头晕、胸闷、心悸、神疲乏力、失眠健忘、肢体麻木等，与中医中的眩晕、中风、脑痹等病类似，都属于"痰浊""痰痹"等痰症范畴。所以用中医解释高血脂，它就是因为脏腑功能失调、膏脂（类似于西医中的血脂）输化不利而致病。由于痰无处不在，所以有的人因为脾虚痰阻而肢体麻木，有的因肝肾不足聚痰生瘀导致头痛眩晕，有的人因心脾不足痰瘀阻痹胸阳而致胸痹，有的因脾肾两虚痰瘀阻窍而成痴呆。所以在治疗上侧重于从化痰开始。

我这里就有一位70多岁的病人，高血脂。医院的大夫告诉他说，高血脂无法完全治愈，只能通过药物或者其他什么办法将血脂含量控制在正常范围内，而且药物有很大的副作用。想到中医习惯从病因上治病，所以他就找到我，希望我能帮他根治。

我了解了他的来意之后，为难地说："我也不敢保证一定可以根治，现在还没有任何人敢说这话。我可以肯定的是，用我的方法治疗，毒副作用肯定要小得多，虽然我不敢保证根治，但中医治病更侧重于从病根上治疗。比如说你经常头昏脑涨、胸闷，这是痰湿阻滞经络造成的，我会从化痰开始治疗，而不是纯粹地降血脂或者让你控制自己不吃脂肪含量高的食物，否则降下来之后再升上来还有什么意思？"

他听了我的话，觉得很有道理，于是从此从我这里拿药了。果然坚持服药三个月后，他感觉自己轻松多了，而且不用像以前那样提心吊胆地担心犯病了。他知道高血脂病人应该注意什么，除了服用我的药，平常还注意口味淡、不饮酒、不吸烟、不生气、不吃刺激性东西。

也许有人就奇怪了，你给他开了什么药，这么神奇。我只是开了益气化痰去湿的药而已，因为他这个高血脂的病因，就是因为痰湿。

至于其他病症，比如说高血压、糖尿病，有时候是由高血脂引起的，根据病人的情况，也可以服用一些化痰去湿的药。气管炎的发病原理与此类似，由于痰阻滞气脉而成。各种胃病，是由于脾胃运化功能下降引起的，根本原因也在于痰阻气虚、津液运化不畅，仍然可以从治痰症入手。

治痰从治气开始

一般人认为，既然痰湿体质是因为痰或湿太多，那就努力消掉这些病邪，我不太认同这种方法。

这就好比吃降压药一样。你不是说我血压高吗？我就吃降压药，把它降下来。但由于致病因素仍在，你降下来，它还会升上去。于是我再降，稍微有个风吹草动，它再升上去。是药三分毒，双方如此反复，即使没有分出胜负，身体也经不起这样的折腾，最后只会变得更虚弱。

所以治疗痰湿，如果纯粹地靠化痰去湿，虽然暂时可以稳定病情，但由于导致痰湿的因素仍然存在，痰邪还会重新卷土重来。打个比方说，化痰去湿药就好比一个守护城池的将军，导致痰湿的因素就是一个皇帝。病邪不停地攻城，将军虽然一口气可以退军一百里，解除危机，但皇帝却不是一个好皇帝，不准许他继续攻杀。于是，君主一声令下，将军只好乖乖地回来，病邪依旧在城外不远处虎视眈眈。所以将军虽然可以在一定程度上守卫城池安全，但他不是决定因素，他得听命于君主。城池的百姓若想获得永久的安宁，不但需要一个英勇的将军，更需要一位开明的君主，所以大家要先将导致痰湿的这个昏庸皇帝拉下来，将充满正气的好皇帝扶上去，将军才能发挥真正的作用。

痰湿容易导致的疾病

中医常说，"百病皆由痰作祟""顽痰生怪病"，痰湿体质是酝酿疾病的温床，很容易引发肥胖、"三高"和代谢综合征，具体来说，可能导致以下病症。

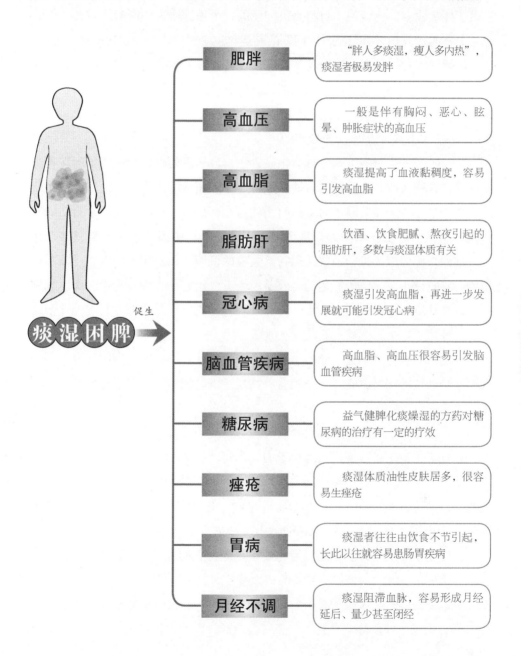

痰湿困脾 促生→

肥胖 ——— "胖人多痰湿，瘦人多内热"，痰湿者极易发胖

高血压 ——— 一般是伴有胸闷、恶心、眩晕、肿胀症状的高血压

高血脂 ——— 痰湿提高了血液黏稠度，容易引发高血脂

脂肪肝 ——— 饮酒、饮食肥腻、熬夜引起的脂肪肝，多数与痰湿体质有关

冠心病 ——— 痰湿引发高血脂，再进一步发展就可能引发冠心病

脑血管疾病 ——— 高血脂、高血压很容易引发脑血管疾病

糖尿病 ——— 益气健脾化痰燥湿的方药对糖尿病的治疗有一定的疗效

痤疮 ——— 痰湿体质油性皮肤居多，很容易生痤疮

胃病 ——— 痰湿者往往由饮食不节引起，长此以往就容易患肠胃疾病

月经不调 ——— 痰湿阻滞血脉，容易形成月经延后、量少甚至闭经

痰湿困脾

引起痰湿的昏庸君主，就是气。若想调理痰湿体质，首先要调理气，一身正气，血气通畅，病邪自然不战而退。所以痰因气生，治痰，要从治气开始。

痰并非人体固有的物质，而是体内津液运化失常、凝滞结聚而成的病理产物。健康的人之所以没有痰，是因为体内津液运化正常，最终都转化为营养物质被人体吸收了。所以说，材料是没问题的，可被健康人和痰湿体质者吸收的都是一样的水分和五谷杂粮，出问题的是运化这个过程，是主运化的脾。

这就好比我们熬粥，熬好了，吃进去就可以被人体所用，但若没熬好，烧焦了，水和米成为一坨黑乎乎的东西，自然就没法吃了，只能倒掉。不是水和米不好，而是因为火候不好，锅不好。

气的运化出问题怎么会导致痰的生成？

在人体这个机器中，脾分解消化完食物，自然需要将这食物精华运送到身体各处，这样人体各个器官才有能量来源，才能正常的工作。形象地说，脾就是一个小卡车，上面装满了对人体有用的好东西。但卡车没有油是不会动的，脾也是这样，需要一个动力，这个动力，就是气。中医认为，气具有推动作用，推动作用表现为推动精气的运行、血液的循行，以及津液的生成、输布和排泄。脾这辆小车之所以能运动，就是因为有气给它动力推着它走。所以想象一下，脾这辆小车在气的推动下，呼呼地将营养物质从这个地方运送到那个地方，这种"呼呼"的感觉，就是气血通畅。

反之，如果动力不足，推动小车的力量就不足，小车就走不快，没有那种气血通畅的"呼呼"感觉，车上的营养物质还没送到地方就过了保质期，变坏了，这就形成了痰。

这样又导致了两个后果，需要这些营养物质的器官，能量没有得到及时的补充，就罢工不干了，所以人就会乏力、懒得动，想睡觉；第二个后果，这些痰在体内成了垃圾，脾虽然有运送垃圾的责任，但是正常情况下应该走排泄这条道路，但这堆本来应该成为营养物质的东西走的是另外一条道路，所以很难将它们运出去。到后来，垃圾越堆越多，一方面形成了水肿和虚胖，另一方面，机体出于本能，即使不能排泄也要艰难地将它们排泄出去，所以人就会出黏汗，脸上油腻腻的。痰湿体质者的三大特征，就是这样形成的。

所以我调理痰湿体质者时，总要在里面加入一味或者两味益气的中药，比如白术、茯苓、甘草等。只有气足、气血通畅，脾的运化作用才强，才不会产生痰。

了解脾脏

中医认为，脾属土，是人体最重要的脏器之一，是人体气血的运化通道。痰湿者补气，主要就是补脾之气。但是中医所说的脾，和西医或解剖学上的脾脏并不是一回事。

中西医对脾脏的认识

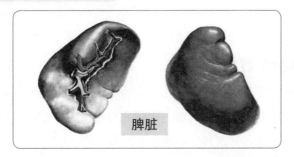

脾脏

西医解剖学	位置	中医

脾属于网状皮系统，位于腹腔左上方，暗红色，质软而脆，是人体最大的淋巴器官。脾内部可分为红髓和白髓。

位于中焦，膈之下，与胃互为表里。也有的学者认为中医理论的"脾"其实对应的是现代医学的胰脏，或二者的结合。

1. 红髓过滤和储存血液。 由脾索及血窦组成，其中可储存约200毫升的血液，当机体需要大量供血时，脾的平滑肌收缩，放出血液。

2. 白髓对抗外来微生物及感染。 其中的巨噬细胞能将衰老的红细胞、血小板和退化的白细胞吞噬，还能吞噬血液中的病菌、原虫和异物。

3. 脾中的淋巴细胞还能制造抗体。 摘除脾脏后，人的免疫力将大大下降。

1. 主运化。 运化水谷精微和水液，若运化水谷精微功能失常，则气血化源不足，容易消瘦倦怠。若运化水液功能失常，则水液潴留，聚生痰湿水肿。

2. 统摄血液。 与心、肝配合，统摄血液循环，使血不妄行。脾气虚弱，则气不摄血，易致月经过多、崩漏、便血等症。

3. 主肌肉四肢。 脾气健运，营养充足，则肌肉丰满壮实，四肢活动有力。脾气衰弱，营养缺乏，则肌肉消瘦或萎缩，四肢乏力。

4. 开窍于口、其华在唇。 脾气健运，则唇色红润，口能知五味。脾气虚弱，则唇色淡白，饮食乏味。

痰湿困脾

药物调理是关键

一般偏颇的体质，通过食疗就可以慢慢调理过来，比如说气虚了就多吃萝卜，血虚了就多吃红枣、木耳，阴虚就多吃梨，阳虚就多吃核桃、羊肉等温补类食物。但痰湿这种体质，不仅仅是虚，吃点东西补一补就可以了，而是因为痰湿是由于气虚引起的，所以单纯地吃一些化痰去湿的食物作用并不大，单纯吃一些益气的食物，又似乎有隔靴搔痒的嫌疑，不能立竿见影。所以对于痰湿体质者来说，药物调理才是关键。

1.不可不提的平胃散

每种偏颇体质，都有一些有针对性的中药或方剂，比如说血虚可以喝四物汤，气虚可以吃玉屏风散，阴虚可以吃六味地黄丸，阳虚可以吃金匮肾气丸，痰湿体质也有这样一个方剂，那就是平胃散。

《他喝凉水都会胖》里提到的侯先生，就是痰湿体质，只是还不太严重，当时我就为他推荐了平胃散。

前面多处讲到，痰湿体质的形成与脾的关系密切，正是脾的运化能力下降导致了痰湿。所以调理痰湿体质，除了理气之外，还需要悉心调理脾胃。可能外行人一听"平胃散"这个名字还不以为然，平胃散自然是平胃的，怎么可以调理脾呢？

这就要解释一下什么是脾。

我曾在网上看到这样一个求助帖：医生说我脾不好，脾在什么地方呢？我吃点什么才能补脾呢？

其中一个跟帖者回答道：你最好找医生诊断后再用药，中医上所说的脾是很复杂的一个东西，不是学中医的根本无法跟你说清。

话虽然说得有些夸张，但也不无道理。中医上所说的脾，并非特指哪个器官，而是位于腹腔内并借助于经络分支与六腑把全身组织联系起来的一个系统，具有运化、统血等作用。脾虚，不但会引起各种痰湿症状，由于脾主肌肉、四肢，所以健康的人四肢肌肉发达丰满，强劲健壮，反之则四肢肌肉痿软，倦怠无力。

脾的另外一个重要功能在于"脾开窍于口、其华在唇"，意思是说，口与脾的功能是协调统一的，脾运化正常，人的胃口就正常，食欲就正常，气血就充足，人就表现为口唇红润光泽。反之，若脾失健运，胃口就不好，食欲就不

痰湿困脾者的药物养生

治疗痰湿，主要应从健运脾胃着手，以下这些中药对调理痰湿体质有很好的帮助，可以制成药膳，也可以自制成一些小偏方，及时应付因痰湿造成的病痛。

适宜痰湿困脾者的扶补药材

药材	性味	功效	药材	性味	功效
砂仁	辛，温	化湿开胃，温脾止泻，理气安胎	陈皮	苦辛，温	理气调中，燥湿化痰
赤小豆	甘酸，平	利水消肿，解毒排脓	白芥子	辛，温	利气豁痰，温中开胃，散痛消肿
厚朴	苦辛，温	燥湿消痰，下气除满	泽泻	甘淡，寒	利水渗湿，泄热通淋
生蒲黄	甘，平	止血，化痰，通淋	冬瓜皮	甘，凉	利尿消肿
鸡内金	甘，寒	消食健胃，涩精止遗	防己	苦，寒	利水消肿，祛风止痛

其他祛痰湿的药材还有党参、扁豆、淮山、薏仁、茯苓等。

痰湿药物的不同功效

同样是祛痰湿的药物，其作用也存在一定差别，进行药物调理时要多加注意。

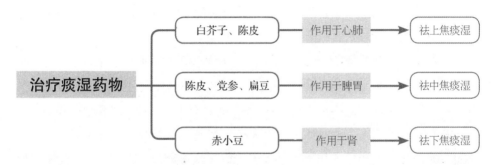

正常，水谷精微供应就不规律，人体就容易生病。

胃也是重要的消化器官，但没有运化作用，食物经过胃和肠消化之后，必须依赖于脾的运化功能才能将营养物质输送到全身。所以中医认为，脾与胃互为表里，二者经常结合在一起，平胃散调理脾，就是这个道理。

痰湿不太严重尚未致病者，比如说只是感觉沉重，容易胸闷犯困、喜欢吐痰、周身油腻不爽等症状较浅者，平常就可以用平胃散调理。根据中医典籍，平胃散是燥湿祛痰，行气健脾的最好方剂，对于湿浊困中、胸腹胀满、口淡不渴、不思饮食、恶心呕吐、大便溏泻、困倦嗜睡等有良好的疗效，被称作"治脾圣药"，很多健胃的方剂，都是从这个方剂演变而来的。

现在市场上就有卖平胃散成品的，您也可以自己照方配药，具体配法是：苍术21克，厚朴12克，陈皮6克，甘草12克，生姜2片，干枣2枚。一起用水煎了喝。由于病人各自情况不同，还可适当加其他药材，比如说有湿热症的可加黄芩，有寒湿症的可加草豆蔻。

这个方子里的几味中药，都是很常用的调理痰湿的药物：

苍术：常用的健脾燥湿药，可调理痰湿体质的胸闷、腹胀、水肿等症状。在平胃散中，它是主药。

厚朴：常与苍术、陈皮等配合用于痰湿困脾、胸闷、腹胀等症，主要用作配药，起到燥湿消痰的作用。

陈皮：主治理气、调中、燥湿、化痰，对于腹胀腹痛、消化不良有较好的疗效。

甘草：多用于补脾益气，祛痰止咳。

此外，用于调理痰湿体质的常用药物还有白术、黄芪、防己、泽泻、荷叶、橘红、生蒲黄、生大黄、鸡内金等。

2.其他方剂

平胃散用于痰湿体质较为轻微者，若痰湿体质较为严重，则还可使用二陈汤、六君子汤、香砂六君子汤、金匮肾气丸等。

二陈汤主要用于理气化痰，刚好符合治痰先治气的原则。这个方剂的药物组成主要是陈皮和半夏，这两种药材不但具有化痰的功效，而且性味都属辛温，辛散利于走气，温通则能开结，所以此方剂同时具有化痰、理气、和中三种功效。

我有一位老病人，他身体没什么大病，但就是三天两头觉得胸闷，闷得喘不过气来。最初我想给他用平胃散，但考虑到他年龄大了，不管怎么健脾，他

常用祛痰湿的中成药

痰湿者仅仅依靠食疗来纠正体质偏颇会比较难，必须配合药物治疗，以下几味中成药对祛痰湿有较好的疗效，但都不宜久服，应"中病即止"。

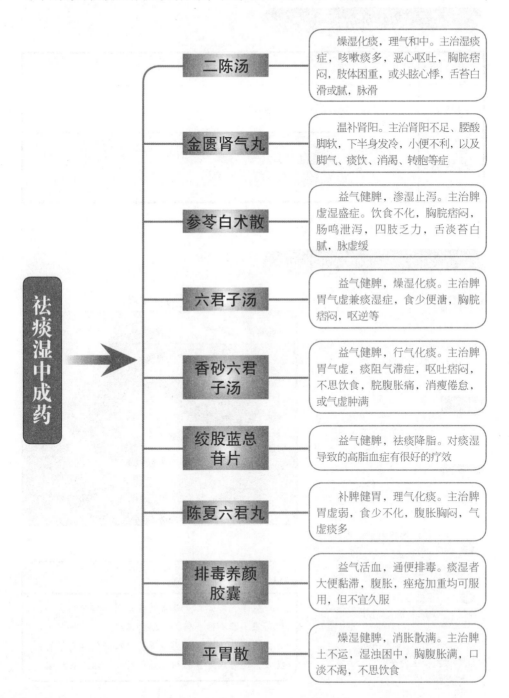

祛痰湿中成药

二陈汤
燥湿化痰，理气和中。主治湿痰症，咳嗽痰多，恶心呕吐，胸脘痞闷，肢体困重，或头眩心悸，舌苔白滑或腻，脉滑

金匮肾气丸
温补肾阳。主治肾阳不足、腰酸脚软，下半身发冷，小便不利，以及脚气、痰饮、消渴、转胞等症

参苓白术散
益气健脾，渗湿止泻。主治脾虚湿盛症。饮食不化，胸脘痞闷，肠鸣泄泻，四肢乏力，舌淡苔白腻，脉虚缓

六君子汤
益气健脾，燥湿化痰。主治脾胃气虚兼痰湿症，食少便溏，胸脘痞闷，呕逆等

香砂六君子汤
益气健脾，行气化痰。主治脾胃气虚，痰阻气滞症，呕吐痞闷，不思饮食，脘腹胀痛，消瘦倦怠，或气虚肿满

绞股蓝总苷片
益气健脾，祛痰降脂。对痰湿导致的高脂血症有很好的疗效

陈夏六君丸
补脾健胃，理气化痰。主治脾胃虚弱，食少不化，腹胀胸闷，气虚痰多

排毒养颜胶囊
益气活血，通便排毒。痰湿者大便黏滞，腹胀，痤疮加重均可服用，但不宜久服

平胃散
燥湿健脾，消胀散满。主治脾土不运，湿浊困中，胸腹胀满，口淡不渴，不思饮食

痰湿困脾

适合痰湿困脾者的药膳

痰湿者在进行食疗时，最好加入一些药材，这样效果会比较显著。

药膳处方

类　别	名　称
药酒类	痰湿者应当尽量少饮酒
药膳类	白扁豆猪腿汤、山药冬瓜汤、赤豆鲤鱼汤、黄芪山药薏苡仁粥、菊花薏苡仁粥、菖蒲薏苡仁粥、砂仁鲈鱼、虾马童子鸡等

药膳推荐——虾马童子鸡

材料

虾仁15克，童子鸡1只，米酒、葱段、蒜、盐、味精、生姜、太白粉、鸡汤各适量。

药材

海马10克。

做法

1. 将童子鸡洗净斩块，放入沸水中氽烫煮熟，撇去血沫，捞出放在盘中备用。
2. 将海马、虾仁用温水洗净，浸泡10分钟，然后放在鸡块上。
3. 在鸡块中加入葱白、生姜、蒜及鸡汤适量，上笼蒸烂，然后把鸡肉扣入碗中，加入调味料后，淋上太白粉水勾芡即可。

虾马童子鸡

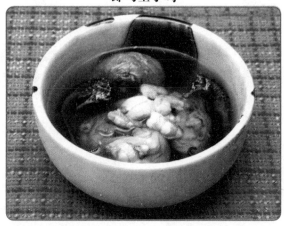

点评 ▼

生姜、虾仁都是非常适宜痰湿体质者的食物，中药海马具有健身催产、消肿活络、止咳平喘之功效，此道药膳对于体力减退、性欲降低者有很好的功效，还可以温肾壮阳，益气补精，活血去痰湿。

全身的器官都已老化，所以这个药对他没什么意义。于是我就想到这个辛散利气、化痰解郁的二陈汤。果然，他连续用了几剂之后，症状得到了明显缓解。

六君子汤是补益类方剂，这可以从它的成分上看出来。这个方剂中，依然有陈皮和半夏，另外还有人参、白术、茯苓、炙甘草，共六种药材，所以称为六君子汤。它的主要作用，依然是燥湿化痰，尤其适用于脾胃虚弱者。它与二陈汤的区别在于，在理气化痰的同时，又补中益气，先治气虚。

香砂六君子汤与六君子汤类似，只是多加了一味砂仁，有时也加上一味藿香，这两味药主要针对湿邪引起的浊，有化浊开胃的作用。

二陈汤、六君子汤、香砂六君子汤的共同作用在于从治气入手，从根本上杜绝痰的产生，进而化浊消痰，避免痰湿体质的恶化，所以它们对痰湿体质者来说，都是非常重要的调理药。

金匮肾气丸主要用于调理阳虚体质，但它除了温补肾阳的作用，还有化气行水的功能，因为对于痰湿引起的肾虚水肿、腰膝酸软、小便不利也有很好的功效。其药理作用是这样的：肾虚，则不能制水，由此导致体内"水泛为痰"，应当温阳化痰。因为痰湿体质的形成，不见得都是气虚引起的，肾阳虚也会导致水肿、小便不爽等痰湿症状。由于市场上有很多这些药的成品，我这里就不再多说了。

痰湿菜肴推荐

痰湿体质是一种很不健康的体质，所以药物调理是关键。不过痰湿不严重者，或者长期生活在湿热地区的人，还是可以通过食疗来防病健体的。我这里就大致介绍几个痰湿的菜肴。

【茼蒿炒萝卜】

配方：白萝卜200克，茼蒿200克。

做法：白萝卜去皮洗净切丝，茼蒿择洗干净，沥干备用。油锅放火上烧热，放入萝卜丝翻炒数下，加入盐、清汤炒至七成熟，放入茼蒿，炒熟后加入少许鸡精、香油即可。

用法：平常当菜肴吃即可。

功效：润肺清痰，益气降压，开胃通便，尤其适用于痰湿导致的肥胖、嗜睡、便溏。

痰湿困脾

【韭菜炒虾仁】

配方：韭菜200克，虾仁100克。

做法：韭菜择洗干净，切段，虾仁洗净。油锅放火上烧热，放入韭菜炒至七分熟，然后放入虾仁，菜熟后加入调味料炒匀后即可。

用法：当菜肴用。

功效：健胃提神，消肿止痛。

【山药冬瓜汤】

配方：山药150克，冬瓜300克。

做法：山药、冬瓜分别清理干净、切好。锅中放水烧开，加入山药块、冬瓜片，小火熬至冬瓜熟烂，加入调味料。喝汤吃山药、冬瓜即可。

用法：平常当汤喝。

功效：利水消痰又益肺，健脾益胃助消化。

【芡实薏米粥】

配方：芡实30克，薏米100克，陈皮5克，莲子20克。

做法：先将芡实、莲子、薏米放在清水中浸泡半小时。锅中添水烧热，放入芡实、莲子、薏米大火煮开，然后转小火炖半个小时，粥熟后加入少许盐和鸡精调味即可。

用法：两天一次，当粥饮用。

功效：健脾利湿，有助于缓解痰湿体质的各种不适。

【山楂荷叶汁】

配方：荷叶一张，山楂20克。

做法：荷叶清洗干净。分别将荷叶、山楂切碎，然后放砂锅里煎水两次，将两次的药汁混在一起饮用。

用法：当茶饮。

功效：有助于缓解四肢困重、胸闷胃不适等痰湿病症。

此外，痰湿体质者宜吃一些味淡性温平的食品，多吃些蔬菜、水果，多吃一些具有健脾利湿、化痰祛痰的食物，如韭菜、香椿、芥菜、洋葱、葱、生姜、萝卜、包菜、山药、扁豆、荸荠、紫菜、藕、鱼虾、赤豆、蚕豆、薏米、杏、柠檬、樱桃、石榴等。

痰湿困脾者的饮食养生

调理痰湿体质，应该在平时饮食中加以注意，多吃一些味淡性温平的食品，多吃蔬菜和水果。

痰湿体质养生原则

养生原则
- 健脾 —— 注意控制饮食，多吃清淡食物，忌食厚味寒凉，增强脾对水液的运化能力
- 去湿 —— 改变不良习惯，避免居住在湿邪环境中，多做户外运动，衣着宽松

蔬菜类宜忌

蔬菜类
- 宜：白萝卜、荸荠、紫菜、海带、洋葱、扁豆、薏苡仁、红小豆、蚕豆、豇豆、香菇、包菜、冬瓜、韭菜、芥菜、辣椒、大蒜、生姜、扁豆、山药、香椿等
- 忌：甜菜、枸杞等

生姜的散湿作用非常好，还可暖脾胃、促进发汗，但尽量选择夏天或起床时吃。

荤腥类宜忌

荤腥类
- 宜：牛肉、羊肉、狗肉、鸡肉、鲢鱼、鳟鱼、带鱼、泥鳅、黄鳝、河虾、海参、鲍鱼、海蜇、鹌鹑等
- 忌：田螺、螺蛳、鸭肉、蚌肉、牡蛎肉、海鲜等

痰湿者应少吃寒凉、腻滞、生涩的食物，这些食物对脾胃不好，可能会加重痰湿。

水果干果类宜忌

水果干果类
- 宜：白果、大枣、杏子、荔枝、柠檬、樱桃、杨梅、石榴、槟榔、佛手、栗子等
- 忌：石榴、大枣、柚子、枇杷、山楂、西瓜、杨梅等

酸性食物容易加重痰湿，痰湿体质者应少吃。此外，含糖量高的饮料、果品等，也应少吃。

常按摩丰隆、阴陵泉

一个中年男人走到我的诊所，看他大腹便便油光满面的样子，我就猜到他是痰湿体质。随便问了两句，果不其然，他有胸闷、大便黏、小便不利的情况。当时我正忙着，于是我让他对着墙上的人体穴位图，找到丰隆穴，先按摩一会儿，我先去给其他病人开方子。

等我打发完前面的病人，还没来得及说话，这位中年人就惊讶地问我："我觉得现在都不用看病了。因为刚才你让我按摩这个穴位，我觉得现在已经神清气爽了，好像从来没有胸闷过一样。"

那是当然，每种体质都可以通过穴位来调理，能调理痰湿体质的穴位，就是丰隆穴。丰隆穴，顾名思义，就是把脾胃上的浊湿轰隆隆得像打雷下雨一样排出去，用中医的术语说，经常按摩丰隆穴，可以祛湿化痰。

有意思的是，我发现调理前面几种体质的穴位，都在腿上，丰隆穴也是这样的。其具体位置可以这样找：在腿的外侧膝眼和外踝这两个点的中间取一个点，在胫骨前缘外侧两指宽度的地方，再取一个点。这两个点之间的位置，就是丰隆穴了。每天坚持在这个地方按压两分钟，就可以驱除体内的湿气，缓解痰湿体质之不适。所以一般痰湿体质者找我看病，临走的时候，我都交代他们有事没事就按摩一下自己的丰隆穴。

我有一位病人患了高血压，她不喜欢吃降压药，说药品的毒副作用会让女人衰老得更快，也不愿意喝中药，说太难喝了。

"那你只有保持良好的饮食和作息习惯了，还不能让自己动怒，不过很难坚持。"我无奈地对她说。

她说："我年轻的时候减肥听说，经络疗法对人体副作用很小，也比较有效。我可不可以通过按摩穴位来调理高血压？"

当时，我就说丰隆穴有这个功效，让她经常按摩。果然，她不用吃降压药也不会感到头痛和眩晕。

中医认为，高血压是因为人体经气循行失常造成的，气运行不畅，则不能助脾胃运化，脾胃异常，则导致津液失常，津液失常则化为痰湿。所以通过按摩穴位改善血气的通畅性，是可以治疗痰湿引起的高血压的。

如果不记得每天按摩的话，在丰隆穴上贴药也能治病。痰湿体质比较明显的人，可以准备一些膏药，分别贴在可以去痰的丰隆穴和可以去湿的阴陵泉穴

痰湿困脾者的经络养生

除了文中介绍的丰隆穴、阴陵泉穴之外，痰湿体质者常对中脘、水分、神阙、关元、足三里、脾俞、三焦俞等穴位进行调养，也能收到不错的效果。

痰湿者的主治穴位

穴位	所属经络	位置	主治功效
丰隆	足阳明胃经	足外踝以上8寸处	化痰通络，活血止痛
阴陵泉	足太阴脾经	小腿内侧，胫骨内侧髁后下方凹陷处	清脾理热，宣泄水液，化湿通阳
中脘	任脉	在上腹部，前正中线上，当脐中上4寸	治胃痛，腹痛，腹胀，呕逆等
水分	任脉	在上腹部，前正中线上，当脐中上1寸	治腹痛，水肿，蛊胀，肾炎等
神阙	任脉	人体的腹中部，脐中央	治中风虚脱，四肢厥冷，水肿鼓胀，便秘，小便不禁等
关元	任脉	在下腹部，前正中线上，当脐下3寸	治少腹疼痛吐泻，遗精早泄，虚痨冷惫，下消，太胖太瘦等
足三里	足阳明胃经	外膝眼下3寸，距胫骨前脊1横指	增强免疫力，调理脾胃、补中益气、疏风化湿、扶正祛邪
脾俞	足太阳膀胱经	背部，当第11胸椎棘突下，旁开1.5寸	健脾和胃，利湿升清
三焦俞	足太阳膀胱经	第二腰椎和第一腰椎中间，旁开1.5寸	外散三焦腑之热

艾灸

以上穴位除了按摩以外，还可以采用艾灸等方法进行调理。每次在腹部、背部、下肢各取1个穴位，用艾条温灸。如出现口苦、咽干等症状，则减少穴位或停灸。

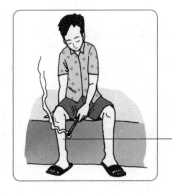

温灸：点燃艾条，对准施灸部位进行熏灸，病人感到舒适无灼痛感，以皮肤潮红为度。

上，效果也不错。

这里也大致介绍一下阴陵泉这个穴位。

按摩阴陵泉的主要作用在于可以通经活络、健脾理气，对于腹胀、下肢麻痹、失眠等症都有很好的疗效，气虚体质和痰湿体质者平常可多按摩阴陵泉。我就曾经用子午捣臼法刺激过病人的阴陵泉，帮助他消肿利水，效果还不错，这可以从他面部不再油腻上看出来。

阴陵泉的位置这样找：正坐屈膝或仰卧，胫骨内侧髁后下方约胫骨粗隆下缘平齐处就是了。

少吃甜食多运动

我发现，痰湿体质者有一个共同特征：都喜欢吃甜的东西。我们都知道，想保持身材的女孩子都会克制自己不吃甜食，因为怕发胖。而痰湿体质者特征之一，就是肥胖，这就看出了甜食对身体的影响。

事实上，吃甜食远非发胖这一个影响。

中医认为，脾喜甜恶酸，肝喜酸恶甜。也就是说，脾这个器官，是很喜欢甜味的，所以痰湿体质者，往往很纵容自己的脾，生活中几乎离不开甜食和甜点。但凡事都有个度，时间久了，脾也被惯坏了，就会变得不知足。

比如说，有的人，喝粥的时候一定要放糖，喝到嘴里，甜丝丝的，挺爽的。但之前喝粥的时候，可能只要一勺糖就够了，但时间久了，一定要放两勺糖才会觉得甜，时间再久一些，可能要六七勺，他才会觉得甜。

任何事物，最开始喜欢的东西，可能变成对自己危害最大的事物。这就有点类似于电视中所演的那样，背叛皇帝的，往往是他最宠信的大臣一样。糖对身体

小知识 ▶ 什么是"子午捣臼法"？

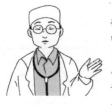

　　子午捣臼法是一种重要的针灸手法，是复式补泻手法之一，综合了提插、捻转、九六等基本手法，专治水蛊膈气，有引导阴阳，通利经气的作用。

　　操作手法：进针得气后，插针用左转九阳数，提针用右转六阴数，反复施术至适当度数后出针。《针灸大成》卷四："子午捣臼，上下针行，九入六出，左右不停。且如下针之时，调气得匀，以针行上下，九入六出，左右转之不已，心安阴阳交道。"

痰湿体质者的四季起居养生

四季养生

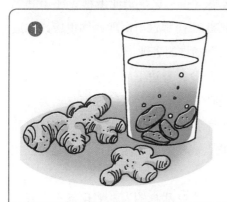

春夏：多吃姜，少寒凉

"冬吃萝卜夏吃姜，不找医生开药方。"痰湿者在暑热季节应少用空调，少吃冰冻食品，多吃生姜，适当晒晒太阳。

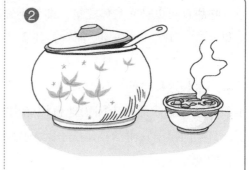

秋冬：味清淡，少进补

痰湿者在秋冬不宜跟风进补，除非还兼有明显的气虚、阳虚。痰湿者应该多吃清淡食物，如山药、莲藕、扁豆等。

起居养生

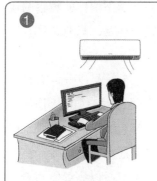

少用空调

夏季痰湿者应多出汗，吹空调不利于痰湿的消散。尤其是出汗之后立即吹空调，更容易使内外湿相结合，从而伤身体。

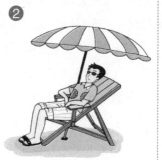

多晒太阳，洗热水澡

阳光能散湿气，振奋阳气。洗热水澡最好是泡浴，泡到全身发红，毛孔长开，这样最利于痰湿消散。

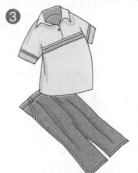

衣服宽松

适宜穿宽松的天然纤维衣服，这样有利于湿气的散发。痰湿者长时间穿紧身塑形内衣，容易有明显口臭。

痰湿困脾

的危害，主要就是针对脾，脾虽然喜欢甜，但凡事都有个度，吃多了一样会伤害自己，这在中医上叫作"滋腻碍脾"，太腻味了，消化不了，就转化为痰。所以痰湿体质者除了发胖，还会出现四肢沉重、口舌黏腻、腹胀等症状。

遗憾的是，好多人不明白这个道理，不但平常将花花绿绿的糖当作不可缺少的零食，正餐时也不好好吃饭，只是吃块点心、吃块奶油蛋糕，还美其名曰：吃甜食可以补充身体能量。即使不知道吃甜伤脾这个道理，你也应该知道吃甜容易发胖啊？一味地吃甜食，其实是一种幼稚的表现。

细心的人可能会发现，小孩子最喜欢吃甜食，身边不离糖果，所以我们经常听到家长这样哄他：你做完这个（或者你听话），待会儿给你糖吃。为什么小孩子这么喜欢甜食？因为他自控能力较差，无法控制自己的脾。脾想吃甜了，直接向孩子发出信号，孩子就去找糖吃。成年人喜欢吃甜食，也是无法控制脾的表现，

中医认为，甘能伤脾。所以我们发现，经常吃甜食的人，消化都不太好，食欲也不好，这就是脾胃受伤的表现。久而久之，可能就会导致痰湿。

此外，对痰湿体质者来说，除了少吃甜食，猪肉、肥鸡、牛奶、甜食、浓茶、酒类、油炸品等这些食物也不易多吃，它们在中医上被称作是"肥甘油腻"之物，吃多了会助湿生痰，加重痰湿症状。

在日常生活中，痰湿体质者除了注意不要吃甜食，还要多运动。运动养生是最好的养生方法，对任何体质都适用，对痰湿体质尤其适用。

痰湿体质者一般都比较胖，身重易倦，人就懒得动。越不动，就越容易痰湿。前文我们说了，治痰先治气，先保证气足、人体气血通畅，只有这样，人体的津液才能流畅地运动，而不至于经常阻滞而形成痰。

运动就刚好起到这样的养气目的。中医说，久卧伤气，人若一直窝在床上，气就不能正常地运动，就会出现气机阻滞、气机失调的病征，直接伤害脾胃。相反，无论是散步还是慢跑，或者其他什么运动，都有助于活跃筋骨，保证气血的通畅。气血通畅了，痰就不容易形成。而且运动还可以促进发汗，帮助身体将体内痰湿垃圾排出体外，这点对痰湿者非常重要。所以痰湿体质者，最好经常进行体育锻炼，散步、慢跑、球类、游泳、武术、太极拳、体操等均可，长期坚持，不但能减肥，还有助于调节体质。

促进发汗的四大方法

　　痰湿体质者一定要想办法促进发汗，发汗将使部分痰湿排出体外，从而促进体质的改善。一般来说，促进发汗有以下四种方法，痰湿者不妨试一试。

促进发汗的方法

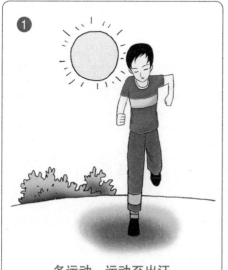

多运动，运动至出汗

　　每次运动至全身微汗、面部发红。或者先洗热水澡或喝热水之后再运动。

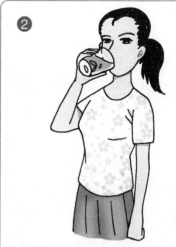

夏季坚持每天喝生姜茶

　　生姜具有良好的散湿作用，可暖脾胃、促发汗。在秋冬干燥季节则不宜再多吃。

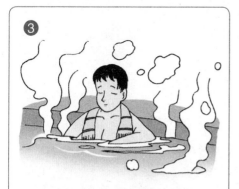

坚持洗热水澡，即使夏天也不例外

　　最好是泡热水澡或蒸桑拿，洗到全身微微发红，这样毛孔张开，更利于发散湿气。

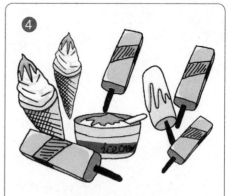

少吃冰冻寒凉食物

　　尤其是夏季，应当少吃冰冻食品，这些食品将促进毛孔收紧，不利于湿气发散。

小测试

你是痰湿体质吗？

跟其他体质的测试一样，也是做几道选择题。

1.每天早上起来，你是不是总觉得嗓子眼里有痰？
○是 ○否

2.与别人相比，你是不是不太喜欢喝水？
○是 ○否

3.你是不是很容易拉肚子、甚至一天大便几次？
○是 ○否

4.你是不是经常觉得自己湿嗒嗒的，怎么也不像刚洗过澡或者洗过头发那样干爽？
○是 ○否

5.你喜欢吃甜食吗？
○是 ○否

6.比较热的午后，你是否更容易觉得头脑昏沉、身有千斤重？
○是 ○否

7.你睡觉的时候，很容易打鼾并且声音很响吗？
○是 ○否

8.你是否经常懒洋洋的、只想睡觉？
○是 ○否

9.无论什么时候，你都很容易睡着并且怎么睡也睡不够吗？
○是 ○否

10.你是不是经常吃很多？
○是 ○否

11.你经常在镜子中发现，自己的双眼泡是肿着的吗？
○是 ○否

12.仔细观察自己的小便，它很浑浊吗？
○是 ○否

13.你家里是不是经常储备健胃消食片以对付你的消化不良？
○是 ○否

14.你在夏季是不是非常难受并呈现一系列病症？
○是 ○否

15.你是不是经常白带很多甚至把内裤弄湿？
○是 ○否

16.冬天到了，你是不是根本用不上护肤霜，因为你的脸上总是油腻腻的？
○是 ○否

17.你经常咳嗽、喘气并且多痰吗？
○是 ○否

18.稍微劳累，你是不是就会觉得头重脚轻？

○是 ○否

19.你是不是经常需要躺一下，来缓解你的胸部闷痛？

○是 ○否

20.你是不是胖得很不均匀，尤其是腹部很胖？

○是 ○否

21.用手指戳一下自己的皮肤，是不是一下子就凹进去了？

○是 ○否

22.你经常出汗而觉得全身黏糊糊的吗？

○是 ○否

23.如果好久没做运动，你会不会觉得关节疼痛？

○是 ○否

24.工作久了，是不是觉得眩晕？

○是 ○否

25.你在大家的心目中，是一个性格稳重脾气温和的人吗？

○是 ○否

26.你喜欢渐渐沥沥的小雨天气吗？

○是 ○否

27.你是否经常觉得口里黏糊糊的？

○是 ○否

28.你是不是经常需要应酬，以至于吃不下家中的粗茶淡饭了？

○是 ○否

29.尽管你每天洗头发，你仍旧觉得头发油腻腻的透着油吗？

○是 ○否

30.你头上中央地带的头发，已经开始慢慢脱落了吗？

○是 ○否

结果分析

在上述30个常见的痰湿症状中，如果你：

1~5个"是"	说明你的身体已经有点痰湿的倾向了，但还不严重，完全可以通过良好的作息习惯来改善；
6~10个"是"	说明你已经有了明显的痰湿迹象，该重视这个问题了，除了要养成良好的作息习惯，还要注意在饮食上进行调节；
11个以上"是"	说明你的痰湿已经相当严重，应尽快就医，在医生的指导下进行药补，否则你离高血压、高血脂就不远了。

第六章

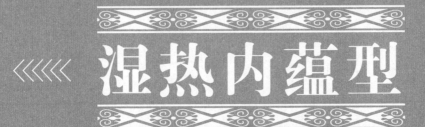

湿热内蕴型

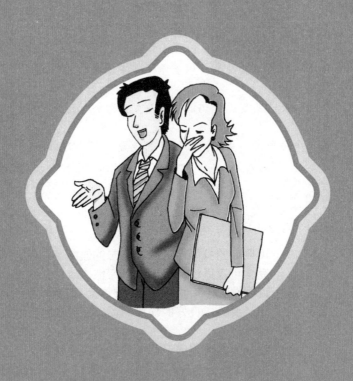

湿热，顾名思义就是体内又湿又热，排泄不畅。湿热体质往往与抽烟、喝酒、熬夜等不良习惯为伴，容易生痤疮、体臭，是一种很难对付的体质偏颇，尤其对女性容貌困扰很大。湿热体质养生应该注意对生活习惯的调整，应戒烟忌酒，保持生活外环境的干爽清洁，饮食和药疗方面应着重疏肝利胆、清热祛湿。

本章图解目录

湿热内蕴的症状 /231

湿热容易导致的疾病 /233

导致湿热内蕴的原因分析 /235

湿热体质者的药物养生 /237

枕头的选择 /241

适宜湿热内蕴者的药膳 /243

湿热内蕴者的起居养生 /245

湿热体质者的四季养生 /247

湿热内蕴者的饮食宜忌 /249

湿热内蕴者的经络养生 /251

湿热体质和痰湿体质的区别 /252

SHIRENEIYUNXING

你是战"痘"一族吗

著名作家刘墉很会教育自己的孩子，他在一本给自己儿女的书中写道：

"你要变成战痘一族了！"晚餐桌上，爸爸对你一笑。

你抬起头："什么是'战痘一族'？"

"就是跟青春痘长期抗战的人。"

"我没长青春痘。"你摸摸鼻子上的小痘子，不服气地说，"这是包，不是青春痘！我以前没长过。"

"没错！是包，但是长了又长，愈长愈多的就是青春痘。"

爸爸这么说，绝对没错。

青春痘本来就是毛囊脂肪腺发炎的包，爸爸会长、妈妈也会长。但是爸爸妈妈现在年岁大了，脂肪腺没那么发达，偶尔长一个才叫"包"。

你知道吗？有时候妈妈看爸爸在挤"包"，还笑着说："这么老，还长青春痘，真年轻，真让人不服气。"

所以长青春痘是好事，代表你青春了。

然后是一段关于青春的畅想，然后刘墉又提到自己，他这样写道：

爸爸十几岁的时候，脸经常又红又白。尤其晚上洗完脸，皮肤血管扩张，每个痘子都好像要跳出来似的，怎么看怎么不顺眼。爸爸就站在镜子前面挤痘子，把里面的粉刺全挤出来。

粉刺出来，痘子就更肿了。爸爸只好搽药、消炎。有时候脸上东一块西一块涂满了药膏，你奶奶半夜看见，吓一跳，差点不认识自己儿子了。

第二天起床，上学之前，爸爸还要站在镜子前面再处理一遍，把前一天没挤好造成发炎的痘子挤掉，再搽点药，才出门。

······

更糟糕的是鼻头上长痘子，肿成一个大大的红鼻头，活像马戏班里的小丑。

碰到这种情况，就再也不能挤了。你得看医生，吃消炎药，从里面治起；严重的时候，甚至得动手术，把发炎的毛囊切开、清理干净。至于比较轻微的，则可以在外面搽消炎的药物，等它慢慢消肿，露出毛孔，那油脂自然排出。

不愧是作家，不但惟妙惟肖地描述了长痘的经历，而且最终得出了这样一个颇有意义的结论：

爸爸笑了，你猜！爸爸笑什么？

爸爸笑你开始成为"战痘一族"，爸爸也从你脸上，想到自己的少年时。

还有，你12岁，就要青春了。

然后，你的痘子会一一消失，你就将成为一个好美好美的大小姐了！

真是这样吗？我很敬佩刘墉的才情，但对他的判断不以为然。有的人确实会在年少时候长痘，但这并不能说明成年之后他就不长痘了。我接待过很多病人，三四十岁了，脸上还长痘，只是成年人的痘，刘墉把它叫作"包"，自认为过了青春期，就不能叫作青春痘了。

不管痘也好，包也好，其实这都是一种病理反映，根本上还是由湿热体质引起的。

不仅仅是有碍观瞻

一个女孩子在我的博客中留言说：

我究竟要怎么办？我脸上总长痘痘。各种祛痘产品买了一大堆，整天涂抹，也没见起过什么作用。虽然我还是学生，没什么钱，但为了祛痘，我也进美容院好多次，但也只是当时好那么几天，以后还是会长出来的。跟其他同学相比，我不吃辛辣，不吃油腻，吃饭、睡觉都很规律，即便如此，但脸上依然有痘痘。看着其他同学打扮得漂漂亮亮的出去约会，我心里真的很不是滋味。即使不为了约会，自己这样子走出去也有碍观瞻，为此我自卑得不得了，不知道怎么办才好。我听说用中药调理一下就好了，是这样吗？

尽管我知道相当一部分人都有这方面的烦恼，但看了这条留言，我心情依然很沉重，为了女孩子的痛苦，也为大家的无知。因为我知道，这种顽固性的长痘，并不仅仅是皮肤一方面的原因，她肯定还伴随有口干口苦、不思饮食，容易胃胀、口臭、腋臭，性情比较急躁，容易发怒。若进一步问询，可能还会有小便赤短、大便燥结或黏滞等症状，严重时可能会出现白带增多发黄、阴道炎或者前列腺炎等病征，这些实际上也是湿热体质的特征。

痘痘是怎样长出来的？

通常来说，人们是这样理解青春痘的：它是一种发生于毛囊皮脂腺的慢性皮肤病，多发于头面部、颈部、前胸、后背等皮脂腺丰富的部位。因青春期少男少女易长这些豆粒粒，故称"青春痘"。

儿童进入青春期后，体内激素分泌增多。雄激素作用于皮脂腺，分泌的皮脂增多，排出皮脂的导管却增生、变细，使皮脂不能顺畅地完全排出。如果此时不注意清洁皮肤，皮脂就会淤积在毛囊中，细菌分解皮脂产生刺激毛囊的物质，这些物质引起毛囊和毛囊周围产生炎症，形成一个以毛囊为中心的疙瘩，这就是青春痘了。人到了30岁以后，皮肤油脂会逐渐下降，皮肤慢慢由油转干，自然也就不长青春痘了。

——这是已经被人们广泛接受的解释，所以有的医生会提醒大家要用肥皂洗脸以除去油脂。

小知识 ▷ 长痘与湿热

一般人的印象中，长痘似乎是青春期少男少女的专利，其实不然，有很多人到了三十多岁还在长痘，而且还不少，这可不是年轻的表现，而是一种体质偏颇，是体内的湿热在作祟。

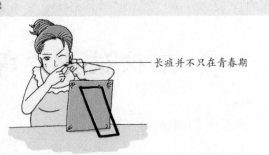

长痘并不只在青春期

既然是这样，为什么有的孩子不长青春痘？为什么有的人已经过了青春期仍长青春痘？这实际上是体质的原因，因为容易长青春痘的，就是湿热体质。

青春痘，在中医里面叫作痤疮，根本原因在于外邪郁于局部颜面或者患者阳气过剩，会导致郁久化火致经络不通，痰凝血瘀，生成痘痘。如果没有得到及时调理，进一步恶化的话，就会化脓，生成暗疮或者其他皮肤病。

比如说，有的人颈部或背部皮肤会莫名其妙的化脓，这就是长痈了，若不加以治疗，不但化脓处会有疼痛感觉，而且很容易恶化，导致水肿或者有淋巴结肿大，非常危险，与此同时，病人会有怕冷、发热，食欲不振等情况。

脓之所以流出来甚至恶化，就是湿热的表现。一般胖人容易气血旺盛，盛过火了，"湿"就会往外流。同时，由于痈属于阳症，比较"热"，热到一定程度，就好比火山喷发一样，冲破皮肤的束缚而溃烂，流脓。

还有的人，体质偏瘦，但皮肤局部容易生肿胀坚硬而皮色不变的毒疮，这叫作疽。它主要表现为根脚坚硬，发痒痛，初期状如米粒，此后根盘会逐渐变大，色红灼热，最终也会溃烂。

湿热体质之所以容易得皮肤病，就是因为体内湿、热两种病邪太盛，机体出于本能向人发出信号，因此长痘或者化脓。这就好比水果在夏季很容易腐烂，相反，一个坚果，比如说一颗核桃，如果能保持干燥，就可以保存很久。

至于口干口苦、不思饮食、容易胃胀、口臭、腋臭，性情比较急躁、小便赤短等其他病症，也是因为体内有湿。

中医认为，湿属于阴，热属于阳，二者融合在一起本身就是一对矛盾、敌对的双方。人体就是二者厮杀的战场，无论哪一方力量比较强大，战场所在地都是元气大伤的地方。

熟知历史的人都知道，二战获益最大的国家就是美国，表现之一就是，除去必要的兵力，美国本土几乎没有受到伤害，而其他国家，如英国、法国、德国，不管是战胜还是战败，作为战争的主要战场，无一不遭到破坏，没完没了的轰炸既破坏了公共设施，又伤害了人民。长期这样轰炸下去，人们几乎没有生存的余地。也许这个比喻有些欠妥，但却非常形象。我们的身体就是这样一个战区，无论是湿邪盛还是热邪盛，最终都会"轰炸"我们的五脏六腑，"残害"对人体有益的器官，"残杀"我们的元气。长期这样迫害下去，身体必然出问题。

由于湿和热主要伤害的部位是脾胃，所以会有饮食不佳、口臭、口干等症状。脾的运化功能不好，必然影响其排泄功能，所以湿热体质者会有小便发黄、大便燥结或黏滞等症状。由于"湿"不是正常的津液，就像垃圾一样郁结在人体内，垃圾长期搁置，必然产生毒素，人不能吸收，它就只能通过不正常的手段排放出来，这便形成了痘痘、疮、疖、黄疸等皮肤病。湿是可以流动的，所以湿邪可以侵袭人体的任何部位。

治疗任何病症，都要从病根上寻求原因。所以，战痘一族，不仅仅是有碍观瞻这一个麻烦，如果他的湿热体质没有得到及时调整，身体不但会有上述这种种的不适，还可能会有更大危机，这就是我们下面要讨论的问题。

湿热更伤人

我认识一个钻石王老五，这几年基本上都没怎么交女朋友，但阴囊却得了湿疹，结果下身总是潮潮的，奇痒无比。他也不好意思到大医院治，否则别人还会以为他滥交到什么程度了呢！

"幸亏你找到我"，我对他说，"你这属于慢性的，不太容易根治，通过中医慢慢调理，效果可能会好一些。"

"而且"，我安慰他说，"你这也不属于性病，而是皮肤病的一种，用现在流行的说法，是前列腺出了问题。这也没什么好丢人的，好多中年人到了一定的年纪，多少都会有这种情况的。"

问起他日常起居习惯，这才得知，他不但喜欢熬夜，而且喜欢喝酒，几乎把酒当饭吃。为什么如此糟蹋自己身体？三年前失恋了，他苦闷得不行，整日觉得生活无趣，只好用酒来麻痹自己的生活。

我告诫他说："这就是症结了。你得赶紧改掉这个习惯了。喝酒不仅仅伤肝，更重要的是容易形成湿热体质，**而这种体质的危害是相当大的，很容易有痤疮、粉刺等令人厌恶的皮肤病和比较缠人的胆囊炎、前列腺炎，女人的话还会得阴道炎**，都是非常难以治愈的。"

具体到前列腺炎这一种病症，它的致病原因有很多，譬如内裤设计不合理，精神长期紧张，居住环境潮湿，经常喝酒，患有慢性消化系统疾病等，在夏天湿热的气候条件下，很容易发病。

爱喝酒的人，不妨做个自我检查，看看自己是否有这些特征：常常觉得嘴里发苦；即使不停地喝水，也会觉得口干；刚刚洗过脸，没过多久，就又成了油光满面；浑身不清爽，连小便也黏糊糊的；伸出舌头来，舌苔特别厚；夏天

湿热内蕴的症状

湿热体质是一种较为常见的体质偏颇，主要表现为身体内外皆"不清洁"，具体而言，主要有以下一些症状。

口臭、体味大

身体内外不清洁，就容易形成口臭、体臭，甚至比痰湿体质的体味更难闻。

面色黄暗、油腻

湿热体质者皮肤不佳，偏油性，面部经常给人以油腻的感觉。

舌苔、牙齿发黄，牙龈红肿

舌苔发黄、牙龈红肿都是体内火气太盛的表现。

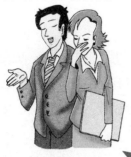

大便燥结或黏滞，小便发黄，味大

湿盛则大便黏滞，热盛则大便燥结。往往男性阴囊潮湿瘙痒，女性带下色黄，外阴异味大、瘙痒。

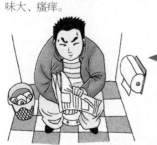

面部生痤疮，局部生痈疽

体内湿热之气聚积，就容易生痤疮，如不及时处理，可能会恶化成毒疮。

情绪急躁

湿热体质越明显，情绪越急躁易怒，还容易紧张、压抑、焦虑。

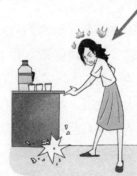

湿热内蕴体质

稍微一出汗，体味很大。可能有的人身体好一些，不太容易发病，但只要爱喝酒，就至少有上述一两种症状。如果这个习惯没有得到及时纠正，到了中年以后，体质下降，就很有可能会出现这样或者那样的不适。

至于喝酒为什么导致湿热，这个也很好理解。湿热，顾名思义，就是身体内的湿和热太多了，湿就是水多了，热就是素体阳盛。酒这个东西，本身是液体的，有湿；酒又是发酵而成的，有热，所以热量很高的酒被称作"烈"酒。酒本身就包含了形成湿热体质两个因素，人若长期饮用，无异于加倍地将湿邪和热邪导入体内，体内的湿和热自然比正常人要高。

再举一个胆囊炎的例子。

患有胆囊炎的人，一般会觉得胸闷，腹胀，嘴苦，恶心。用专业一点语言解释，这是因为情志不畅、过食肥甘油腻等原因导致了肝气不舒，脾失健运，湿热内生，热煎胆汁，凝结成石；石阻胆道，遂生诸症。所以一般来说，有胆结石就一定有胆囊炎。

通俗地讲，人之所以会有这些症状，是因为湿热太多，包围了肝胆。湿热这时候所起的破坏作用，形象一点说，就像夏日午后的沼泽地，不断冒气泡和散发阵阵难闻的气味。人为什么会觉得恶心、嘴苦，就是肝胆这个地方，已经变成了一个沼泽地，既不能通气，又不能流动，这个地方已经被湿和热给闷坏了。胸闷和腹胀还不是最严重的症状，胀而不能顺畅地出，必然郁结再化热，所以观察胆囊炎患者，一定会发现他们的舌头很红，舌苔又黄又腻，这些都是热的标志。

中医认为，肝胆的作用，主要就是负责疏泄，保证脏腑功能的正常运行。一旦肝胆被湿热围困，肝气下不去，气就不通，大便就不顺。如果湿热面积更大，往下占据人体很多地方，这就是湿热下注，所以尿就被挤得没地方了，于是尿少而黄，男人的前列腺就容易出问题，女子就容易得妇科病。再往上说，肝气郁结，人不但没有食欲，还会恶心、腹胀。湿热在下面不停地熏蒸着肝胆，生生地将胆液给蒸出来，人就容易得黄疸。

这一系列的病症，每种病症都是不容易根治的。如果未能及时发现始作俑者就是湿热体质，找不到各个病症之间有什么联系，就更不容易根治。

湿热体质的更大的危害，还在于它的可遗传性。医生都知道，大多数小孩子刚出生的时候，容易得黄疸。黄疸的起因，有生理性的，也有病理性的，前者属于正常情况，后者就是病症。

为什么有的孩子是病理性的，有的只是生理性的，有的甚至都没有这种现

湿热容易导致的疾病

湿热体质如不及时纠正，就有可能引发多种疾病，主要有皮肤病、肝胆疾病、泌尿生殖系统疾病等。

湿热体质的易致疾病

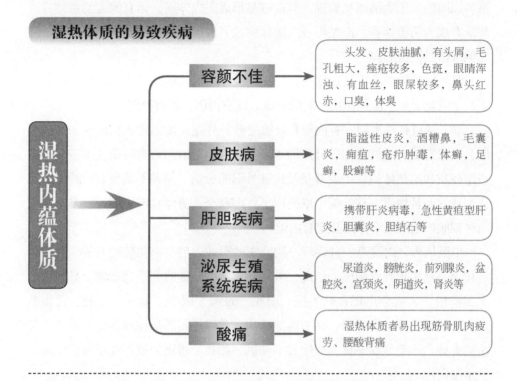

象。我觉得，原因之一就在于妈妈的体质。当妈妈是湿热体质时，她所生的孩子刚出生时很可能就会得黄疸。

现在女孩子都有这样的常识，只要得知自己怀孕了，都赶紧找一些相关的书籍和光碟，对腹中胎儿进行良好的胎教，希冀这种方法能引导孩子将来向好的方向发展——这是精神方面的。

母亲对孩子生理方面的影响主要体现在胎养方面。也就是说，母亲生孩子之前是阳虚怕冷型体质，那么她所生的孩子，阳气生长必然也不足。母亲生孩子之前是湿热体质，那么她所生的孩子，湿、热必然偏多，表现为容易得湿疹或者长口疮。也就是说，体质也是可遗传的。新生儿之所以容易有这样或者那样的疾病，根本原因不是抵抗力差，而是从娘胎里带来的偏颇体质让他纤弱的机体无力招架。

所以总体来说，湿热体质无论是对本人，还是对后代，危害都比较大。

湿热体质是怎样形成的

一两个坏习惯可能会导致偏颇体质的形成，但一种体质的形成，肯定是有很多原因的。比如前面我们说，熬夜容易形成阴虚体质，但有的人经常熬夜，却没有成为阴虚体质，而是形成气虚体质或者血虚体质，甚至依然很健康，什么偏颇体质也没形成。

湿热体质的形成也是这样的，并不是说你多喝几瓶酒或者在湿热地区居住了几个月就形成了湿热体质。它的形成，既有内因，也有外因。

湿，又可称作水湿，有内湿和外湿之分。外湿，即通常我们所说的环境潮湿、气候潮湿、空气湿润等外来的水湿入侵人体。前面讲到岭南人多容易形成痰湿体质和湿热体质，主要就是受这种外湿的影响。但并不是所有的岭南人都会形成这两种体质，这就要考虑内因了，即每个人身体状况不同，容易形成这两种偏颇体质的人，体内必定有内湿。

中医认为，内湿是一种病理产物，它的形成一般与消化功能有关。脾主管运化，一旦出现脾肾阳虚的情况，脾运化水液的功能就会受到影响，导致体内水湿滞留，人就会出现食欲不振、腹胀、腹泻、尿少、面黄、浮肿、舌淡苔润、脉濡缓等症状。所以，调节湿热体质，关键还是要从调理脾胃入手，平常注意养脾，不要暴饮暴食，或吃过多油腻、甜食，否则脾就不能正常运化而使"水湿内停"。

而且，脾运化功能虚弱不但会导致内湿，而且还会招致外湿入侵。脾就好像一个国家机器，一旦能力下降，内不能平息内乱，导致国家的各项机能得不到正常发挥，国家就容易出乱子。内乱则容易招致外敌，敌国看见这个国家忙于内乱，便会乘虚而入，大肆入侵，这个国家因此而更乱。人体就好比一个国家，一旦体内有湿得不到压制，外湿就趁乱而入，人体的保护系统（如卫气）就更加无力招架，招架不住，病邪就来了，人就生病了。

所以中医常说，外湿困阻脾胃使湿从内生，内湿与外湿既是独立的，又是相互关联的。人若想避免各种湿症，既要防治内湿热，又要防治外湿，一方面要避免饮食不节，一方面又要对居住环境实施保温控湿的措施。

单独有湿，人体可能还不会有什么病症，但若加上了热，人体肯定会得病。

日常生活中我们都有这样的经验，若是冬天，一堆垃圾放在那里，我们只是觉得它脏，不好看而已；但若是夏天，垃圾不仅仅有碍观瞻，还会发出臭

湿热内蕴型

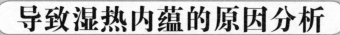

导致湿热内蕴的原因分析

湿热内蕴体质的形成，先天遗传是一方面，但更多的还是后天的不良生活方式所造成的。

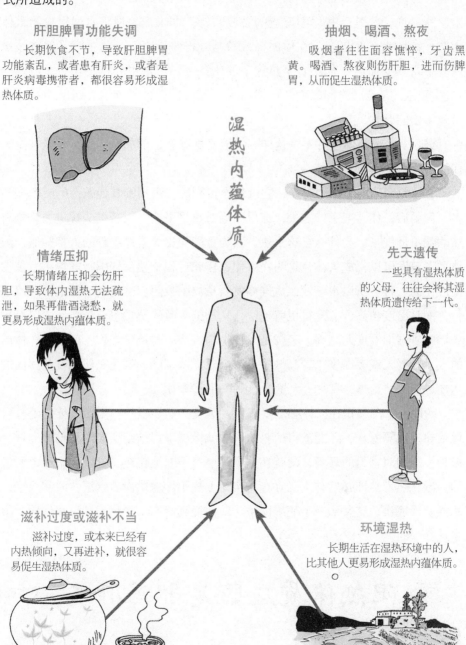

肝胆脾胃功能失调

长期饮食不节，导致肝胆脾胃功能紊乱，或者患有肝炎，或者是肝炎病毒携带者，都很容易形成湿热体质。

抽烟、喝酒、熬夜

吸烟者往往面容憔悴，牙齿黑黄。喝酒、熬夜则伤肝胆，进而伤脾胃，从而促生湿热体质。

情绪压抑

长期情绪压抑会伤肝胆，导致体内湿热无法疏泄，如果再借酒浇愁，就更易形成湿热内蕴体质。

先天遗传

一些具有湿热体质的父母，往往会将其湿热体质遗传给下一代。

湿热内蕴体质

滋补过度或滋补不当

滋补过度，或本来已经有内热倾向，又再进补，就很容易促生湿热体质。

环境湿热

长期生活在湿热环境中的人，比其他人更易形成湿热内蕴体质。

湿热内蕴

235

味，招来苍蝇，更影响人们的生活。水湿就是冬天的垃圾，水湿加热邪就是夏天的垃圾。

热的作用，从大处来说，就是为各种反应提供条件。有点化学知识的人知道，好多化学反应都需要加热，保证一定的温度，否则就不能生成新的物质，所以说，热是一些化学反应的必要条件。如果形象地将水湿比喻为人体内的一摊坏水，兀自存放在体内，人只是觉得胀满而已，最多只是器官被水泡着非常难受而已，如果有了热这个催化条件，坏水中的有害物质，可能会加速反应，这摊水就彻底成了一摊污水，人体器官被长期泡在污水中，怎么可能不出问题？

实际上，湿热体质并不是这样单纯地将水湿和热邪加在一起，而是有湿，往往必然产生热。

农村的麦秸堆干燥的时候，它没什么特别的，跟周围其他东西的温度差不多，但雨后，你再把手伸进去，那里面绝对热乎乎的，人若把头探进去，绝对热的喘不过气来。为什么会这么热，因为蒸腾作用。学过物理的人都知道，液体通过蒸发可以化成气体，这叫作汽化，在此过程中要从周围吸取热量。蒸发是汽化的一种，所以水蒸发化成气体就要从周围吸热。蒸发随时随地都可以进行，而且温度越高，蒸发得也就越快，从周围吸收的热量也就越多，所以夏季雨后的麦秸堆温度尤其高。蒸腾是一种生物行为，与蒸发类似。所以湿热体质的人，在夏天或者温度比较高的午后，会感觉特别闷、难受，原因就是体内的水在进行激烈蒸腾，吸收了大量的热囤积在人体内。

所以，水湿囤积在人体必然要蒸发，蒸发必然要吸热。虽然人体的毛孔可以散热，但隔着水，还能散得快吗？人体就像被堆得结结实实的麦秸堆一样，成为一个相对密封的环境，湿就在这个环境里不断地化热，这就是中医上所说的，湿化热，热邪必然与水湿并存。实际上热不停地烘烤着水湿，时间久了，水湿就形成痰，这又形成了痰湿体质。前面说到岭南人多痰湿和湿热体质，就是这么来的。

湿热体质应服龙胆泻肝丸

据报道，1990年到1992年，比利时100多人服用中药龙胆泻肝丸后，有十几名患者被查出肾脏受到损伤，经调查这是龙胆泻肝丸中的关木通所含的马兜

湿热体质者的药物养生

部分清热祛湿的中药材

药材	性味	功效	药材	性味	功效
龙胆	苦涩，大寒	清热燥湿，泻肝定惊	栀子	苦，寒	泻火除烦，清热利尿，凉血解毒
茵陈	苦，微寒	祛风湿、寒热邪气、热结黄疸	溪黄草	苦，寒	清热利湿，凉血散瘀，疏肝利胆
鸡骨草	甘苦，凉	清热解毒，疏肝止痛	柴胡	苦，微寒	和解表里，疏肝升阳
车前草	甘，寒	利尿通淋，清热解毒，清肝明目，止泻清肺	淡竹叶	甘淡，寒	清热除烦，利尿
滑石	甘淡，寒	利尿通淋，清热解暑，祛湿敛疮	木棉花	淡涩，平	清热，利湿，解毒

除了以上中药外，牛膝、黄芩、泽泻、土茯苓、野菊花等药材均具有较好的清热祛湿功效。

清热祛湿常用中成药

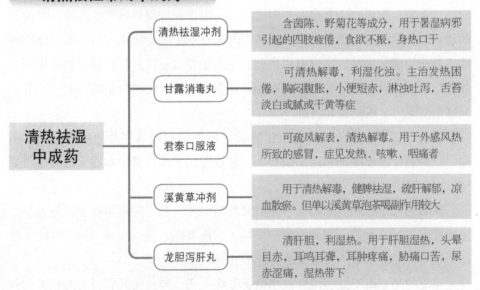

清热祛湿中成药

清热祛湿冲剂：含茵陈、野菊花等成分，用于暑湿病邪引起的四肢疲倦，食欲不振，身热口干

甘露消毒丸：可清热解毒，利湿化浊。主治发热困倦，胸闷腹胀，小便短赤，淋浊吐泻，舌苔淡白或腻或干黄等症

君泰口服液：可疏风解表，清热解毒。用于外感风热所致的感冒，症见发热、咳嗽、咽痛者

溪黄草冲剂：用于清热解毒，健脾祛湿，疏肝解郁，凉血散瘀。但单以溪黄草泡茶喝副作用较大

龙胆泻肝丸：清肝胆，利湿热。用于肝胆湿热，头晕目赤，耳鸣耳聋，耳肿疼痛，胁痛口苦，尿赤涩痛，湿热带下

注意：以上中成药药性寒凉，有些药物还带有一定的副作用，因此不宜久服，症状一旦停止，应马上停药。

铃酸所致。1998年，英国又有两位因为服用了含马兜铃酸的中药而引起肾衰。1998年，北京中日友好医院肾内科也发现，服用龙胆泻肝丸会导致肾衰。此外，其他医院也有类似的报告，结果龙胆泻肝丸就成了导致肾病的元凶，各大医院都提醒病人慎用龙胆泻肝丸。

龙胆泻肝丸的主要功能就是清肝胆，利湿热，对于湿热体质引起的头晕目赤、耳鸣耳聋、胁痛口苦、带下湿热有很好的治疗作用。经检查，龙胆泻肝丸的主要成分是龙胆、柴胡、黄芩、泽泻、关木通、车前子、当归、地黄、炙甘草等，其中导致肾衰的，就是关木通，目前，国家食品药品监督管理总局已经取消了关木通药用标准，含关木通的药物被禁止生产。

实际上，这个药方绝非药厂独创，而是老祖宗留下的精华，只是现代人用错了方子，这里的木通应该是白木通，而非关木通。既然现在已经证实是木通出了问题，在没弄清情况之前，最好还是去掉这味中药，而且这也不是很影响方剂的疗效。

我曾有一个女患者，孩子都上三年级了，她脸上还长痘。我一问，她果然有带下病，午后还会觉得头晕无力，当时我就按除去了木通的龙胆泻肝丸方子为她开了药，喝了几剂之后，她果然觉得身上轻松多了，脸上痘也淡了很多，不再像以前那样"熠熠生辉"。

其实这也很好理解，在中药学上，龙胆草是泻肝胆之火的，还有清湿热之功效；黄芩、栀子、柴胡也有泻火之功，有助于调理湿热体质的热证；车前子和泽泻的主要作用是清热利湿，让体内的湿热从小便中排出。由于湿热体质的热证耗伤津液和血液，所以要用当归、地黄来养血益阴；甘草具有调和作用，能调节上述各种药材的毒性。所以说，这个方子还是比较科学的，既能养肝，又能清利湿热，还能滋养阴血。

据说，已经有医生研究出中医典籍上所说的木通其实是川木通或三叶木通，已经有专家申报国家药品监管局，建议用川木通代替关木通，已经获得了批准。

我看也应该如此，木通是一种很常见的中药，其主要作用就是清热利湿，主治小便赤涩、淋浊、水肿、胸中烦热、喉痹咽痛、遍身拘痛、妇女经闭、乳汁不通等，对湿热体质者来说是再好不过的中药了。

可惜的是，由于龙胆泻肝丸用错了一味中药，导致与龙胆泻肝丸相关的药方受到影响。好在现在已经查明了问题真相，换掉或撤掉这个对人体肾脏有害的关木通，龙胆泻肝丸仍然是调节湿热体质的良好药方。

注：经过反复研究和实验，国家药监局已经同意用清热泻火力量较为缓和的川木通代替有肾毒性的关木通。由于川木通药性缓和，长于通利血脉，这对湿热体质者来说更是一件好事，湿热体质者或者有此相关病征者可以放心使用此方或者中成药调理体质。

芳香可调理湿热

体内湿气过重，最简单的方法就是让湿气顺着毛孔散发出来。但如果毛孔都被水湿给糊住了，没了气孔，湿气就散发不出来了，就只好憋在人体内继续做坏事。所以，要调理湿热，首先要先打通气孔，增强气的推动作用，而要做到这一点，就要用到芳香食物。

我们都有这样的经验，将一朵香味浓郁的花放在鼻孔刺激一下，人就容易打喷嚏。对花粉过敏的人，踏青回来之后，也容易打喷嚏、流鼻涕。小孩子体质较弱，家中若放一瓶芳香剂，他也会不停地打喷嚏。

除了过敏和感冒的人，我们平常人突然打一个喷嚏，就会觉得很舒服，好像哪里感觉轻松了一些。实际上，这就相当于大大喘了一口气，憋闷的人不再觉得憋闷，正常的人也会觉得身体更通畅，因为喷嚏就是被猛烈的气流给冲出来的，我们通过喷嚏排出了一口浊气。

为什么花香可以让我们打喷嚏、可以让我们更舒服一些？中医认为，芳香行气，芳香具有补气开窍的作用，所以经常郁闷气不顺的人，有的医生就推荐他多到外边走走，看看花草，闻闻芳香，其中有一个原因就在于芳香气味的刺激可以让他体内的浊气排解出来，没了这些浊气，人就心情舒畅起来。

由于湿必然产生热，所以要调理湿热体质，只要能除去"湿"，热自然也就消了。所以湿热体质的人想要排解湿气，首先就要打通气孔，多吃一些具有芳香气味的食物。

讲痰湿体质时我提到平胃散，它还有这样一首方歌：

除湿散满驱瘴岚，调胃诸方从此扩。

或合二陈或五苓，硝黄麦曲均堪着。

若合小柴名柴平，煎加姜枣能除疟。

又不换金正气散，即是此方加夏藿。

这里提到的夏藿就是藿香，它就是一种很有名的芳香物，有行气的作用，类似的还有香菜、荆芥，河南人夏季喜欢吃荆芥，其中一个原因就是出于避暑的需要——前文说过，湿热体质和痰湿体质最怕过夏天。

无独有偶，长沙马王堆一号汉墓曾出土一批中药，能辨认出来的有辛夷、佩兰、茅香、花椒、桂皮、杜衡等十几种药材，多数是芳香类药物。这些芳香类药物有化湿、醒脾、和胃等作用，古人用这些药材做成药枕，就是为了清暑利湿，辟秽安神。

中医认为，芳香能助脾健运，燥可以去湿，所以芳香具有化湿、辟秽除浊的作用，芳香类的药物、食物就适用于湿浊内阻导致的胸闷胸满、少食体倦、喉不渴、舌苔白腻等症，实际上这正是湿热体质或痰湿体质的症状。

常用的芳香药物有：佩兰、苍术、白豆蔻、藿香、草豆蔻等，湿热体质严重者，医生自然会给开药方，其中必然有这类药。湿热不严重者，可买一点上述香料，做成枕头，夏季的晚上枕着睡觉，既有利于化湿，又有助于提高睡眠质量。

在日常的饮食中，有芳香作用的食物有：香菜、生姜、大茴香、桂皮等，将艾叶、佩兰泡茶冲饮也很好，其他食物，如茯苓、白术、小米、大米、冬瓜、排骨、赤小豆等，分别煮粥或者熬汤喝，也有助于健脾祛湿，对于湿热体质也有很好的调理作用，夏季不妨多喝些此类食物做成的粥和汤。

常喝土茯苓草龟汤

相传，三国时期，苍梧郡（今广西梧州）土著造反，诸葛亮就带领巴蜀将士南下平反。由于广西一带多瘴气，湿气很大，很多将士水土不服，出现浑身乏力、心烦懈怠等湿热症状，加之人心涣散，严重影响了蜀军的战斗力。当地人告诉诸葛亮，这不是什么中毒症状，而是岭南地区湿热的气候特点造成的，并献上一良方。诸葛亮大喜，忙吩咐军中将士按照此良方熬药，将士服用之后，果然精神大振，一举平叛。

这个良方就这样流传下来，演变到今天，就是今天我们非常熟悉的龟苓膏。它就是专门用来祛湿热解内毒的，所以到现在，有些岭南人还保留着湿热季节吃龟苓膏的习惯。

我这里介绍的土茯苓草龟汤，与龟苓膏的作用其实是一样的，专门调理和改善湿热体质。

枕头的选择

枕头是人们不可或缺的睡眠工具，其适宜与否，直接关系着人的睡眠质量。

选择方法

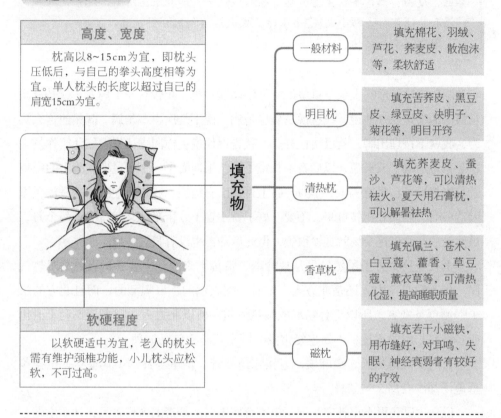

高度、宽度

枕高以8~15cm为宜，即枕头压低后，与自己的拳头高度相等为宜。单人枕头的长度以超过自己的肩宽15cm为宜。

软硬程度

以软硬适中为宜，老人的枕头需有维护颈椎功能，小儿枕头应松软，不可过高。

填充物

一般材料 —— 填充棉花、羽绒、芦花、荞麦皮、散泡沫等，柔软舒适

明目枕 —— 填充苦荞皮、黑豆皮、绿豆皮、决明子、菊花等，明目开窍

清热枕 —— 填充荞麦皮、蚕沙、芦花等，可以清热祛火。夏天用石膏枕，可以解暑祛热

香草枕 —— 填充佩兰、苍术、白豆蔻、藿香、草豆蔻、薰衣草等，可清热化湿，提高睡眠质量

磁枕 —— 填充若干小磁铁，用布缝好，对耳鸣、失眠、神经衰弱者有较好的疗效

土茯苓主要生长在岭南地区，现在已经成为一种重要的中药，有清热、祛湿、解毒之功效，它的优点在于不仅仅为了祛湿而祛湿，而是直接治疗引起湿热的病根，即具有健脾和胃的作用。

现在我们已经知道，脾胃主运化，即将吃进人体的食物都吸收了并运送到身体各个部位，脾胃好，消化系统就好，身体器官吸收营养成分也快。反之，脾胃不好，消化慢不说，有些本该可以消化的东西它也消化不了，这些东西在体内就会慢慢变成湿，变成痰，人就得病了。土茯苓的作用就在于补益脾胃，恢复脾胃正常的运化功能，杜绝了湿和痰的形成，人也就不会有湿热或者痰湿症状了。

湿热内蕴

土茯苓草龟汤

配方： 草龟1只、鲜土茯苓100克，茯苓50克，瘦肉100克，姜、葱适量。

做法： 瘦肉洗净切块，草龟清洗干净。锅里添适量水，烧热，放入瘦肉和草龟焯一下，除去血污，再捞出沥干。土茯苓切片，葱、姜洗净切碎。将草龟、瘦肉、土茯苓、生姜、葱都放入砂锅中，加入适量清水，烧开，放入料酒和其他调料，转小火炖2个小时，熄火后再闷几分钟就可以了。

用法： 吃肉喝汤。

湿热体质经常喝土茯苓草龟汤就可以调理体质。我曾有一个病人，就是喜欢长痘。他唉声叹气地说，我这说是病也是病，说不是病也不是病。既然他这么认为，我就不按理出牌，就没给他开药，就告诉他说：你回去让你媳妇儿给你熬土茯苓草龟汤喝，天天喝，以后就不长痘了。结果他喝了一个多星期，脸上的痘痘看起来都蔫了，坚持喝了一个月，脸上再也没有痘痘。我告诉他说你这是体质原因造成的，要彻底扭转过来，不要一好了就不管了，于是他又坚持喝了两个月，虽然最后一看见这个汤就觉得很烦，但此后却再也没有长过痘痘。

土茯苓这个方子虽然最早是从岭南一带传下来的，主要针对当地的湿热气候。但不管是南方人还是北方人，都有好吃火锅的，好喝酒的，而且北方的汉子喝酒更是豪爽，所以更容易形成湿热体质。所以北方人，吃多了不利于消化或者容易长湿的食物，不妨也经常熬一锅土茯苓草龟汤调理一下。

有的人懒得熬汤，嫌麻烦，直接吃龟苓膏，但龟苓膏却不宜多吃，土茯苓草龟汤却没有那么多禁忌。

说到这里我再小小补充一下，龟苓膏属于清凉解毒的寒性食品，体质虚弱、大便较稀或正处于月经期的人不宜吃，孕妇也不能吃，否则可能会流产。土茯苓草龟汤是一种汤，比较滋养，除了孕妇不能多吃之外，其他人吃了也无碍。

生活方面应注意的事项

湿热体质的形成既有外因，也有内因，所以要注意这些生活细节：

1.防湿

由于气候和环境的原因，所以夏季多湿、岭南地区多湿。

适宜湿热内蕴者的药膳

湿热体质者不宜大补，在烹制药膳时应选用一些清热性凉的食物和药材，以达到清热解毒，除湿通络的作用。

湿热体质者的药膳处方

类 别	名 称
药酒类	湿热体质者应戒烟忌酒
药膳类	凉粉草煲猪肉、葛根芩连汤、茯苓白术粥、养颜鲜鱼粥、五子下水汤、车前草猪肚汤、熟地排骨煲冬瓜、黄芪山药鲫鱼汤、鱼腥草乌鸡汤、山药土茯苓煲瘦肉等

药膳推荐——山药土茯苓煲瘦肉

材料

瘦猪肉450克，盐5克。

药材

山药30克，土茯苓20克。

做法

① 将山药、土茯苓洗净，沥干水分，山药切片，备用。

② 先将瘦猪肉入水余烫，除去血水，再捞出切成小块，备用。

③ 将适量清水加入砂锅之中，加入全部材料，先用大火煮沸，再改小火煲3小时，直到药材的药性全部浸入汤汁中，然后加盐调味起锅。

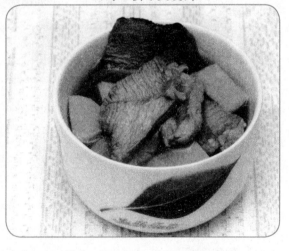

山药土茯苓煲瘦肉

点评 ▽

这道药膳具有清热解毒、除湿通络等功效，适用于调理湿热疮毒、筋骨痉挛疼痛等症状。土茯苓可除湿解毒，通利关节；山药则补而不滞，不热不燥。山药、土茯苓和肉块放入砂锅中煲时一定要用冷水加热，这样原材料的营养才能尽可能地释放到汤汁之中。

夏季的特征就是热，往往高温酷热后，再来两天阴雨绵绵，人体就很容易受到湿邪的侵袭，出现浑身无力、舌苔浊腻、脾胃不和、食欲下降、心烦焦躁、头身困重、口渴恶心等热伤风症状。这时候病人不但要马上找医生治疗，还要保证治疗彻底。

我们有的人可能有这样的习惯，感冒了也不管，以为吃两片药丸，呼呼睡一觉就没事了。可能事实上确实如此，尤其是冬天，感冒了，吃两碗姜糖茶、泡个热水澡，再蒙头大睡一下，出出汗好了。

但湿热型热伤风却完全不是这样，它不像冬天的感冒，只是寒邪入侵，用热一逼就好了，湿热型热伤风是因为湿邪和热邪侵入人体，一般的方法逼不出来，只有通过药物调理，而且还要保证调理彻底，否则湿邪仍在。所以好多人夏季感冒之后，看起来是好了，不流鼻涕了，但过了好久，仍然觉得胸闷，嗓子眼有痰，这是体内湿热淤积而成。这就是为什么有的人感冒了，不用管身体也能好，而有的人找到医生去治，还是觉得不舒服，根本原因就是二者的致病原因是不同的。

所以夏季防湿，就要从防热伤风开始。

由于环境的原因而引起的体湿，比如说雾露、山岚瘴气等，这是毫无办法的事情，平常应注意多吃利湿化痰的食物，不要饮酒。

2.防怒

怒伤气，肝喜调达而恶抑郁，所以气伤肝，易形成肝火挟湿痰。湿热体质之所以性情急躁，容易发怒，就是因为肝受损。如果不节制自己的坏脾气，就会更伤肝气，湿热也就更严重，如此就形成了恶性循环。

前面说了一个胆囊炎的例子，讲的就是肝气和湿热的关系，这里就不再赘述。

所以湿热体质平常要注意不要动怒，凡事看开一些。可以多做一些舒缓的运动，多多练习深呼吸，或者听一些舒缓的音乐等，都能起到平心静气、疏肝解郁的作用。

我这里还有几个有助于养肝疏气的方子：

红枣粥：将10枚大枣、一大把大米、一小把黑芝麻及两个砸碎的脱壳核桃同煮粥，每日3次，长期坚持。

煎饮猕猴桃：取猕猴桃果100克、红枣12枚，水煎当茶饮。

冰糖芝麻饮：取适量优质冰糖压碎，拌入等量炒熟压碎的黑芝麻，再滴

湿热内蕴者的起居养生

　　湿热体质者应特别注意对生活习惯的调整，应当避免湿热，舒展关节。精神上保持良好的心情，避免伤心或动怒。

起居养生四要点

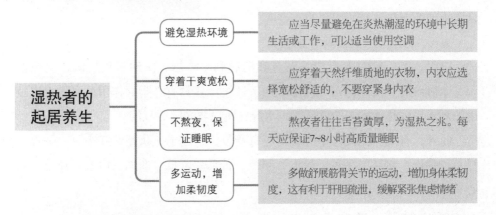

湿热者的起居养生

避免湿热环境	应当尽量避免在炎热潮湿的环境中长期生活或工作，可以适当使用空调
穿着干爽宽松	应穿着天然纤维质地的衣物，内衣应选择宽松舒适的，不要穿紧身内衣
不熬夜，保证睡眠	熬夜者往往舌苔黄厚，为湿热之兆。每天应保证7~8小时高质量睡眠
多运动，增加柔韧度	多做舒展筋骨关节的运动，增加身体柔韧度，这有利于肝胆疏泄，缓解紧张焦虑情绪

湿热体质者的精神养生

静心养神
心情舒畅

　　湿热体质者往往性急易怒，情绪压抑不稳定，因此应多注意静心养神，保持心情舒畅，这样也有利于肝胆疏泄，促进身体的恢复。

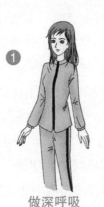

❶ 做深呼吸
练习深呼吸，使用腹部呼吸。

❷ 舒缓运动
跳慢舞，打太极拳，练习瑜伽、气功等。

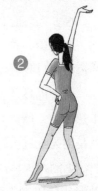

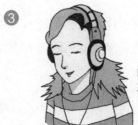

❸ 听轻音乐
听流畅舒缓的音乐，保持心态平和。

入几滴蜂蜜，搅拌均匀后直接食用，也可与主食一起食用。日服2~3次，每次25~40克，坚持三个月。

3.夏季多喝绿豆汤

湿热体质者性情急躁，随便一个什么小事就会让他心烦意乱。夏天雨水多，温度高，植物和人体的蒸腾作用都很强，湿热体质者体内的水湿和热邪就更严重，人就会更难受，所以我们发现，有的胖人一到夏天就特别难受，这就是因为他的湿热体质所引起的。

夏天，绿豆汤是湿热体质的灵丹妙药。

中医认为，绿豆具有清热解毒和消暑利水作用，主治暑热烦渴，湿热泄泻，水肿腹胀，疮疡肿毒，痘疹。西医还说绿豆具有降脂的作用，实际上也是讲的利水。湿热体质多的就是水、水湿，所以要多喝绿豆汤。

此外，有清热化湿作用的食物还有薏苡仁、莲子、茯苓、红小豆、蚕豆、绿豆、鸭肉、鲫鱼、冬瓜、丝瓜、葫芦、苦瓜、黄瓜、西瓜、白菜、芹菜、卷心菜、莲藕、空心菜等。

4.少吃麻辣烫、羊肉串、少沾烟酒

很多人可能有这样的经验，本来好好的，但晚上多吃了几串羊肉，或者火锅、麻辣烫，第二天一早，脸上就莫名其妙地长了几个小痘痘，只好指着自己的痘痘，自我调侃道："又上火了！"

上火也只是表面现象，实际上这是体内有湿有热的表现。辛辣食物有助于生热助湿，所以有的人吃完火锅之后，总是觉得喉咙里堵得慌，嗓子不清爽，就是因为吃进去的辣生成了湿，湿经热炙烤，成了痰。

烟酒在人体内也是这样起作用的。烟是辛热秽浊之物，经过人体也会生热助湿，所以初学吸烟者会出现呕恶、咳嗽、吐痰等症状。酒本身就是湿热之物，饮酒过度必然导致体内生湿，最终酿成湿热。所以一般男人更容易形成湿热体质，原因就在于男人往往与烟酒画上等号。所以避免及调理湿热体质，必须少沾烟酒。

此外，不利于化湿的食物还有辣椒、生姜、大葱、大蒜、狗肉、鹿肉、牛肉、羊肉等温热食品，湿热体质者应少食。

5.常按曲池穴

怎样通过穴位调理湿热体质，《中华医药》栏目介绍了一种方法：常按摩曲池穴。

湿热体质者的四季养生

湿热体质对季节变化会比较敏感，相对而言，最怕夏季湿热和秋季干燥，因此湿热体质者对四季转换必须认真应对。

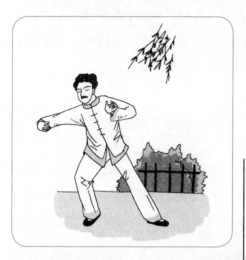

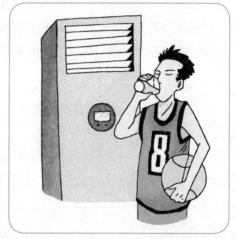

春季应多做筋骨肌肉关节的拉伸舒展运动，增加身体的柔韧性，这样可以疏肝利胆，解紧张焦虑情绪。

湿热体质者在夏季会比较难受，体内湿热排泄不畅，此时应多喝水，也可喝祛暑清热利湿的凉茶、绿豆汤等，也可常用空调。

春 夏 冬 秋

人们一般喜欢在冬季进补，但对湿热体质者则不适宜。湿热体质者应少吃油腻、热量高的食物。

秋季比较干燥，对湿热体质者也较为不利，此时应多吃水分多、甘甜的水果，多喝白粥，每天早晨喝一杯淡盐水或蜂蜜水。

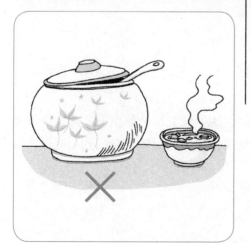

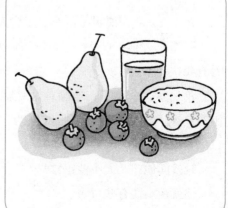

湿热内蕴

寻找曲池穴的方法：先把肘部弯曲，找到肘部最突出的那个骨头，然后再找到弯曲最上的这个点，突出的那个骨头和这个点之间的中间点这就是曲池穴。

按摩的时候，可以用拇指或者是中指指端来按揉，按起来有一种酸痛感就对了。平常没事的时候，就可以这样按摩两三分钟，有助于防治湿热体质。

曲池穴是大肠经的要穴，常按可清热和营，降逆活络。对于治疗皮肤病、胃肠炎、高血压、流行感冒、上肢麻痛等也有很好的疗效。

6.多运动、强运动

一般人运动，提倡适量，微微出汗即可，能起到加速血液循环的作用就行了。

湿热体质者则应该多运动，强运动，适合做中长跑、游泳、爬山、各种球类、武术等强度大、运动量大的运动。不仅仅是出于减肥的需要，而是要减掉身体多余的热量、热证，消耗掉多余的水分、水湿，最终达到清热祛湿的目的。

在平时，湿热体质者可以坚持跑步，最好一年四季坚持做中长跑运动。秋高气爽的时候，最好去爬山，爬到山顶上大叫几声，不但有利于清热除湿，还有助于调理脾胃，起到清热化湿的作用。有时候早上在公园，我们会经常看到一些老先生，一边捶自己的胸，一边口中大声嚷嚷着什么，或者"哼""哈"地大叫，这其实就是为了调理脾胃，进而调理身体。

湿热型肥胖与痰湿型肥胖

有一天，我同时见了两个胖子病人。

甲胖子急吼吼地说："我总是觉得口干、口苦，总是觉得很累，胸闷，你看看我这是怎么了？"

我观察这个胖子，他脸色油腻腻的，连鼻尖上都是油光发亮的，鼻子周围有粉刺一样的东西，双眼红红的。他跟我说话的时候，我闻到一股淡淡的口气。

我就问他："大小便正常吗？"

他就说小便有些黄。

湿热内蕴者的饮食宜忌

湿热体质饮食养生原则

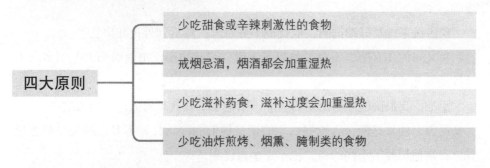

四大原则
- 少吃甜食或辛辣刺激性的食物
- 戒烟忌酒，烟酒都会加重湿热
- 少吃滋补药食，滋补过度会加重湿热
- 少吃油炸煎烤、烟熏、腌制类的食物

各种食物的宜忌

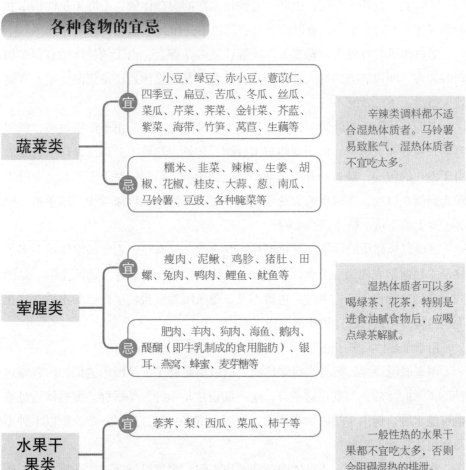

蔬菜类
- 宜：小豆、绿豆、赤小豆、薏苡仁、四季豆、扁豆、苦瓜、冬瓜、丝瓜、菜瓜、芹菜、荠菜、金针菜、芥蓝、紫菜、海带、竹笋、莴苣、生藕等
- 忌：糯米、韭菜、辣椒、生姜、胡椒、花椒、桂皮、大蒜、葱、南瓜、马铃薯、豆豉、各种腌菜等

辛辣类调料都不适合湿热体质者。马铃薯易致胀气，湿热体质者不宜吃太多。

荤腥类
- 宜：瘦肉、泥鳅、鸡胗、猪肚、田螺、兔肉、鸭肉、鲤鱼、鱿鱼等
- 忌：肥肉、羊肉、狗肉、海鱼、鹅肉、醍醐（即牛乳制成的食用脂肪）、银耳、燕窝、蜂蜜、麦芽糖等

湿热体质者可以多喝绿茶、花茶，特别是进食油腻食物后，应喝点绿茶解腻。

水果干果类
- 宜：荸荠、梨、西瓜、菜瓜、柿子等
- 忌：荔枝、桂圆、大枣、瓜子等

一般性热的水果干果都不宜吃太多，否则会阻碍湿热的排泄。

湿热内蕴

我又问了他几个问题，然后给它开了龙胆泻肝丸（新品）和三仁汤。

乙胖子慢条斯理地告诉我："我也没有哪不舒服，就是老觉得困，浑身沉重，什么都不想做，不知是不是病了。"

我又观察乙胖子，发现他也是浑身油腻腻的，汗味特别重，眼泡微微浮肿。

我还没来得及仔细询问，他就说不好意思，然后到外边吐痰去了。

我又问他还有哪里不爽，他想了想说："我的小便跟前面那人差不多，不过我觉得无关紧要。"

于是，我很快就判断出他的病症，给他拿了几盒平胃散让他回去吃。

我想，如果这两个人恰好认识的话，他们的症状又差不多，回去对照之后看见我给他们开了不同的药，说不定多奇怪呢！

实际上一点都不奇怪，甲胖子是性格急躁的湿热体质，乙胖子是性格温和的痰湿体质，对症下药，所以两个人的药也不一样。

湿热体质者有胖人，有瘦人，痰湿体质多是胖人，由于两种体质有很多相似的地方，所以病态的胖人并不清楚自己究竟是湿热体质还是痰湿体质。我这就大概讲一下二者的不同。

因为湿热体质而胖的人，脸部和鼻尖通常油光发亮，由于油脂过多，就很容易长粉刺和青春痘。由于湿热包围肝胆，胆气受热做上升运动，口就苦了。由于湿热的包围，脾胃的升降运动也会受到影响，结果气结上下不通，上就表现为胸闷、口臭，下表现为大便不顺畅。湿热下注，所以尿量少，尿色黄。甲胖子身上的不适，就是这么来的。

再说湿热体质的性格。湿热湿热，既有湿，又有热，它比痰湿体质者多了热证。热通常表现为爱上火，火气大，人比较急躁。所以甲、乙两个胖子虽然同时来到我的诊所，但甲一点也等不及，急吼吼地就说出了自己的不适，这正说明身体的不适已经让他非常烦躁了。

由于湿热体质多了热证，所以湿热体质者很怕过夏天。

再来说说痰湿体质者。痰湿体质之所以多是胖子，是因为他们体内有痰这种不正常的津液，与其说这是胖，还不如说这是水肿，是虚胖。湿热体质虽然也可能水肿，但由于热的烘烤作用，所以水汽多少被蒸腾了一些，所以水肿不及痰湿体质胖子明显。

痰湿体质没有热，所以体内蒸腾作用不强，湿气只好通过气孔排出来，所以痰湿体质的人很容易出黏汗，无论什么时候你凑到他跟前，总能闻到一股很

湿热内蕴者的经络养生

除了曲池穴之外，肝俞、胃俞、阴陵泉、三阴交、阳陵泉、太冲等穴位对湿热体质的养生也具有重要意义。对这些穴位可以使用指压按摩或针刺，但不宜用艾灸。

曲池穴、阳陵泉和太冲穴的位置

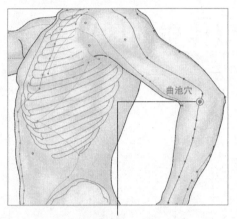 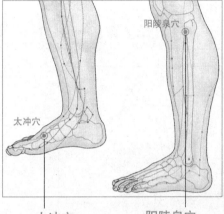

曲池穴

属手阳明大肠经。屈肘成直角，在肘横纹外侧端与肱骨外上髁连线的中点处。常按可清热和营，降逆活络。

太冲穴

属足厥阴肝经。位于人体脚背部第一、二跖骨结合部之前的凹陷处。常按可平肝、理血、通络。

阳陵泉穴

属足少阳胆经。位于人体膝盖的斜下方，小腿外侧之腓骨小头稍前的凹陷中。常按可降浊除湿。

肝俞、胃俞、阴陵泉和三阴交穴

穴位	所属经络	位置	主治功效
肝俞	足太阳膀胱经	背部第九胸椎棘突下，旁开1.5寸处	疏肝利胆，理气明目
胃俞	足太阳膀胱经	背部第十二胸椎棘突下，旁开1.5寸处	和胃健脾，理中降逆
阴陵泉	足太阴脾经	小腿内侧，胫骨内侧髁后下方凹陷处	清脾理热，宣泄水液，化湿通阳
三阴交	足太阴脾经	小腿内侧，足内踝尖上3寸处	通络止血，调经止痛

重的汗味，这与湿热体质者身上口臭或腋臭的气味是完全不一样的。

因为体内有湿，所以通过气孔排出来的湿气是十分有限的，而且痰这种东西，比湿要稠一些，所以更难排出来，所以大部分痰和湿都滞留在体内，人就会觉得肢体沉重。痰湿无处可排解，就到处流动找可出去的地方，所以痰湿体质者的眼泡都是肿的，因为痰"看到"眼睛这里有个口，以为可以"出去"，

湿热体质和痰湿体质的区别

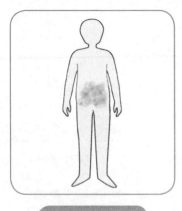

痰湿体质		湿热体质
一般都是身体肥胖	体型	有胖也有瘦
水肿较为明显	水肿情况	不如痰湿者明显
喜出汗，汗液黏稠，有汗臭	体味	口臭，常见腋臭
眼皮发肿	面部	面部、鼻尖有油光
性格较为温和	性格	性格急躁
比较讨厌梅雨季节	不喜季节	害怕炎热潮湿的夏季
喜食肥甘厚腻的食物	饮食特征	喜欢饮酒所导致

就都跑来了，结果出不去，只好瘀在那里，眼就肿了。

痰湿体质者的性格，多是温和的，宽容的，容易容忍的，所以有心宽体胖的说法。

因为少了热的烘烤，体内的湿气就无法蒸发，直接郁结转化为痰了，所以痰湿体质者更多的是表现为湿症，他更怕过梅雨季节，更不喜欢居住在潮湿的环境中。

就生活习惯上来说，湿热体质爱喝酒，由喝酒导致体内湿热，痰湿体质则爱吃甜食和油腻的东西，由于饮食肥甘厚腻，脾胃不能完全运化而导致痰湿。

所以总体来说，湿热体质和痰湿体质虽然都可以导致人发胖，但两者的胖是完全不同的两种体质，调理起来也不一样，不能一概而论。

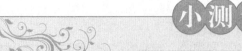

你是湿热体质吗？

湿热体质有些地方与痰湿体质很像，但二者毕竟是两种不同的体质。要分辨自己到底是哪一种体质，就需要从多方面了解二者的不同。

以下的选择题是专门为湿热体质所设定的，不妨做一做，看看自己有多少项符合。

1.已经过了青春期，你的脸上仍然会长痘痘吗？

○是 ○否

2.你的化妆品中，是不是有很多去痘霜？

○是 ○否

3.半夜醒来，你会觉得嘴干、嘴苦吗？

○是 ○否

4.梅雨季节来临，你会觉得很恐怖吗？

○是 ○否

5.没事的时候，你是不是喜欢对着镜子抠抠这里，抠抠那里？

○是 ○否

6.瞪大眼睛照镜子，即使没有熬夜，你的双眼仍然布满了血丝吗？

○是 ○否

7.你听到什么不好的消息，是不是"腾"地马上就激动起来？

○是 ○否

8.检查你的内裤，上面有很多白带吗？

○是 ○否

9.别人说了你什么，你是不是马上就发火了？

○是 ○否

10.你的阴囊，是不是经常湿漉漉的很难受？

○是 ○否

11.有时候，你是否会莫名其妙地感到恶心？

○是 ○否

12.天气热的时候，你会不会觉得胸闷甚至疼痛？

○是 ○否

13.小便完毕检查一下，你的尿是不是又少又黄？

○是 ○否

14.你的食欲是不是不太好？

○是 ○否

15.秋天吃火锅是不是很容易就长疙瘩了？

○是 ○否

16.朝自己手心吹一口气，闻一闻，你有口臭吗？

○是 ○否

17.夏天容易出汗，你闻闻你的腋窝，它不是汗味而是一股狐臭的气味吗？

○是 ○否

18.你是不是经常长口疮？

○是 ○否

19.你是南方人或者岭南人吗？

○是 ○否

20.你总是觉得自己油光可鉴、冬天不擦油也不担心会干吗？

○是 ○否

21.你的酒量是不是很大？

○是 ○否

22.对着镜子，伸出你的舌头，上面的舌苔很黄、很厚腻并且舌质很红吗？

○是 ○否

23.外面小雨淅淅沥沥，这种天气是不是让你特别想睡觉？

○是 ○否

24.你的头发是不是特别容易油腻？

○是 ○否

25.你的白带颜色是不是发黄？

○是 ○否

26.你会不会经常干咳？尽管什么也没咳出来，但你就是觉得这样舒服？

○是 ○否

27.偶尔，你会咳出黄色黏稠痰吗？

○是 ○否

28.有时候尽管口干，但你仍然不想喝水吗？

○是 ○否

29.大便完毕检查一下，它是燥结或黏滞的吗？

○是 ○否

湿热内蕴

结果分析

在上述29个常见的湿热症状中，如果你：

1~5个"是"	说明你的身体已经有点湿热的倾向了，但还不严重，完全可以通过良好的作息习惯来改善；
6~10个"是"	说明你已经有了明显的湿热迹象，该重视这个问题了，除了要养成良好的作息习惯，还要注意在饮食上进行调节；
11个以上"是"	说明你的湿热已经相当严重，应尽快就医，在医生的指导下进行药补，因为身体可能已经有了其他隐患。

第七章

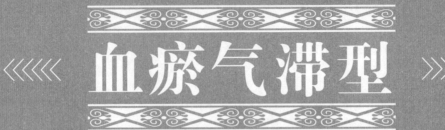

《《《《 血瘀气滞型 》》》》

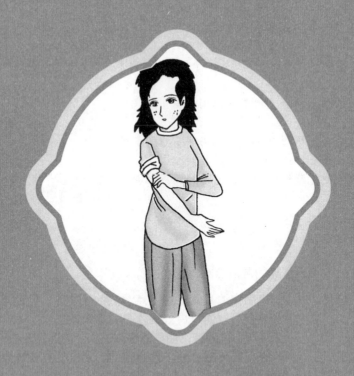

血瘀气滞就是体内的气血运动不是很通畅，"痛则不通，通则不痛"，因此血瘀体质者常见疼痛为主要表现的疾病，甚至会出现一些瘀青、肿瘤。血瘀体质的形成和个人情致有着很大的关系，因此血瘀体质者在调理时应注意精神养生，保持心情舒畅，同时还应多吃一些活血化瘀、疏肝理气的食物或药物。

本章图解目录

血瘀气滞的症状 /261

导致血瘀气滞的原因分析 /265

血瘀容易导致的疾病 /269

女性经期的十个不当之举 /273

血瘀体质者的精神养生 /275

血瘀体质者的四季起居养生 /277

血瘀体质者的饮食宜忌 /281

血瘀气滞者的药物养生 /284

适宜血虚气滞者的药膳 /285

血瘀气滞者的经络养生 /286

XUEYUQIZHIXING

有一种疼痛叫刺痛

一女孩子痛苦万分地走到我的诊所，人还在门口时就嚷嚷道：

"医生！你有没有办法治好我的头痛？再找不到可以治疗我的人，我就真要自杀了！"

看来这个女孩子果然疼得厉害，全然不顾形象，满屋子的病人都吓了一跳。一个老者温和地对她说："你这是怎么啦？好好跟大夫说，看起来你也很健康，应该没什么特别严重的病吧？"

女孩子委屈地说："我也不知道是怎么了，就是头痛得厉害。刚开始吃头痛药还管用，后来就不管用了，像针扎般那么疼，没有一点办法。我真想去撞墙了。"

"是经常性的，还是偶尔的。"我问她。

"是偶尔，但这都快要了我的命了。人家说牙痛不算病，疼起来真要命。我觉得现在应该改一改，叫作头疼起来真要命。牙疼了还可以干脆把牙拔掉，但头痛，我却没有一点办法。我就奇怪了，怎么表面上看起来没有一点反应，但里面就是疼得厉害。"

我们看侦探片时会发现，任何坏人作案，都会留下蛛丝马迹的，只是有时候不容易发现而已。病症也是这样，只要人体感到不适，肯定能从其他地方表现出来。我决定按平常一样望闻问切。

我让她伸出舌头给我看看：舌质青紫，舌边缘有点点紫色。

仔细观察她的肤色：皮肤灰暗没有光泽，肤质粗糙干燥，有皮屑，有不属于这个年纪的斑。

观察她的眼睛：眼眶黯黑，上下眼睑呈紫黑色，眼白呈青紫色，有血丝。

观察她的嘴巴：口唇青紫。

观察她的指甲：有的指甲厚、硬，有的指甲表面高低不平，还有的指甲表面有条状或点状白色花纹。

为她把脉：脉象细涩。

我开始发问：

"大便怎么样？"

——有些发黑。

"月经时疼不疼？"

——有时候很疼，一点不亚于头痛。

"掉头发吗？"

——经常掉头发。

"除了头疼，其他地方有没有这种疼痛感？"

——有时候晚上背和腰有些疼。

"疼的是一个地方吗？"

——差不多，比如说腰疼，基本上就是裤腰以上的部位疼。

"头痛也是这种感觉吗？"

——是的，总觉得头里面绑了一根针，只朝一个地方扎，疼得我都想死。

"有没有发现自己身上经常有瘀青？"

——有的，不过奶奶说是鬼拧的了。

我一边问，一边在她的头上按，按到某一个地方，她突然触电般地躲开了，然后不好意思地对我说：那真的像有一根针，我一按就把针按进去了，更疼了。

这时候我已经找出她头痛的病因了，于是，我试探性地请她坐好，准备为她做一个按摩。

我找到她的风池、风府、天柱等穴位，依次上下地按摩。然后又从印堂开始，向上沿前额发际至头维、太阳两个穴位按摩。我一边帮她按摩，一边问她的感觉，直至她觉得我的力度太大了。

如此进行了3分钟，我又问她：感觉怎么样？

她睁开眼睛，深深地吸了一口气，一副意犹未尽的样子："感觉舒服多了，好像那根针被抽出来了一样。

我这才告诉她说：

"知道吗？你的头痛是血瘀引起的，你得赶紧调理这种体质。现在你只是偶尔头痛而已，过几年你想要孩子了，如果仍然是这种体质，很容易发生宫外孕的。"

女孩子吓了一跳。

幸亏发现得早，要不然还不知道以后会怎样痛苦呢！

血
瘀
气
滞

血瘀体质的三大症状

每种偏颇体质都有属于这个体质的特有症状。血瘀气滞体质的三大症状就是刺痛、瘀青和面老。

1.刺痛难忍，固定不移

我在网上看到这样一篇妈妈日志：

秋天天气比较干燥，近几天嘟嘟的小脸都是红红的，便便也有点干，有点上火的迹象。昨晚，嘟嘟睡到半夜突然大哭，抱起来怎么哄都不行，不吃奶不喝水，看他好像闭着眼睛没动静想放到床上时立马就哭，好像有什么心愿未了似的。外婆说小嘟早上只拉了一点点"嗯嗯"就不肯用劲了，可能是要拉"嗯嗯"了吧！小家伙听到这话，又哭了起来，很难受的样子，豆大的泪珠直往下掉。没办法，用了一支开塞露，过了一会儿就拉了，便便又干又硬，掉在篓子里简直可以用"砸"来形容了！便便拉完了，胃口也开了，"咕咚咕咚"喝了150毫升奶，边喝还边晃着小腿，一副很受用的样子！真是应了一句俗语：不通则痛，通则不痛。这么折腾了大半个小时后，一觉睡到大天亮！

这位妈妈不是中医出身，至少也拥有相当的中医知识。

提到疼痛，人们往往不寒而栗，无论是头痛、腹痛，还是心痛、腰疼、抑或是背痛、腹痛，那种不适又无以招架的感觉，的确令人苦不堪言。外表看起来好好的，可为什么里面会有疼痛感？

中医认为，不通则痛。意思是说，人体气血的运动应该是流畅的，一旦受到阻碍，产生瘀血，人就会有疼痛感。

我们都有这样的经验，哪里疼了，使劲揉一揉，感觉就会好一些。原因就在于，疼痛的地方有瘀血，揉一揉，就是人为地打通被"瘀"在一起的气血，"通则不痛"，人就感觉没那么疼了。

正常的人，应该是气血流动通畅，全身无不适感。而血瘀体质者，顾名思义，就是血凝滞了，郁积了，阳气不流畅了。为什么会出现流动不通畅的情况呢？中医认为，血液的流动，是在阳气温煦的推动下进行的。若寒邪入血致使寒凝血滞，或情志不遂导致气郁血滞，或津血亏虚导致血结停滞，或久病体虚、阳气不足，也无力推动血液的正常运行，这些都会导致血瘀症，形成血瘀体质。所以一般生活在寒冷地区，或者心情长期抑郁及脏腑功能失调的人，就

血瘀气滞的症状

血瘀主要是由于血脉瘀滞不畅或阻塞不通所造成的，其主要症状有三点：刺痛、瘀青和面老，具体而言，包括以下各种症状。

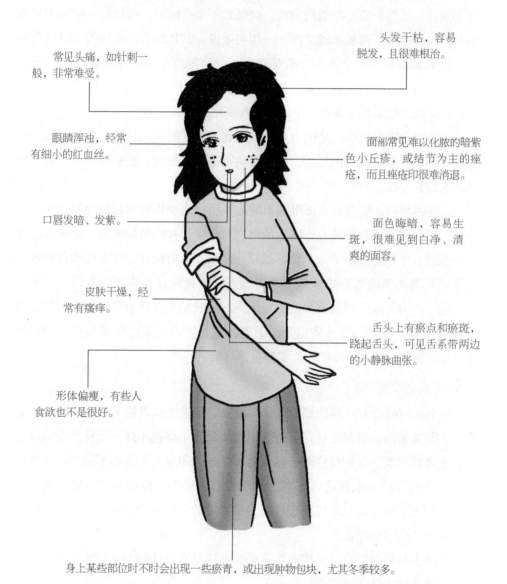

常见头痛，如针刺一般，非常难受。

头发干枯，容易脱发，且很难根治。

眼睛浑浊，经常有细小的红血丝。

面部常见难以化脓的暗紫色小丘疹，或结节为主的痤疮，而且痤疮印很难消退。

口唇发暗、发紫。

面色晦暗，容易生斑，很难见到白净、清爽的面容。

皮肤干燥，经常有瘙痒。

舌头上有瘀点和瘀斑，跷起舌头，可见舌系带两边的小静脉曲张。

形体偏瘦，有些人食欲也不是很好。

身上某些部位时不时会出现一些瘀青，或出现肿物包块，尤其冬季较多。

血瘀体质者往往表情抑郁、呆板，面部肌肉不灵活。而且记忆力不佳，经常健忘。此外，血瘀体质者肝气不舒展，容易心烦易怒。

血瘀气滞

261

容易形成血瘀体质。

至于刺痛，它是这样一种感觉，疼痛如针刺，患者会感到剧烈的烧灼样的疼痛。也就是说刺痛是比一般疼痛更疼的病征。之所以更疼，是因为瘀血过久，气长时间不得疏通。这种感觉就好像正流动的水突然受到阻碍，后面的水出于惯性，依然源源不断地向前流，结果都汇集在闸口，所以闸口的压力越来越大，闸口就被压得越来越"疼"。相对来说，其他地方是畅通的，没有疼痛感，疼痛都聚集在一个地方，就是闸口。受力地方越小，压强就越大，闸口就越觉得疼，这就是刺痛了。人们往往形容刺痛如针扎，这个比喻是比较贴切的，就是因为疼痛都聚集在一个点上，疼痛感就尤其强烈。

之所以会感到灼热，是因为量变会引起质变，瘀久而化热，所以疼痛的同时，人不但会有火辣辣的热感，还会有烦躁不安、脱发、便秘等热证，这个话题这里暂且不提。

人体的闸口，就在瘀血被阻滞的地方，所以血瘀体质引起的疼痛，除了刺痛外，还有固定不移的特点，固定的地点就在瘀血被阻滞的地方。这就好比我们缠毛线，不小心缠上了一个结，如果这个结不及时解开，这个结所在的地方就会更容易结新的结，结果越结阻碍越大，也就越容易结新的阻碍。久而久之，这个地方就成了制造麻烦的固定地点。这就是为什么血瘀体质者，很容易顽固地疼一个地方，怎么揉也无济于事，就是因为这里已经成为疼痛的汇集地，单纯地揉两下并不能"消灭"掉全部疼痛。

2.莫名其妙的瘀青

好多人可能会有这样的感觉，一觉醒来，膝盖上或者胳膊上就出现一块瘀青，青紫青紫的，看起来甚是可怕。但这块瘀青不痛也不痒，没什么特别的感觉，更奇怪的是，人们往往对于这块瘀青没什么印象，一点都不记得是什么时候弄上去的。什么东西这么厉害，竟然神不知鬼不觉地在人身上留下这块瘀青？人们无从解释，只好借助于神秘力量，说着是鬼捏的，这块瘀青因此也被人形象地称作"鬼拧青"。

不过大多数人，对"鬼拧青"这个称呼还是有自己的一套解释的。我的一个病人这样描述自己的瘀青：

我的瘀青就是鬼掐的了，我都看见他了。

前天晚上，我睡得迷迷糊糊，看见一个男人来到我的床前，握着我的手。我让他放开，他不放。我想叫，却叫不出。我想睁开眼看清楚他的模样，可眼睛也睁不开，最后不知怎么就清醒了，那个男人已不见了踪影，但我清楚地记得这件事。由于太困了，迷迷糊糊我又睡着了，没想到又梦到他，我实在无力反抗，迷迷糊糊就又睡着了。结果早上起来后就发现，昨夜他碰过的地方就青了。

但既然来到我的诊所，肯定是看病来了。我问她哪里不舒服，她这才不好意思地说，自己总是痛经。以前问一问别的姐妹，大家多少也都有这样的症状，也就没当回事。但现在想要孩子了，却总是留不住，已经发生了两次宫外孕了。听人家说，发生过一次宫外孕，再发生宫外孕的概率就比较高，最好用中药调调。

我就问她："你这种瘀青，有多长时间了？"

她想了想，回答说："差不多有一年了吧，没有特别留意。"

我又问她："你痛经痛的比较厉害，是不是也是这一年多的事情。"

"是的，"她老老实实地回答道，"是不是跟鬼拧青有关？反正我就是这么怀疑的。"

怪不得人家说愚昧害人。我毫不客气地对她说："哪里有鬼？你这是病，体内有瘀血，所以你会痛经，身上莫名其妙地长瘀青。你若早点来看看，可能现在孩子都生下来了。"

相信一般人听到我这样的联系，肯定会吓一跳：怎么？长几块瘀青就会发生宫外孕吗？

我这样说肯定是有根据的。

血瘀体质者容易长瘀青，道理与刺痛类似。阳气不足，就无力推动血液流动，血液流动缓慢、停滞，就会出现瘀青。为什么人们一觉醒来才发现瘀青？是因为夜里受了凉。前面我们讲了，长期居住在寒冷地区的人们容易形成血瘀体质，就是因为寒邪侵入血脉，寒凝则血滞，就好像水冻成冰块就无法流动一样，血液受冻也会凝结成块，形成瘀血。晚上寒气重，有的人的睡眠姿势不好，手脚外露，所以手脚容易受凉，就容易形成瘀青，这就是为什么鬼拧青总是发生在夜间。

至于人们那些奇怪的梦境，根本原因仍是气血的原因。气血流动不畅，身体气血供应不足，人的精神状态就会出问题。通俗地说，就是大脑没吸收够充足的养分，没吃够就不好好干活，人就会出现睡眠质量下降、烦躁不安或者精神失常等情志不舒的症状。

3.容易衰老

我曾在医学杂志上看到这么一个有趣的观点：人体若长期处于气滞血瘀状

态，组织缺血，细胞就会长期处于"饥饿"状态，会加快衰老。我也认同这个观点。

我接待过的患者，发现他们都有容易忘事的特点。比如说，他本来要去某个房间找什么东西，可走到地方之后发现，竟然不记得自己来这找什么，或者为什么来到这里。这个特征，实际上应该是老年人的专利，所以老年人经常自我解嘲地说："岁数大了，不中用了。"为什么会不中用，就是大脑不听使唤了，不能好好做事了。所以古人常把血气充盈与否当作年纪的表征，常用"少年血气未盛""壮年血气方刚""老年血气既衰"来形容人一生的不同阶段。

血对人体最大作用就是滋养，没有这种滋养作用，人就不能存活，所以有一种死法叫作失血过多而死。古人对于血的滋养作用，早已有精辟的论断，如元代名医朱丹溪说："气阳血阴，人身之神，阴平阳秘，我体常春""气血和一疾不生"。张子和在《儒门事亲》中说人体"气血流通为贵"，《景岳全书》中则说："凡为七窍之灵，为四肢之用，为筋骨之和柔，为肌肉之丰盈，以及滋脏腑、安神、润颜色、充营卫，津液得以通行，二阴得以调畅，凡形质所生，无非血之用也。"等，这些观点，无一不说明气血对人体康健的重要性。

说到这里，有人可能搞不清血虚与血瘀的关系。在我看来，从一定程度上来说，血瘀是机体致病的根本原因，血虚只是其表现。

一个人如果造血系统没有出问题，血液供养正常，但是机体却感到不适，原因就在于"瘀"。

天旱了，农民是这样浇地的：借助水泵和水管的作用，将井里的水吸到地面，再通过用水管将水导入自己的庄稼地。在此过程中，农民要不停地挪动水管以确保各个地方都能被浇到。这是因为，同一块庄稼地地势可能高低不同，水只能流到低的地方，高的地方就流不过去，就不能浇完整个庄稼地，高处的地方仍然处于干旱状态，仍然缺水。加之庄稼地里高高矮矮的庄稼也会阻碍水的流动，所以农民在浇地的过程，必须不时地挪动水管，不能任凭水都流到一个地方去，导致一边的庄稼水多淹死了，而另一边的庄稼却因水少旱死了。

血虚，就是一种"旱"的状态。并不是机体提供的血不够充足，而是因为血液流通不畅，被堵在其他地方了。堵的地方血液太多，都瘀坏了，其他地方得不到血液的滋养，就血虚了。

所以一些老年人，尽管吃了很多补血的补品，身体依然很虚。根本原因就

导致血瘀气滞的原因分析

血瘀气滞体质的形成，先天遗传是一方面，更多的还是由于后天的性格、情绪不佳造成肝气郁结而形成的，其具体原因可见以下分析。

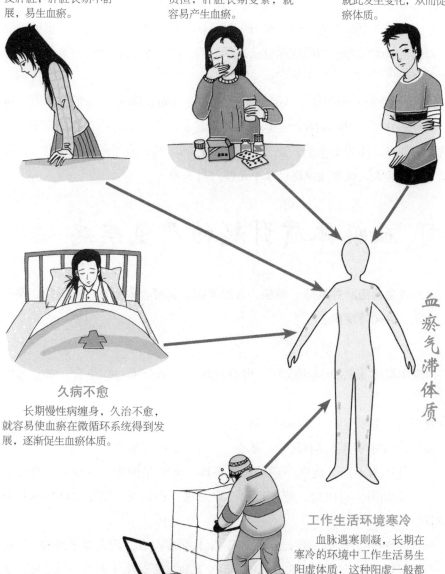

七情不调

七情不调，长期抑郁、钻牛角尖，容易伤及肝脏，肝脏长期不舒展，易生血瘀。

长期服药

药物都要通过肝脏代谢，长期服药会加重肝脏负担，肝脏长期受累，就容易产生血瘀。

受到比较严重的创伤

受创伤后，体内会留有难以彻底消散的瘀血，体质就此发生变化，从而促生血瘀体质。

久病不愈

长期慢性病缠身，久治不愈，就容易使血瘀在微循环系统得到发展，逐渐促生血瘀体质。

工作生活环境寒冷

血脉遇寒则凝，长期在寒冷的环境中工作生活易生阳虚体质，这种阳虚一般都会间夹瘀血。

血瘀气滞体质

血瘀气滞

在于体内有瘀，这个瘀的地方就像毛线团上的死结，越缠结越大，越补越虚。能上百岁的老人，很少是靠补出来的，而是因为他们体内很少有导致衰老的不利因素——血瘀。

据调查，老年人多少都有瘀血的存在，表现为色素沉着，皮肤粗糙，老年斑的出现等，老年人也很容易患动脉硬化、高血压、冠心病、中风、老年性痴呆、前列腺肥大、颈椎病等病症，这些都是血瘀体质者最容易得的疾病。而我们都知道，现在这些病症已经是导致衰老甚至死亡的常见病症。

有人调查还发现，血瘀体质的人，不但身体有不适，而且观察他的外貌，发现他比同龄人要显得老。这个很好解释，因为体内的瘀血没有除，机体难以得到新鲜血液的滋养，新陈代谢就会减缓，身体各项器官就会慢慢老化，人就呈现出老相。

所以，判断血瘀体质，一定不要等到出现腹痛、胁痛、鼓胀、中风、癫狂、痛经、肿瘤、冠心病等严重病征时才想起去医治，最好能在病征刚刚出现时就及时调理，防患于未然，这才有利于身体的康健，有了刺痛、瘀青、面带老相等特征的人，就要注意自己是不是体内有血瘀了。

血瘀体质引起的严重疾病

血瘀者易感肥胖并发症、消瘦、月经不调、痛经、冠心病、抑郁症、偏头痛、中风、肿瘤等疾病。

1.冠心病

中医中没有冠心病这个病征，但我发现，一部分冠心病患者，都是血瘀体质。

冠心病的主要症状就是疼痛，胸疼，心绞痛，甚至颈、颌、手臂及胃部都有疼痛感，同时可能会伴有眩晕、恶心、出汗、昏厥等症状。

痛，是因为不通，血气不通。血气不通，要么是因为血气虚弱，气血流不动，要么是因为有阻碍，流不过去。后面这一种情况，就是血瘀体质特有的特征。

我曾接待过两代人，老母亲80多岁，女儿60岁左右，两人老年都得了冠心病。我们可以用遗传来解释这个现象。但女儿肯定不是生下来就有冠心病，老母亲也只是老年时才得冠心病，怎么可以说是遗传呢？实际上，遗传的不是病，而是体质，女儿遗传了母亲的血瘀体质，结果两人老年时都得了冠心病。而且我细查之下发现，两人年轻的时候，都有痛经、身上莫名其妙有瘀青等血瘀体质共有的特点。遗憾的是，当时她们没有及时调理，所以到了老年时还不得不忍受这些病痛。

2.中风

中风是中医名词，主要表现为突然晕倒、不省人事、口角歪斜、语言不利、半身不遂，发病比较突然，死亡率较高，类似于西医上的急性脑血管病。

中医认为，引起中风的原因有很多，其中一个原因就是瘀血的存在，比如说脑溢血。用通俗一点的话解释，就是因为头部有大块的瘀血，气血严重受阻，新的气血供应不上，大脑就会因为缺少血气而突然丧失作用。

有些患者在中风前，会有头痛头晕、手脚麻木无力、四肢一侧无力或活动不灵活等先兆，实际上这就是身体器官没有得到血气的及时滋养而造成的。血气运送不达，一方面是因为气血虚弱，一方面是因为体内有瘀血，有阻碍。前文我们讲了，一部分气血虚弱，也是因为体内有瘀血，后续血气难以继续流动。所以说，防治老年人中风，根本上就是调理出一个健康的体质，保证气血的通畅。

3.肿瘤

肿瘤与瘀血原本就有一些说不清道不明的关系，比如说我曾见过这样一个询问帖：

脑内不明物体不知是肿瘤还是瘀血？

我父亲于本月3日被撞，后出现昏迷送往医院，于5日醒来，醒来后身体虚弱，说话不清楚，意识清楚，全身无力，经医院检查脑部内有一不明物体，不能确定是肿瘤还是被撞后的瘀血？现在他的情况有新的变化了，呼吸困难，要靠插氧气管进行呼吸，请问是何原因？这种症状是脑溢血吗？请尽快回复！谢谢！急急急急急！！！

也就是说，肿瘤跟瘀血很像，那么跟血瘀体质会不会有什么关系？

中医认为，肿瘤的形成是因为机体的正气首先虚弱，邪毒乘虚而入，导致气滞血瘀，痰饮积聚，痰饮积聚，久而久之就形成了肿瘤。所以，血瘀体质与肿瘤的形成是有密切关系的。

肿瘤的形成，就好比黑斑的形成。黑斑是因为气血循环不畅，在皮肤表面形成了很小又不容易消掉的"瘀"，所以身上容易有莫名其妙瘀青的人，皮肤上往往也容易长黑斑。气血不畅，在体内容易形成大块的"瘀"，这个"瘀"若没有得到及时的消灭，时间久了，就很容易发展成为肿瘤。所以老年斑并不是因为只要老了就会长老年斑，而是老年人容易气滞血瘀，这才容易长斑，这也是要长某种肿瘤的先兆。

所以通常认为，黑者凶，身上长黑斑、黑痣，就不好。有的年轻人，皮肤上容易长黑痣，也可能是要长某种肿瘤的先兆，因为这里气血衰弱，流通不畅，容易阻滞，到一定时候就会对人体产生影响，比如说体内长肿瘤。比如有的医生就认为，色素痣与黑色素瘤的形成是有密切联系的。根本原因，就是因为长黑痣的地方气血不通，阻碍得久了，将来很可能会在此处产生肿瘤。

需要说明的是，血瘀型肿瘤，不是因为气血受阻，而是因为脏腑出血没有得到及时的排出，在体内淤积过久就成了肿瘤，这在中医上叫作"血液离经"。上面这个例子，是因为车祸被撞出血而形成瘀血，但若不及时清理，就很可能成为肿瘤。与此相似的还有宫外孕、子宫肌瘤、子宫出血等，都可能导致肿瘤的发生。

此外，血瘀体质者还容易引起噎膈、胁痛、鼓胀、癫狂、闭经、脑血管意外、肝硬化、糖尿病、硬皮病、皮肌炎、红斑狼疮等疾病，虽然不及上述三种病征严重，但也不容小觑。

痛经是个大问题

有女孩子来信说：

王大夫您好：

我很喜欢吃冰激凌，不管冬夏都吃。但我妈告诉我说，来例假时不要吃冰激凌，也不要喝凉水。我想问的是，真的是这样吗？有什么道理？还有其他什么不能吃的呢？谢谢！

当时我是这么回复她的：

血瘀容易导致的疾病

血瘀直接影响血液循环系统,长期血瘀将对人体产生严重影响。许多慢性疑难疾病、疼痛性疾病大多和血瘀体质有着明显的联系。

血瘀引起的病症

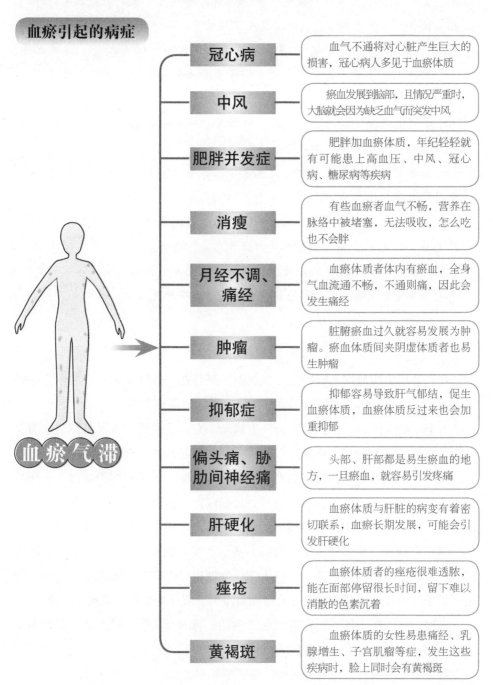

冠心病 — 血气不通将对心脏产生巨大的损害,冠心病人多见于血瘀体质

中风 — 瘀血发展到脑部,且情况严重时,大脑就会因为缺乏血气而突发中风

肥胖并发症 — 肥胖加血瘀体质,年纪轻轻就有可能患上高血压、中风、冠心病、糖尿病等疾病

消瘦 — 有些血瘀者血气不畅,营养在脉络中被堵塞,无法吸收,怎么吃也不会胖

月经不调、痛经 — 血瘀体质者体内有瘀血,全身气血流通不畅,不通则痛,因此会发生痛经

肿瘤 — 脏腑瘀血过久就容易发展为肿瘤。瘀血体质间夹阴虚体质者也易生肿瘤

抑郁症 — 抑郁容易导致肝气郁结,促生血瘀体质,血瘀体质反过来也会加重抑郁

偏头痛、肋间神经痛 — 头部、肝部都是易生瘀血的地方,一旦瘀血,就容易引发疼痛

肝硬化 — 血瘀体质与肝脏的病变有着密切联系,血瘀长期发展,可能会引发肝硬化

痤疮 — 血瘀体质者的痤疮很难透脓,能在面部停留很长时间,留下难以消散的色素沉着

黄褐斑 — 血瘀体质的女性易患痛经、乳腺增生、子宫肌瘤等症,发生这些疾病时,脸上同时会有黄褐斑

女人在少女时代，很容易痛经，很大一部分原因是生活习惯引起的，尤其是在吃东西时不注意把握。经期是女性生理情况比较特殊的时期，饮食上应该多加注意，尤其忌吃下列食物：

寒性食物。如梨、香蕉等，也不要吃凉东西，喝冷饮等。这是因为，经期人体虚弱，若食用寒性食物及生冷食物易伤身体，造成痛经、月经不调等症状，月经后还容易眩晕、贫血。

辛辣类食物。如辣椒、花椒、胡椒等。这些食物刺激性强，也容易造成痛经，有时候还会导致经血过多。

特殊食物。如冬瓜、兔肉、黑木耳、蕨菜、菱角等。经期吃这些食物会影响性功能。

此外，还要注意卫生，每天勤换卫生巾；洗澡时不可洗盆浴，可选择淋浴，以免不干净的水进入体内造成感染；注意不要太劳累，不要过性生活，不要做长跑、游泳等剧烈运动；注意不要让自己受到寒凉；也尽量不要穿紧身裤；保持心情愉快，过好每月那几天。

我只是从生活习惯上嘱托她该怎么做，只是在一些细节方面多多注意就好了。实质上，痛经形成的原因很复杂，要注意的事项也很多。

各个年龄阶段的女性都可能会产生痛经，尤其是未婚女人及月经初期的少女更是如此，还有的女人症状比较严重，即使不是经期也会有痛经症状。但也有的女人，只是月经来潮时稍微有些下坠感和腹痛，不似那胸闷烦躁、悲伤易怒、心惊失眠、头痛头晕、恶心呕吐、胃痛腹泻、倦怠乏力、面色苍白、病态的疼痛，比如说腹部胀痛、冷痛、灼痛、刺痛、隐痛、坠痛、绞痛、痉挛性疼痛、撕裂性疼痛，疼痛延至骶腰背部，甚至涉及大腿及足部，同时还伴有乳房胀痛、肛门坠胀、四肢冰凉、冷汗淋漓、虚脱昏厥等症状。如此多的病症，肯定不是单纯地揉一揉或者吃几味药就能解决的，要从病根上寻找解决办法。

病根，仍然在于体质，若非如此，为什么有的女人疼得没办法、月经期间人都要疯了，但有的女人，看起来跟平常没什么不同？

容易痛经的体质，主要有两种：血瘀型和阳虚型。

血瘀体质者体内有瘀血，全身气血流通不畅，不通则痛，因此而痛经。因血瘀体质而痛经的女性，通常有这些症状：嘴唇颜色有些暗，皮肤比较粗糙，身上会有莫名其妙的瘀青，眼睛中血丝比较多。刷牙的时候，牙龈容易出血。这类女人的性情比较急躁，容易忘事。尽管行经期腹部很痛，但却不敢按，否则更痛，排出来的经血颜色比较暗，有血块。

血瘀型痛经在具体调理时，要多吃一些具有行气活血、疏肝解郁类的食物，如山楂、金橘、醋等，少吃肥肉类油腻的食物。

小知识 ▷ 山楂

山楂的功效

山楂是北方的常见水果，中医认为，山楂具有消积化滞、收敛止痢、活血化瘀等功效。主治饮食积滞、胸膈痞满、疝气血瘀闭经等症。对缓解血瘀引起的痛经有很好的疗效。

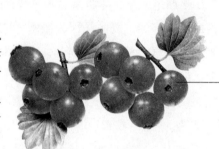

山楂可健脾开胃，活血化瘀，但其只消不补，因此脾胃虚弱者不宜多食。

山楂小偏方

【山楂红糖汤】

配方：山楂10余枚，红糖适量。

做法：用清水将山楂冲洗干净，除去核，用打汁机打碎。然后将山楂和水的混合物放入锅中煮沸，最后加入红糖即可。

用法：经前两天左右当茶饮。

功效：活血散瘀，缓解行经期间种种不适。

【山楂当归汤】

配方：干山楂片10克，当归10克，红糖适量。

做法：将山楂片和当归放入砂锅中水煎两次，将两次的汤汁倒在一起，加入红糖再煎2分钟即可。

用法：经前两天左右当茶饮。

功效：活血行气，适用于气滞血瘀型痛经。

阳虚怕冷型体质也容易痛经。阳虚的人，经常感觉很冷，说明机体容易受到寒邪的侵袭。我们都知道，寒、冷具有凝滞作用，所以固体的水，即冰块只能形成于气温降低的冬天。血液也是这样的，受到寒邪的侵袭，也会"上冻"，不肯流动，好像气血不通一样，所以也会导致痛经。

阳虚型痛经与血瘀型痛经是完全不一样的，具体表现为：阳虚者很怕冷，通常穿衣服都比别人厚，稍微吃点凉的食物就会消化不良。月经期间，小腹隐隐冷痛或者有很明显的下坠感，月经量比较少，颜色比较淡。用手揉一揉，按一按，或者用热水泡一下脚，会觉得舒服很多。

阳虚型体质的食疗方法，前面我已经讲过很多，即多吃牛肉、羊肉、韭菜、生姜等温阳之品，少吃西瓜、梨、冰激凌等寒凉性食物。

此外，少部分女性之所以痛经，既不是因为血瘀，也不是因为阳虚，而是气虚、血虚，只是症状不太明显，病人不太痛苦，比如说月经前两天或小腹隐隐作痛，月经量比较少，面色不好，平常多吃一些补气补血的食物就可以了。

无论哪种体质，如果病征非常特别，就不能单纯地依靠食疗或者偏方了，比如说已经生孩子了，仍然痛经，或者说月经期间会发高热，或者月经期很长，出血量很多，或者经血中有很明显的块状物，等等，拥有一个或者多个这些症状，可能是某种疾病的信号，比如说经血中有很明显的块状物可能是子宫肌瘤的预警，要立即找大夫检查。

情志不畅会引起血瘀

好多人都知道，女人在月经期间要保持心情舒畅，乐观豁达，否则月经的疼痛不但会令她本人抓狂，还会影响周围人的情绪。

一位男孩不能容忍女朋友月经期间的表现，每个月那几天，他都要跟她一起痛苦，由此他断定这个女孩子为人不够大度，难以伺候，将来很难跟她共度余生。但他就是爱她，鱼与熊掌不可兼得，他要选择什么？

我是这样回答他的：

相信很多男人都领教过女人的经前综合征：烦躁不安、容易发怒、抑郁焦虑、头痛、眩晕失眠、胸闷乏力等，昔日你心中可爱的她一下子变得不可捉摸起来。这个时候不要与她争执，要对她情绪躁动和身体上的不舒服表示理解和关怀，凡事顺着她，避免火上加油，导致两人闹矛盾。女性本人在那几天还要

女性经期的十个不当之举

经期是女性的脆弱时期，必须格外注意。经期不宜吃太寒或太热的食物，经期过后再吃温热食物以补血。除此之外，女性经期还要注意避免以下10个不当之举。

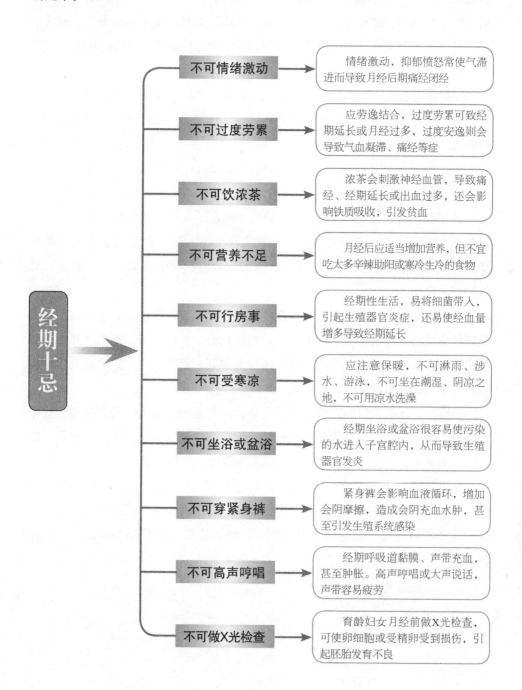

经期十忌

不可情绪激动 → 情绪激动，抑郁愤怒常使气滞进而导致月经后期痛经闭经

不可过度劳累 → 应劳逸结合，过度劳累可致经期延长或月经过多，过度安逸则会导致气血凝滞、痛经等症

不可饮浓茶 → 浓茶会刺激神经血管，导致痛经、经期延长或出血过多，还会影响铁质吸收，引发贫血

不可营养不足 → 月经后应适当增加营养，但不宜吃太多辛辣助阳或寒冷生冷的食物

不可行房事 → 经期性生活，易将细菌带入，引起生殖器官炎症，还易使经血量增多导致经期延长

不可受寒凉 → 应注意保暖，不可淋雨、涉水、游泳，不可坐在潮湿、阴凉之地，不可用凉水洗澡

不可坐浴或盆浴 → 经期坐浴或盆浴很容易使污染的水进入子宫腔内，从而导致生殖器官发炎

不可穿紧身裤 → 紧身裤会影响血液循环，增加会阴摩擦，造成会阴充血水肿，甚至引发生殖系统感染

不可高声哼唱 → 经期呼吸道黏膜、声带充血，甚至肿胀。高声哼唱或大声说话，声带容易疲劳

不可做X光检查 → 育龄妇女月经前做X光检查，可使卵细胞或受精卵受到损伤，引起胚胎发育不良

血瘀气滞

有意识地控制自己的情绪，力求安静，注意休息，避免剧烈的运动，尽量做些自己喜欢做的事转移注意力。

也就是说，月经期间如果心情郁郁寡欢，会加重月经的不适感。

血瘀，瘀的不仅仅是血，还有气。假如一个人不喜欢跟大家交流，不喜欢参加集体活动，有事没事总是回想昔日伤心的往事，经常感到郁闷，闷闷不乐，给他人一种郁郁寡欢的印象。"郁""闷"都是一种不通的表现，只是情志上的不通，就是气不通。所以我们形容一个人不高兴，就会说他生"气"了，而不是生其他什么东西。

气的作用是推动血液流动，保证气血畅通。郁闷、闷闷不乐，就会伤气，气受伤，就无力推动血液流动，必然会伤血，所以有"气郁日久，气滞血瘀"的说法。

比如说，肿瘤的形成既有外因的作用，也有内因的作用，前者表现为风、寒、暑、湿、燥、火等六淫侵袭；后者一方面表现为脏腑脾胃受损，结果导致湿浊内停、血脉瘀阻，或者五脏六腑运行失常而促生气滞血瘀，一方面是因为七情六欲。七情即喜、怒、忧、思、悲、恐、惊，人长期陷于某种情绪，就会引起体内气血运行失常，进而导致脏腑功能失调，产生病变，导致肿瘤的发生。

再比如说，有的血瘀体质会呈现便黑、便干、脱发等热证，这个病理可能是这样形成的：经常郁闷，闷而伤气，继而伤血，血伤致瘀，瘀久化热，热而伤津。瘀在下面，下身就呈现便秘、尿少等热证；瘀在上面，上部就会出现脱发、脉象弦涩等热证。

多数血瘀体质者口唇青紫，舌质发紫，面色灰暗，身上容易有乌青，这也可能源于情志不畅，致使血气虚弱而形成血瘀。瘀血是不能被人体吸收的，就好像一堆臭水，它出现在哪里，哪里就发黑发臭，颜色偏重。

所以，避免生病的前提，除了养成良好的生活习惯，还包括培养良好情绪，无论男女，都要保持乐观开朗的情绪特征。具体怎样护理自己的情绪、应该注意哪些方面，我这里有几篇小文章给大家看，这是早些年我做的工作日志。

血瘀体质者的精神养生

保持一个健康的心态对血瘀体质者非常重要，大多数血瘀者情致不展，内心不够敞亮。如果总是心态不佳，那么吃再多药也是枉然。

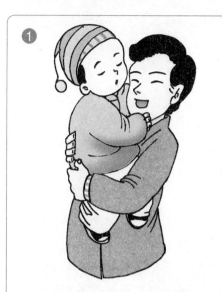

父母应注意对子女的教育

孩子在发育过程中最喜欢模仿，这时家长应加强对孩子的心理引导，使他们养成开朗、乐观、平和的性格、心态和思维方式。

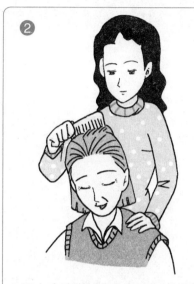

子女应注意对老人的安抚与疏导

老人可能会有孤独、抑郁、偏激、多疑等心理困扰，对此子女应多多陪伴老人，及时安抚疏导，使他们保持开朗豁达的心态。

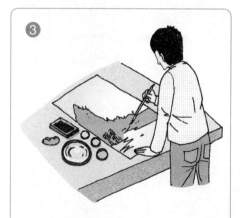

应培养一些兴趣爱好

如果兴趣爱好广泛，气就不易郁结，不易钻牛角尖。同时再配合一些舒展肝气、促进循环的运动，效果更好。

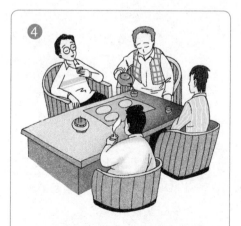

多交一些性格开朗的朋友

"近朱者赤"，与一群开朗、幽默、乐观的人在一起，自己的心态也会变得开朗起来。

血瘀气滞

女性心理健康

女性心理健康有几大危险期：青春期、经期、孕期、更年期。前两个还好理解，后面两个时期，似乎男人们就很难应付了，我举个例子你就知道了。

张先生说："我老婆最近在为升职而加班赚业绩，一点都不敢放松。偏偏这个时候怀孕了。本来我老婆年纪也不小了，29岁了，我们早该要个孩子了。可这孩子来得不是时候，她很难抉择现在是要事业还是要孩子。经过我一番劝，她勉强同意要这个孩子。我以为事情已经过去了，谁知道麻烦这才开始。她老是患得患失，怕在公司里非但不能升职还会因为怀孕而受到老板的冷落，又害怕分娩的痛苦，担心产后身材走形，想到抚养孩子艰辛……她老这样胡思乱想，整天忧心忡忡，郁郁寡欢，现在竟然得了抑郁症。我现在比她还痛苦。"

由于生理原因和社会文化的影响，有些心理，可能男人都没有感觉的事，女人就能很敏感的感应出来。若得不到适时的排解，便生出这种种心理疾病来。针对女性各个年龄阶段的特征，我一一为大家讲述应付的办法，男人们尤其要知道这些。

19~25岁是女性心理逐步完善和适应时期。这一时期女性经历生理、心理、家庭、学习、恋爱婚姻、职业选择、前途追求等各种人生历程，心理发育趋向定型化，形成独特的人格特征，因此这段时间对于女性心理的形成至关重要。此时的女性要树立积极的人生观，加强个性思想的修养，培养良好的社会适应力，这些有助于未来的发展。

孕期心理保健是女性心理健康的另一重要时期，心理问题不但影响自己身体健康，而且还会影响到胎儿的生长发育。孕妇的心理问题主要体现在生男还是生女、宝宝是否健康、孕妇自身自骄自怜等方面。做好孕期的心理保健，孕妇自己要学会调节，保持平和、开朗的心态。夫妻间也要相互理解和宽容，丈夫和家长还要积极引导孕妇情绪好转。

更年期的女性尤其要注意心理保健，否则更容易伤身体。女性朋友要正确认识更年期各种不适，做事量力而行，协调好家庭内部关系，如

血瘀体质者的四季起居养生

平时注意

如果用电脑时坐姿不对，很容易对心肺功能造成不良影响。为此应该多做一些运动，振奋心肺功能，从而促进瘀血的消散。

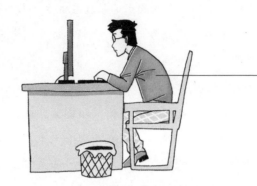

含胸塌腰的坐姿会对心肺动能产生不良影响。

季节养生

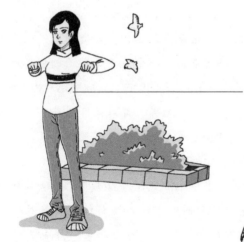

春夏

春夏养生

春季是血瘀者最佳的保养季节，春季肝气舒畅，此时不应穿紧身衣服、生闷气，而应该走向户外，做一些拉伸运动，女子不要把头发扎起，这样可以使肝气得到疏泄。

秋冬养生

血瘀者在秋冬季节要注意保暖，秋凉、冬寒都很容易导致血气运行不畅，从而促进血瘀的产生。此时可以吃一些活血散瘀的温性食物，促进气血顺畅运行。

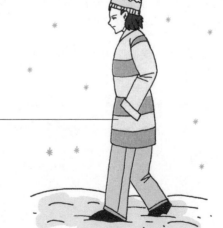

秋冬

血瘀气滞

重视夫妻之间的情感交流，采取民主的家庭教育方式教育孩子等。

总之，以平和的心态度过每一天，经常保持开朗愉悦的情绪，对于女性健康也很重要。

男性的恐惧心理

男人历来与刚毅、勇敢、阳刚等词汇相联系。在人们的心中，历来男人都是家里的顶梁柱。如果谁的家庭是由女人来养的，那么这个男的肯定被认为窝囊废、不中用。其实不然，男人也有自己的无奈与恐惧。现代男人对生活的恐惧主要有以下几种。

养家的压力。中国自古以来就是男人挣钱养家，受传统思想的影响，如今仍是男性的经济收入占家庭经济来源的大部分。所以男人最大的忧虑就是工作和事业，事业稳定才有其他的一切。

望子成龙的殷殷期盼。俗话说严父慈母，父亲对下一代的期望要比母亲强烈得多，往往将儿子当成另外一个自己，自己的梦想就是儿子的理想。若后代不成器，父亲就有一种天塌下来、后继无人的恐惧。

对性能力下降的担忧。自古以来男人都以强者自居，以征服世界而骄傲。若有一天发现自己连女人都不能征服，心理就会有深深的恐惧，这种恐惧是其他任何美好东西也无法替代的。

被人舍弃的恐慌。男人中年之后，创造力下降，子女又相继成人有独自生活的能力，家庭对男人的依靠远远没有过去的强烈。这时候的男人就有一种失落感，害怕妻子儿女弃自己而去，那自己的一生将一无所有。

对衰老的恐惧。随着岁月的流逝，昔日强壮的男人渐渐老去，不但失去了养家的能力，甚至连自己生活都不能照顾，不得不依靠年迈的妻子和儿女照顾自己，这是比较伤其男性尊严的，男人尤其恐惧这点了。

排除这些心理恐惧，一方面靠男人自身的豁达和开朗，另一方面妻子儿女也要注意关心家中的成年男子，尽量减轻他们的心理负担，健康生活每一天。

老人常见的不健康心理

为什么人们会说：老了就讨人嫌了？有时老年人的一些言语和行为，在年轻人看来是不可理喻、无法接受的，甚至连小孩子碰见了都觉得奇怪。究其原因，这些行为还是受到老年人特殊的心理作用影响。

孤独

孤独是老年人最常见的心理状态。这种老人往往内心封闭，心里既希望别人关心照顾，又害怕过分期望而出现过大的心理落差和失望，于是拒绝与他人交往，长期的形单影只，性情会变得孤僻，逐渐疏远社会及亲邻。长此以往，老人不得不独自承受孤独的精神痛苦，伤及身心。

抑郁

一般老年人的心理比较脆弱，眼看自己日渐衰老而无力做出任何反应，就形成恐惧而又无奈的心理。若这种心理未得到及时调整，极易导致抑郁症。顽固的抑郁会令他们丧失对生活的兴趣，有时又情绪激动易发火，有时却又自卑自责、自怨自叹，这都不利于身心健康。

偏激

生理上的衰退又影响老人的精神生活。有的老人觉得自己一无是处，经常自责、自卑、自怜和自贬，这是否定自我的极端。也有的老人则认为自己老了，理所应当享受别人的照顾，总希望得到他人的敬重、关心，当这种希望得不到满足时反而越发加重心理上的偏激，可能会因此而自暴自弃。

多疑

老年人多多少少都有点怕死的心理，身体稍微不适就疑有病，有病的老人则疑心自己已经病入膏肓。这些都是对身体机能衰退过于敏感的反应，殊不知过度的敏感更容易加重疑心病。

总之，由于身体机能的衰退，权力和能力的丧失，老年人经常会产生些年轻人不易理解的想法，若没得到满意的回答，这些想法积淀下来会成为消极的心理，长期压在他们的心头。所以，子女们应多关注老年人的心理世界，给他们一个健康而幸福的晚年。

血瘀气滞

从上面这些分析可以看出，任何人，无论是男人还是女人，都要注重精神调养，努力培养乐观的情绪，保持气血和畅，营卫流通，防止出现郁闷、郁郁寡欢、生气、抑郁等精神状态。

怎样调理血瘀体质

1.饮食调理

血瘀体质最大的特征就是血瘀气滞，而气血一旦瘀滞，既可能化为寒邪，也可能化为热邪，甚至形成痰瘀，非常麻烦。所以调理血瘀体质的关键，就在于活血化瘀，多吃一些有助于调整气血的食物或者药膳。

有助于缓解活血化瘀的食物有这些：山楂、白萝卜、柑橘、大蒜、生姜、茴香、桂皮、丁香、油菜、黑豆、桃仁、韭菜、黄酒、红葡萄酒、洋葱、银杏、柠檬、柚子、金橘、玫瑰花茶、茉莉花茶、醋等。不宜吃肥肉、奶油、油炸食品、甜食及甘薯、芋头、蚕豆等容易胀气的食物。

在食疗的过程中，以上有助于缓解血瘀不适的食物可以搭配着吃。

缓解头痛的食疗方

【姜葱炒螃蟹】

配方：雄螃蟹500克，下葱头150克，姜丝25克，猪油75克。

制法：把炒锅用武火烧热，下猪油，烧至六成热下葱头，翻炒后，把葱头捞出，在锅内略留底油，武火爆炒姜丝、蒜泥和炸过的葱头，下蟹块炒匀，依次炝料酒，加汤、食盐、白糖、酱油、味精，加盖略烧，至锅内水分将干时，下猪油10克及香油、胡椒粉等炒匀，用湿淀粉勾芡即成。

用法：佐餐食用。

功效：缓解瘀血引起的头部刺痛、经久不愈。

【葱豉粥】

配方：葱白10克，淡豆豉10克，粳米50~100克。

制法：粳米煮粥，粥成下葱白、淡豆豉，再煮数沸即成。

血瘀体质者的饮食宜忌

血瘀体质者一个重要的养生原则就是疏肝活血，为此除了要注意精神起居之外，还要注意饮食调节，多吃活血散瘀、疏肝散气的食物。

肝主疏泄

中医认为，肝为五脏之一，属木，主疏泄，即具有疏通、条达、升发、畅泄等功能，主要体现在调节情志、促进消化和维持气血运行三个方面。

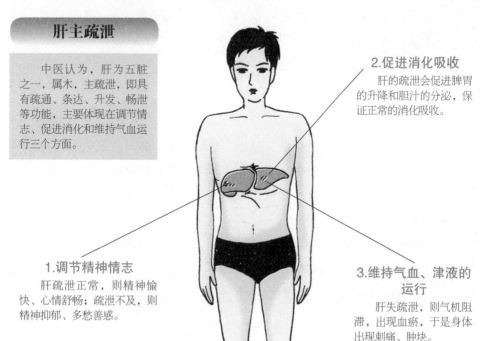

2.促进消化吸收

肝的疏泄会促进脾胃的升降和胆汁的分泌，保证正常的消化吸收。

1.调节精神情志

肝疏泄正常，则精神愉快、心情舒畅；疏泄不及，则精神抑郁、多愁善感。

3.维持气血、津液的运行

肝失疏泄，则气机阻滞，出现血瘀，于是身体出现刺痛、肿块。

肝是人体内最大的实质性脏器，非常重要。肝无法疏泄，就容易出现血瘀体质。血瘀者食疗养生时，不但要活血散瘀，还要疏肝散气。

血瘀体质的宜忌食物

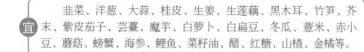

宜 韭菜、洋葱、大蒜、桂皮、生姜、生莲藕、黑木耳、竹笋、芥末、紫皮茄子、芸薹、魔芋、白萝卜、白扁豆、冬瓜、薏米、赤小豆、蘑菇、螃蟹、海参、鲤鱼、菜籽油、醋、红糖、山楂、金橘等。

韭菜到生姜性温，适合冬季吃；生莲藕到魔芋性凉，适合夏季吃。

忌 甘薯、芋艿、蚕豆、栗子、肥肉、奶油、鳗鱼、蟹黄、蛋黄、鱼子、巧克力、油炸食品、甜食。少盐和味精。酒能活血，可适量饮一些糯米甜酒或红葡萄酒，不宜太多，否则伤肝。

用法：每日2~3次，连服3~5日。

功效：御寒，防止寒邪紧系头部、颈部。

【桑菊薄竹饮】

配方：桑叶10克，竹叶15~30克，菊花10克，白茅根10克，薄荷6克。

制法：将以上五味洗净，放入茶壶内，用沸水浸泡10分钟，即可。

用法：每日1剂，代茶饮连服3~5日。

功效：去热，适用于血瘀引起的热证。

【竹笋粥】

配方：熟冬笋100克，猪肉末50克，粳米100克，麻油25克。

制法：锅内放麻油烧热，下入猪肉末煸炒片刻，加入冬笋丝、葱姜末、盐、味精，翻炒入味，装碗。粳米加水用文火熬粥，粥将成，把碗中的备料倒入，稍煮片刻即成。

用法：每日2次，早晚空腹服食。

功效：有助于缓解胸脘满闷、头痛昏蒙。

【天麻陈皮炖猪脑】

配方：天麻10克，陈皮10克，猪脑1个。

制法：将猪脑、天麻、陈皮洗净，置瓦盅内，加清水适量，隔水炖熟食用。

用法：佐餐食用。

功效：有助于缓解痰瘀引起的头痛。

2.药物调理

当血瘀体质严重时，单纯的食补已经不能力挽狂澜，这时就要通过中药调理了。无论是治疗，还是调理，都要选择活血化瘀的药，以保证血气的畅通。

常用的行气活血药有这些：柴胡、香附、郁金、当归、川芎、红花、薤白、枳壳、桃仁、参三七、银杏叶等，也可用地黄、丹参、川芎、当归、五加皮、地榆、续断、茺蔚子等作为活血养血的药物。

血瘀体质者还可以选择一些中成药来进行调理，如柴胡疏肝散、血府逐瘀汤、失笑散、麝香保心丸、复方丹参滴丸、保和丸、木香槟榔丸等，这些药品药店都有得卖，自己可以对照药品说明上的症状，买了吃就可以调理。如果不放心，可以问一问药店的营业员，他们会告诉你某种药丸针对什么症状，比如说柴胡疏肝散、血府逐瘀汤就主要针对血瘀引起的胸闷、胸痛；麝香保心丸就主要用来缓解胃腹胀痛、嗳气、大便不爽或便秘等症状。

我这里还介绍一种对所有血瘀体质者都有好处的药——桂枝茯苓丸。

桂枝茯苓丸有"妇科良药"之称，对于妇女月经不调、闭经、痛经、子宫内膜炎、附件炎、子宫肌瘤、卵巢囊肿等属瘀血阻滞者；腹宿有包块、腹痛拒按，或下血色晦暗而有瘀块者；及其他一切妇女经、胎、产引起的瘀血阻滞都有很好的疗效。

一位妇女生完小孩，下身仍不停地流脏东西，本来这是正常的，一般三周左右就会自行消失。但她这都一个多月了，仍然往外流并且有腥臭味，这在医学上叫作"产后恶露不尽"，是种病态，一般是因为腹内有瘀块所致。

她知道自己刚生完孩子身体比较虚，不敢乱用药，而且还要给小孩子喂奶，所以就找比较保险的中医，我就让她吃了桂枝茯苓丸，另外拿了一些补血补气的滋补药材，两下结合着使用。果然她才喝了三天，下面流出的东西就很少了，药用完，恶露基本上也没有了，我就嘱托她多吃一些补气补血的食物，果然就慢慢好了。

桂枝茯苓丸主要就是用于妇女宿有癥块，或血瘀经闭，也就是说，它对付"癥"和"瘀血"很有办法，再配合一些具有补气益气作用的食物或者药材，就会收到较好的疗效。

3.经络穴位疗法

我们都有这样的经验：腹痛了、头痛了，用手揉一揉就会好一些。血瘀体质者由于局部经络长期处于不通的状态，因此会有偏头痛、腹痛、痛经、噎膈、胁痛等各种疼痛症。这种疼痛感一般来得猛烈，其他药物难以突然消去，唯有依靠人力解决，哪里痛，就揉哪里，活血化瘀，这是生活常识。

实际上，揉去的是瘀血，帮助通经活络。这就好比一条公路堵塞了，来了一个具有权威性的交警，强制性地疏导了交通，道路才会变得流畅。血瘀体质者也需要有这样一种权威性的外力来疏导交通，保证经络的流通。

中医认为，具有活血作用的穴位，主要有合谷、涌泉穴、足三里及阳陵泉几处，其中阳陵泉主要作用在于去痛。

合谷位于手背虎口处，第一掌骨与第二掌骨间陷中。中医理论认为它有镇静止痛、通经活络的作用，常用来辅助治疗各种气滞血瘀症，如痛经、癫痫、

血瘀气滞者的药物养生

治疗血瘀的常用药物

药材	性味	功效	药材	性味	功效
丹参	苦，微寒	活血调经，祛瘀止痛，养血安神	红花	辛，温	活血通经，散瘀止痛
桃仁	甘苦，平	活血祛瘀，润肠通便	薤白	辛苦，温	通阳散结，行气导滞
参三七	甘微苦，温	止血散瘀、益气生津、消肿定痛	茺蔚子	辛苦，微寒	活血调经，清肝明目
柴胡	苦，微寒	和解表里，疏肝升阳	香附	甘，微寒	理气解郁，调经止痛
银杏叶	甘苦涩，平	敛肺平喘，活血化瘀	郁金	辛苦，寒	行气化瘀，清心解郁，利胆退黄

　　除了以上药材之外，地黄、川芎、当归、五加皮、地榆、续断、鸡内金等都是治疗血瘀的常用药材。

常用活血化瘀中成药

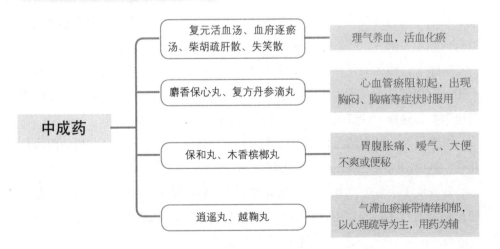

中成药

- 复元活血汤、血府逐瘀汤、柴胡疏肝散、失笑散 —— 理气养血，活血化瘀
- 麝香保心丸、复方丹参滴丸 —— 心血管瘀阻初起，出现胸闷、胸痛等症状时服用
- 保和丸、木香槟榔丸 —— 胃腹胀痛、嗳气、大便不爽或便秘
- 逍遥丸、越鞠丸 —— 气滞血瘀兼带情绪抑郁，以心理疏导为主，用药为辅

适宜血虚气滞者的药膳

虽然酒具有活血的功效，但容易伤肝，所以血瘀体质者最好不要多饮。其药膳主要在活血食物中加入一些活血药材，以达到上佳的活血效果。

血瘀体质的药膳处方

类　别	名　称
药酒类	黄酒、葡萄酒等，肝脏有损伤的血瘀体质者最好不要饮酒
药膳类	山楂红糖汤、猪脚姜、黑豆川芎粥、田七煲瘦肉（鸡肉）、赤豆玫瑰鲤鱼汤、百合墨鱼粒、阿胶牛肉汤、当归田七乌鸡汤、熟地当归鸡汤、枸杞黄芪蒸鳝鱼、归芪乌鸡汤、丹参桃红乌鸡汤、海马排骨汤、三味羊肉汤、当归炖猪心、当归芍药炖排骨等

药膳推荐——丹参桃红乌鸡汤

材料

乌鸡少半只或乌鸡腿1只，盐2匙，棉布袋1个。

药材

丹参15克，红枣10克，红花25克，桃仁5克。

做法

① 将红花、桃仁装在棉布袋内，扎紧。

② 将乌鸡洗净斩块，先入沸水氽烫，撇去血水，捞出备用。

③ 将红枣、丹参冲洗干净，备用。

④ 将所有材料盛入砂锅中，加6碗水，煮沸后转小火炖煮约20分钟，待鸡肉熟烂之后，加盐调味即可。

丹参桃红乌鸡汤

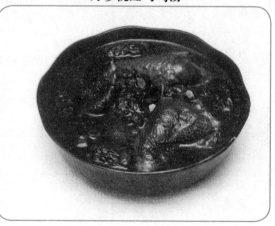

点评 ▽

丹参、红枣、红花、桃仁都是活血补血之物，使这道药膳具有活血通脉、补心养肝、祛瘀止痛、安神宁心等镇静作用，对月经失调、痛经、便秘、心烦、心绞痛等有较好的食疗作用。还能增强血液流量，促进血液循环及组织的修复再生，对治疗孕妇产后恶露不出、血瘀于内所致的神志不清、心烦不眠等症，有很好的效果。

血瘀气滞者的经络养生

调养血瘀体质，使用针灸推拿是一个不错的选择。手法有点按、温灸、刮痧、放血、敷贴、照射、推拿等。

血瘀体质的主治穴位

穴位	所属经络	位置	主治功效
膈俞	足太阳膀胱经	背部第七胸椎下，旁开1.5寸处	理气宽胸，活血通脉
肝俞	足太阳膀胱经	背部第九胸椎棘突下，旁开1.5寸处	疏肝利胆，理气明目
委中	足太阳膀胱经	腿部腘窝横纹正中	分清降浊
日月	足少阳胆经	在上腹部，当乳头直下，第七肋间隙，前正中线旁开4寸	肋肋疼痛，胀满呕吐，黄疸
维道	足少阳胆经	侧腹部，当髂前上棘的前下方，五枢前下0.5寸	主治少腹痛，腰胯痛，疝气，带下
五枢	足少阳胆经	侧腹部，当髂前上棘的前方，横平脐下3寸处	赤白带下，腰胯痛，少腹痛，疝气，便秘
血海	足太阴脾经	在大腿内侧，髌底内侧端上2寸，当股四头肌内侧头的隆起处	月经不调，闭经，暴崩，漏下恶血
三阴交	足太阴脾经	小腿内侧，足内踝尖上3寸处	通络止血，调经止痛
曲池	手阳明大肠经	屈肘成直角，在肘横纹外侧端与肱骨外上髁连线中点	清热和营，降逆活络
合谷	手阳明大肠经	手背虎口处，于第一掌骨与第二掌骨间陷中	镇静止痛，通经活络，清热解表
期门	足厥阴肝经	乳头直下，第6肋间隙，前正中线旁开4寸	疏肝理气，化积通瘀
曲泉	足厥阴肝经	屈膝时，当膝内侧横纹端上方凹陷中	清肝火，祛湿热
太冲	足厥阴肝经	脚背部第一、二跖骨结合部之前的凹陷处	平肝，理血，通络

中风、小儿惊厥、三叉神经痛等症。女性常按合谷穴还可改善气色。

涌泉穴在足前部凹陷处第二、三趾趾缝纹头端与足跟连线的前三分之一处。它是肾经的首穴，对人体健康有重要作用，所以搓脚心自古以来就是常用且有效的养生方法。血瘀体质者晚上睡觉前，在用热水泡脚的时候，经常按摩涌泉穴，可起到活血通络的作用，对于血瘀、血气不足引起心悸不安、脱发、晕眩等有较好疗效。

足三里穴位于外膝眼下四横指、胫骨边缘。它是一个强身健体的要穴，有调理肝脾，补益气血的作用。每天用大拇指按压足三里穴10分钟左右，可改善人的肠胃功能，使人精力充沛。

阳陵泉在小腿的外侧、腓骨小头前下方凹陷处。它的主治范围非常广，包括胆腑病症、筋的病症和经脉通络上的病症，临床上常用来治疗落枕、瘀血胁痛、肝郁胁痛、湿热胁痛、关节炎，对于肝脾脏疼痛、急性缺血性中风、胆囊炎、胆结石等症都有较好的治疗作用。血瘀体质者常按摩阳陵泉，可以通经活络，疏肝解郁，缓解气滞血瘀引起的各种疼痛、刺痛。

此外，手臂处的内关穴位也有通经活络及治疼痛的作用，血瘀体质者最好在医生的指导下找准穴位，经常按摩，可有效改善体质。

小知识 ▷ 刮痧疗法

刮痧是中国传统的自然疗法之一，主要用器具（牛角、玉石、火罐等）在皮肤相关部位进行刮拭，以达到疏通经络、活血化瘀的目的。血瘀体质者对上述穴位刮痧，会收到不错的疗效。

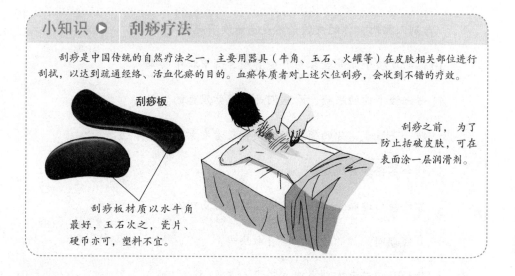

刮痧板

刮痧板材质以水牛角最好，玉石次之，瓷片、硬币亦可，塑料不宜。

刮痧之前，为了防止括破皮肤，可在表面涂一层润滑剂。

血瘀气滞

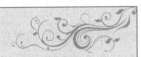

小测试

你是血瘀体质吗?

体质养生 全书

想要知道自己是否血瘀，先做下面的选择题。

1.你身上某个地方有瘀青，你竟然不知道是怎么弄上去的吗？

○是 ○否

2.你有宫外孕的经历吗？

○是 ○否

3.仔细检查自己的身体，你身上有黑斑吗？

○是 ○否

4.与别人相比，你的脸上很容易长色斑吗？

○是 ○否

5.对照着镜子中的自己，再看看别人，你发现你的眼眶比别人要黑吗？

○是 ○否

6.伸出舌头检查一下，自己的舌质跟别人相比，有些青紫或者油紫色的小点点吗？

○是 ○否

7.瞪大眼睛看镜中的自己，自己的眼白是青紫色吗？

○是 ○否

8.即使没有熬夜，你的眼白中也有血丝吗？

○是 ○否

9.与别人相比，你的皮肤是不是灰暗没有光泽？

○是 ○否

10.你的皮肤干燥并且容易有皮屑或者鳞甲状东西吗？

○是 ○否

11.仔细检查你的眼睑，看它们是不是紫黑色的。

○是 ○否

12.照一下镜子，你的嘴唇颜色发青或者发紫吗？

○是 ○否

13.你会不会经常脱发？

○是 ○否

14.你已经生过孩子，但依然有痛经的经历吗？

○是 ○否

15.月经期间，你的精血中会有血块吗？

○是 ○否

16.你的月经颜色发紫或者发暗吗？

○是 ○否

17.大便完毕，你发现它是黑色的吗？

○是 ○否

288

18.伸出双手看一下自己的指甲,它是不是又厚又硬? ○是 ○否

19.仔细观察自己的指甲,它是不是高低不平,或者指甲上有条状或点状白色花纹? ○是 ○否

20.天气稍微转凉,你会腰疼或者背疼吗? ○是 ○否

21.不管什么部位,你会不会偶尔或者经常有针刺般的疼痛? ○是 ○否

22.不管什么部位疼痛,你是否觉得疼的地方还有些灼伤感? ○是 ○否

23.不管哪个地方疼,你不敢用手按一下吗,否则会更加刺痛? ○是 ○否

24.不管什么时候、哪个部位疼,你是不是觉得疼痛感每次都在一个地方? ○是 ○否

25.你的家人中,有人得过肿瘤吗? ○是 ○否

26.你不喜欢与人交谈,总是独来独往、郁郁寡欢吗? ○是 ○否

27.你是否有吐血的经历,但去医院检查之后什么病也没有? ○是 ○否

28.天气转凉,你的手脚是否只有一部分很冷,比如说小指头很凉,但拇指和示指比较热? ○是 ○否

29.当你觉得自己在发热时,你是否有口渴、头痛、烦躁等症状? ○是 ○否

30.当你挠痒或者被什么东西挂了一下,你的皮肤会很容易出血吗? ○是 ○否

结果分析

在上述30个常见的血瘀症状中,如果你:

1~5个"是" 说明你的身体已经有点血瘀的倾向了,但还不严重,完全可以通过良好的作息习惯来改善;

6~10个"是" 说明你已经有了明显的血瘀迹象,该重视这个问题了,除了要养成良好的作息习惯,还要注意在饮食上进行调节;

11个以上"是" 说明你的血瘀已经相当严重,最好到医院检查一下,看身体有没有什么病,尤其要检查黑斑出现的部位,以防有肿瘤。

第八章

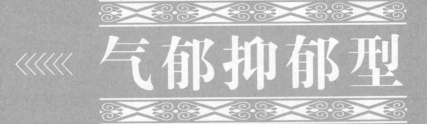

《《《《 气郁抑郁型 》》》》

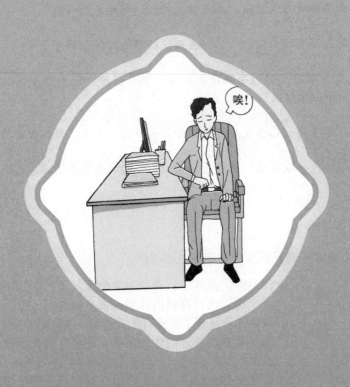

气郁抑郁者主要是情致不畅所导致的，因此他们多表现为内向性格，常郁闷、情绪低落、生闷气，久而久之就会转化成抑郁症。俗话说"心病还须心药医"，因此对于气郁体质者来说，最主要的还是保持心情舒畅，不要计较太多，不要太敏感，平时应多找一些宣泄的方式，如出游、交友等。在此基础上，再配合一定的食疗和药疗，就会收到不错的效果。

本章图解目录

气郁抑郁的症状 /295

导致气郁抑郁的原因分析 /297

气郁体质容易导致的疾病 /300

气郁体质者的精神养生 /303

气郁体质者的饮食宜忌 /305

适合气郁体质者的茶饮 /306

气郁体质者的起居养生 /309

气郁抑郁者的经络养生 /311

气郁抑郁者的药物养生 /313

适宜气郁体质者的药膳 /314

QIYUYIYUXING

某人的博客

没事的时候，我喜欢胡乱看博客，无意中发现一个人在自己的博客中这样写道：

最近开始对中医感兴趣，百度搜来搜去，感觉自己都快成了半个中医了。

搜来搜去，发现自己的病症是在于：气郁。这气郁大白话就是，心情不好。

唉，不自觉地又叹了一口气，这气郁的症状之一就是叹气。

气郁头痛多由于长期胸怀抑郁、情志不舒、思虑过重所致，表现为头痛发胀、撑满闷塞，平时抑郁不乐、闷闷少言；或独自言语，悲伤欲哭；或时而焦躁，缺乏耐心，耳鸣目眩，腹胀胸闷。

回忆这一年来，好像就没有真正的开心过，可也渐渐地习惯了。仿佛感情的表面结冰了一样，就算是在笑，也不及心底。身体也是一日不如一日，最近老是有一个念头在脑子里面转来转去。好想辞了工作，回家去静养一段时间。远离这是是非非，远离那些纷繁芜杂的琐事。不知是不是年纪慢慢大了，再也没有了刚刚毕业时候的万丈雄心，也不担心自己这样庸庸碌碌、浑浑噩噩的度日，是否在浪费生命。对于未来，充满无力感。

未来，他就在那，走过去你就可以看到。

好多事情想不通，好像虚长了这些年岁，想通的事情并没有增加几样。也渐渐地开始觉得自己思虑过度了，可当我有这个念头的时候，也是在思虑了。

人生才刚刚开了个头，我却已经对它失去了兴趣。我像一个一事无成的中年人一样毫无斗志，甚至开始对自己也不抱希望。对自己不稳定的情绪也是厌烦透了，它比我身体状况还糟糕。可是我却无法控制。

40岁以后的人生，让我无法接受，我甚至希望，我的人生就40岁的时候戛然而止就完美了，或者35岁。有时候觉得如果我得了癌症那也不错，这样，我就再也不用为我以后的人生负责了，我只要今天，现在快乐就够了，不用为了未来而疲于奔命或是忍辱负重。

古人会说，人生得意须尽欢，可是写这首诗的人，他做到了吗？

气郁，或许永远都不会好了。

这篇博文，有些观点是对的，有些我却不认同。他这种心态，是有点气郁，但气郁却是可以调理好的，否则崔永元怎么可能重新走上主持台？这位小兄弟气郁，我都可以帮他调理好，所以我在他的博客中留下这么一段话：

小兄弟，你这算不上气郁，谁没个心情不畅快的时候？没事不要胡思乱想，多出去走走，积极参加公共活动，不要老是一个人闲待着想东想西。早上起来跑跑步，呼吸呼吸新鲜空气，下午下班之后跟朋友聚聚，年轻人总有很多娱乐活动可选择的。只要别总是一个人待着胡思乱想就行了。

平常多吃萝卜、芹菜、红枣、南瓜子、花生、莲子、韭菜、洋葱等具有理气解郁作用的食物，少吃辛辣、寒凉及草莓、柠檬等味酸的水果，有事没事喝一些茉莉花茶。

我的话是带到了，做不做得到关键还是看他自己。因为对于气郁体质者来说，食补和药物治疗相对来说是次要的，关键是病人自己要树立起良好的心态，否则他硬要把自己憋在个人的狭小空间里不肯出来，神仙也没有办法。

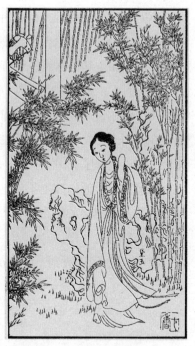

林黛玉

林黛玉是典型的气郁体质，她身体消瘦，个性敏感，心细如发，待人处事不圆滑，也经常犯头晕、胸闷等疾病。她的这些性格一直没有太大改变，最终在各方面打击下郁郁而终。

最大的特点是抑郁

单纯从外表上来观察气郁体质者，他们只有面色暗黄这一个特点，深入了解，会发现他们性情很急躁，很容易就激动，也容易生气，就像林黛玉那样。你若仔细询问，他们会说，自己胸闷、偏头痛，容易头痛眩晕。你若为他们做进一步检查，他们会告诉你说："我总是觉得自己的嗓子里有东西，胃也不好，感觉总是想吐酸水，有时候还会觉得腹痛呢。"若是女人，她又会扭扭捏捏地告诉你说："我有时候痛经、月经不调，乳房还会经常有胀痛感。"你让他们伸出舌头，果然如你所料，他们的舌头颜色是好看的淡红色，但舌苔比较白。

以上这些都是气郁体质的特征，但总体来看，这跟其他偏颇体质没什么太

气郁抑郁

大的不同，比如说痛经，好几种体质都可能痛经，好几种体质都可能头痛、头晕。所以准确地讲，这些都不能成为构成一个独立体质的特点。但气郁体质有一个特点，那是其他体质所没有的，那就是容易患抑郁症。

气郁的人，最典型的表现，就是经常是唉声叹气，或者愁眉不展，或者郁郁寡欢，偶尔说一句话也是"郁闷啊""真让人生气""好憋屈啊""这口气我实在咽不下去""又给我添堵了"等诸如此类的话，好像天下所有的坏事都让他一个人赶上了。

即使有时候他们嘴上不说这些话，但你跟他交往起来，也得小心翼翼地，因为他非常敏感，心眼很小，很容易斤斤计较，别人一句无心的话，在他听来好像就是针对他一样。

我在QQ空间里看到一个女孩子这样记录自己的日志：

气死我了。我工作好好的，谁也不惹，谁的闲话也不说，为什么XX那个变态，竟然当着我的面说："虽然ZZ干活慢，但老板离不开他，因为他做出来的东西水平高，客户满意。"这话说给我听是什么意思？我气得当即就回了他一句："咦？你这样说我就不爱听了，我做的东西就很差劲吗？"他白了我一眼，阴阳怪气地说："这是你说的，我可没这么说！"他明明就是这个意思！这个死变态，除了没事就扎在女人堆里三八，他还会做什么？什么时候，我一定要在老板面前告他一状，反正有我没他，有他没我！

通篇的火药味。作为一个旁观者，XX说那一句话其实没什么意思，并没有针对这个女孩子，但她却激动得不得了。当时我就想，这个女孩子的心眼像针眼儿那么小，肯定很爱生气。然后看她空间的文章，果然如此，因为让她不高兴的事有很多。

当时纯粹是为了娱乐才看完这篇文章，现在想想，责任不在她，而是她本人气郁了，所以才会这么容易生气。

有的人，即使看起来好好的，没跟人吵架，没跟谁生气，但跟他了解多了，你会发现这人满脑子的胡思乱想，一会儿想着老板会责骂他，一会儿又想着自己会失业了，一会儿又顾虑别人是不是在背后对自己说三道四，一会儿又担心自己将来找不到老婆或嫁不出去，又过一会儿，你猜他在想什么？他竟然想到自己住在13楼，也许晚上来一次地震就把他埋进去了。经常如此想入非非，颇有些杞人忧天的味道。

也许我说这些，读者可能会觉得怎么跟中医、跟体质没什么关系。但是，为什么其他人都不抑郁，唯独个别人抑郁了呢，肯定还是体质原因。

气郁抑郁的症状

气郁体质的症状

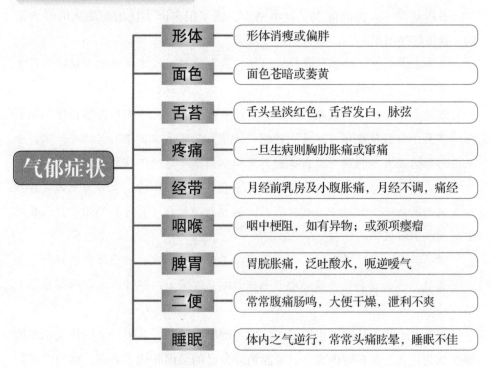

气郁症状

形体	形体消瘦或偏胖
面色	面色苍暗或萎黄
舌苔	舌头呈淡红色，舌苔发白，脉弦
疼痛	一旦生病则胸肋胀痛或窜痛
经带	月经前乳房及小腹胀痛，月经不调，痛经
咽喉	咽中梗阻，如有异物；或颈项瘿瘤
脾胃	胃脘胀痛，泛吐酸水，呃逆嗳气
二便	常常腹痛肠鸣，大便干燥，泄利不爽
睡眠	体内之气逆行，常常头痛眩晕，睡眠不佳

气郁体质者的性格特点

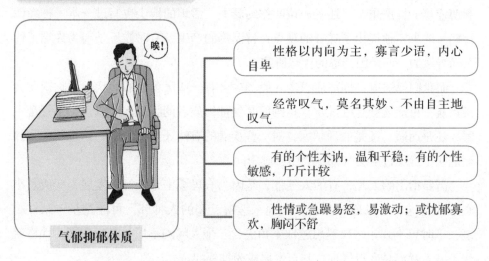

气郁抑郁体质

- 性格以内向为主，寡言少语，内心自卑
- 经常叹气，莫名其妙、不由自主地叹气
- 有的个性木讷，温和平稳；有的个性敏感，斤斤计较
- 性情或急躁易怒，易激动；或忧郁寡欢，胸闷不舒

气郁抑郁

人们常说，人活一口气。这个气，就是中医上所说的元气，没了它，生命活动就不能继续；它病了，生命活动就不能好好地开展。气郁体质者的病根，就在于气不顺。气不顺的成因，就是平常胡思乱想太多，忧思导致气结，气结就不能顺畅地推动血液运行，健康就出了问题。

卡耐基在《人性的优点》这本书中，讲了很多因为忧虑而患病的经典案例，这里随便引用一个：

卡贝尔先生说："在我年轻的时候，我在纽约州水牛城的水牛钢铁公司工作。有一次，我必须到密苏里州水晶城的匹兹堡玻璃公司——这座工厂花了好几百万美金，安装一台瓦斯清洁机，以便清除存在于瓦斯中的杂质，使瓦斯燃烧时不至于将引擎烧坏。这是一种新的清洁瓦斯的方法，以前只试过一次，而且当时的情况大不相同。当我去密苏里州水晶城干这项工作的时候，很多事先没有预料到的困难发生了。在那种情况下我是不能退缩的，我努力想出了各种解决问题的办法。经过一番调整之后，这台新型机器总算可以使用了，但并没有达到我们所保证的标准。

"一种失败感笼罩在我的心中，我觉得好像有人在我头顶上重重地打了一拳。并且，我的胃和整个腹部都开始疼痛起来。有好一阵子，我担心得几乎无法入睡。"

后来卡耐基与其他人也探讨了忧虑与健康的关系。其中一个叫作戈伯尔的博士认为，70%左右的患者，只要能消除自己的恐惧和忧虑心理，病自然就好起来了。如果他们因为生病而恐惧，那么这种恐惧远比生病本身对健康的危害更大，它就像"神经性的消化不良、胃溃疡、心脏疾病、失眠、头痛和某几种麻痹症等一样严重"。还有一位叫作约瑟夫·孟坦的博士也写过一本《神经性胃病》的书，他提出了这样的观点：胃溃疡的产生，有时候不是因为你吃了什么而导致的，而是因为你的忧愁所致。

而我们都知道，抑郁症患者一般多少会有一些厌食症的症状，不吃饭就会得胃病，可能还会想吐酸水，这刚好是气郁体质者的特征。所以说，不管是中医，还是西医，还是心理学家，对一些疾病的看法还是一致的，这也从一个侧面证明了忧思过度会气郁、会引起健康问题。

需要指出的人是，有的人气郁，是因为心思缜密，没好好发展，变成了小心眼儿，这个可以通过多与人沟通来缓解。有的人抑郁，可能是基于某件小事，一时想不开，结果越想越钻牛角尖，一个人闷闷不乐，时间久了，性格就变了，人就容易变得气郁，甚至发展成为抑郁症。

导致气郁抑郁的原因分析

　　气郁抑郁体质的形成主要有四个方面的原因：先天遗传、幼年精神打击、工作压力太大和欲望长期得不到满足。

导致气郁的四大原因

先天遗传

　　如果母亲是气郁体质，且在怀孕的时候情志不展、郁郁不乐，就容易将气郁体质遗传给下一代。

年幼打击

　　人在年幼时心理发育不成熟，如果此时遭遇家庭生活不幸，或在学校、社会受到歧视，就容易导致气郁。

气郁抑郁体质

工作压力太大

　　一些白领压力大，饱受上级压制，感觉自己怀才不遇，长此以往也容易形成气郁，尤其上司是强势女性的最为常见。

欲望长期得不到满足

　　有些人欲望多，但却难以实现，一旦遭受挫折，就容易陷入抑郁，如果长时间得不到调整，就会形成气郁体质。

气郁抑郁

297

还有人气郁，完全是生理上的原因导致的。比如说，女人生产时气血严重亏损，她就老担心自己不再健康，今天害怕这里出毛病，明天害怕那里不好，整天疑神疑鬼，人就容易变得焦虑不安，慢慢就抑郁了。

是什么促生了气郁体质

有些人的气郁体质也来自先天遗传，但后天的刺激也会造成气郁抑郁。

首先，欲望过多的人容易抑郁。有人说，抑郁症患者之所以经常会想自杀，就是因为他们没了欲望，不再有生活目标，活着已经没意义，所以要自杀。所以治疗抑郁症的关键，就是给他设置一个又一个难题，让他有重新树立起挑战自我的信心，这样他的生命才会攀登一个又一个高峰，努力地活下去。

在我看来，这些话刚好说反了。欲望越强，越容易得抑郁症。一个人若有欲望，有野心，也就更不容易知足，给自己的压力也就越大，也就越容易遇到困难和挫折，也就更加容易抑郁。

崔永元不是说了吗：天才都容易抑郁。为什么？因为天才所遇到的难题要比一般人困难得多，一旦受挫，就很难再树立正常的生活态度，所以台湾著名作家三毛自杀了，徒留下炫美的《撒哈拉的故事》；有童话诗人之称的海子也自杀了，只给我们留下"面朝大海，春暖花开"的遗憾；"具有极高的艺术水准并做出了卓越贡献的艺术家（网友语）"之称的张国荣也走了，华丽玄幻的程蝶衣只能留在人们的记忆中；还有韩国影星崔真实，三星副总裁李尹馨……

所以，欲望越多、越难以实现，人就越容易抑郁，要避免抑郁症，首先要从克制不良欲望开始。

此外，气郁体质也常见于那些工作压力较大的白领阶层，他们往往个性很强，想法很多，创意很多，但权力却很小，很多想法和创意没有得到重视，如果再来一个强势女上司或年纪比自己还小的领导，那就更容易气郁了。

有些人的气郁体质形成于小时候，那时心智发育不是很健全，如果经历一些生活事件的打击，如父母离异、父母早亡、在学校受老师同学歧视等等，都容易导致气郁体质。所以，为孩子创造一个良好的学习生活环境是非常重要的。

气郁致病较麻烦

由于气郁体质与人的性格有较大关联，所以气郁体质者所引发的病症，大致有以下几类：

1.心神失养、心脾两虚

情志可伤心、伤脾，导致脾失健运，心失所养，表现为头晕神疲、心悸多梦、失眠健忘、悲喜无常、精神恍惚、胸闷胸痛。长此以往，人必然会感到心力交瘁，对生活失去兴趣，生命活力及体质渐渐下降。即使身体不得什么大病，但人总觉得身心不爽，难以健康快乐。

2.各种胃病

长期闷闷不乐会导致肝气郁结，首先使人得厌食症，然后影响胃的消化功能，出现胃胀胃痛、口吐酸水、胃溃疡等胃病，或者引起腹痛肠鸣、大便不畅等消化不良症。消化不良表面上看来并非严重病症，但会使人形体消瘦，面色苍暗或萎黄，给人一种不健康的印象，影响工作和交际。

3.热证、燥证

长久的气郁，会化火薰灼，因此有的气郁者表现为脾气暴躁易怒，容易头痛目赤、口干口苦，常伴随有大便燥结、舌质红、舌苔黄等热燥证。任何物质，无论是气、血、湿，长期郁结在体内，久而久之都会转化为热证、燥证，气郁体质者也会导致各种热证的产生。

4.痹证、血证

气郁体质可同时具有其他偏颇体质的症状，如血瘀的痛证、痰湿的痰凝，气血的月经不调及其他体质的头痛、眩晕、崩漏、不孕、吐血等症。根本原因在于郁结在体内的"气"难以自如地流通。如吐血、崩漏，就是因为体内郁结之气太多，气流不能规则地运动到应到的地方，结果通过口、鼻等薄弱地带强行冲出来。

气郁体质容易导致的疾病

《素问·举痛论》中说："百病生于气也。"气郁会导致体内水、血、气运行不畅，进而衍生出各种疾病，而且一般以慢性病为主。

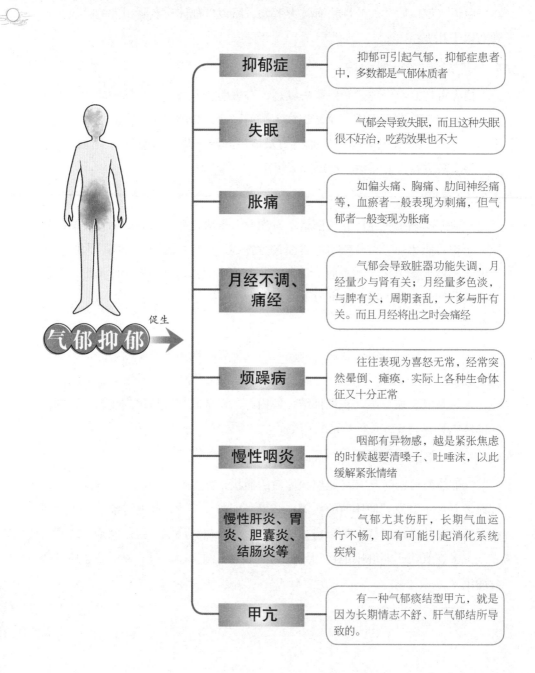

气郁抑郁 促生 →

抑郁症
抑郁可引起气郁，抑郁症患者中，多数都是气郁体质者

失眠
气郁会导致失眠，而且这种失眠很不好治，吃药效果也不大

胀痛
如偏头痛、胸痛、肋间神经痛等，血瘀者一般表现为刺痛，但气郁者一般变现为胀痛

月经不调、痛经
气郁会导致脏器功能失调，月经量少与肾有关；月经量多色淡，与脾有关，周期紊乱，大多与肝有关。而且月经将出之时会痛经

烦躁病
往往表现为喜怒无常，经常突然晕倒、瘫痪，实际上各种生命体征又十分正常

慢性咽炎
咽部有异物感，越是紧张焦虑的时候越要清嗓子、吐唾沫，以此缓解紧张情绪

慢性肝炎、胃炎、胆囊炎、结肠炎等
气郁尤其伤肝，长期气血运行不畅，即有可能引起消化系统疾病

甲亢
有一种气郁痰结型甲亢，就是因为长期情志不舒、肝气郁结所导致的。

怎样调节自己的情绪

要想战胜别人，首先战胜自己。换言之，要想战胜疾病，首先也要先战胜自己。调理气郁体质，首先就要从调整自己的情绪入手。

1.先从克服不良欲望开始

不良欲望是导致情志不畅的重要因素，所以调节自己的情绪应该先从克服不良欲望开始。

首先要学会正视自己的欲望。你必须得明白，世上之人皆有七情六欲，只要自己的欲望不会损害他人的利益，而又能满足自己的需要就是正常的，所以你不要因为自己有某种欲望而惭愧，更不必刻意掩饰和压抑自己的欲望。

其次，健全自己的人格，锤炼自己的性格。一般来说，若性格不健全，比如说善妒、占有欲强，就很容易被不良欲望所牵引，最终走向极端。如果稍有不顺，往往就会备受打击，由此转而消沉抑郁。

最后，为了自己更心安理得，不妨多多与人接触，多帮助需要帮助的人，以培养自己的责任意识。人一旦有了责任心，就不会只纯粹地记得自己的欲望，忘记应担负的责任，这样有助于转移自己的注意力，将自己从牛角尖中拔出来。

2.应陶冶情操

陶冶情操，往高雅处说，就是看看书，练习练习书法，下下棋，唱唱歌，有事没事到山清水秀的地方旅游一下。如果不喜欢这类活动，可以找人打球，学跳舞，或者跟朋友们一起K歌。

我在《快乐女人要做的38件事》一书中看到这样一篇文章："我有我的快乐"，其中有这样一段描写：

刚结婚不久，老公就出差两个月，我很不高兴。他刚走那几天，我一个人无聊得抓狂，天天给他打电话、发短信。可毕竟还有几十天，除了上班我就不知道做什么了，晚上回去无聊的抓狂，老公没空理我时我就想他是不是不爱我了，结果整天想这个问题，不但自己都没胃口吃饭了，还把老公也搞得很烦躁。

一天下班后，我路过一家织品店，没事就进去闲逛了。店主的手真巧，店里的小背心、小鞋子、小熊、小兔什么的，都是她一人织的。哦，还有一套粉色的小家具，桌椅、沙发、茶几都栩栩如生的，看了真让人怜爱。店主是一个非常雅致的女人，她告诉我，这是她怀孕时无聊织的，现在孩子大了，也不稀罕玩这些了。家里不需要她出来做工，她闲着也没事干，就拿出这些东西，又买了些毛线，开了这家织品店。我买了一个茶几垫，才五块钱。她看我喜欢，又送我一套小家具，并说我有兴趣的话，也可以织，她可以教我。于是，以后下班了我天天到她那里学编织，两个无聊的人就这样找到了打发时间的方法。后来，基本的针法我都学会了，我便买了毛线自己带回家织，不满意了拆了再织，常常玩到十一二点，却什么也没织成，不过这恰恰锻炼了我的技艺，第二天我又会高兴地拿起针、线。独自织了半个月左右，我终于为自己织了双精致的鞋子，这让我很有成就感。然后我又买毛线，决定织个沙发垫，才织了一半，我又想给自己织双手套，然后又买毛线，然后我又想给妈妈织件毛衣，又买毛线……那段时间我买毛线就花了三百多，你可以想象我每天忙成什么样子。不过还没完工，老公就提前半个月回来了，进门就说："亲爱的，你最近也没电话给我了，是不是移情别恋了？我可真不放心你呢！"

人就要多一些爱好，这样的生活才会多一份充实，少一份自怨自艾，多一些生活情趣，少一些怨天尤人，多一些爱好，少一些多愁善感，就没空再胡思乱想，不再疑神疑鬼。

所以即使不喜欢琴棋书画这么高雅的活动，我们至少也可发展一项自己的爱好，再结识一些发烧友，绚丽多姿的人生就是这么形成的，疾病肯定无处插足。

调节自己的不良情绪，有这两条已经基本够了，此外再乐观一些，再看得开一些，再糊涂一些，怎么着人也不会抑郁，也不会气郁，更不会因此而得病。

应该注意的生活小细节

因为气郁体质的形成是最贴近生活的，所以气郁体质者除了从调节情绪方面调理，注意一些生活细节，也能起到调理体质的作用。

1.食补不可少

有一天跟4岁的孙女逗着玩，她突然说："毛毛不高兴了，毛毛不跟你玩了。"

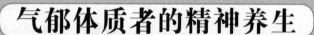

气郁体质者的精神养生

气郁体质与血瘀体质关系密切，往往是血瘀体质的初级阶段，因此调整起来也相对简单一些。其最重要的养生方法，就是精神养生。

气郁体质养生原则

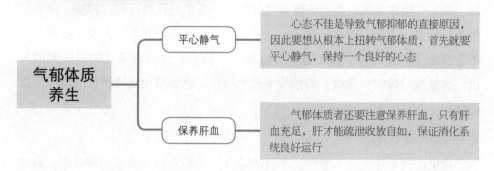

气郁体质养生

平心静气 —— 心态不佳是导致气郁抑郁的直接原因，因此要想从根本上扭转气郁体质，首先就要平心静气，保持一个良好的心态

保养肝血 —— 气郁体质者还要注意保养肝血，只有肝血充足，肝才能疏泄收放自如，保证消化系统良好运行

气郁者的精神养生

学习一点佛教的修行方式，对那些性格敏感的气郁体质者会有很好的帮助。

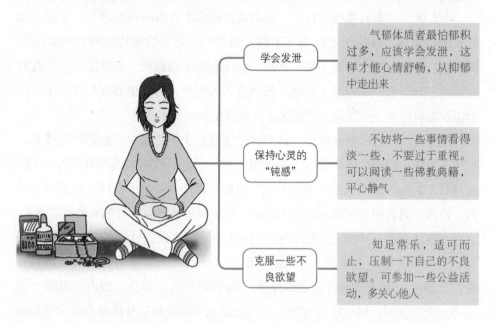

学会发泄 —— 气郁体质者最怕郁积过多，应该学会发泄，这样才能心情舒畅，从抑郁中走出来

保持心灵的"钝感" —— 不妨将一些事情看得淡一些，不要过于重视。可以阅读一些佛教典籍，平心静气

克服一些不良欲望 —— 知足常乐，适可而止，压制一下自己的不良欲望。可参加一些公益活动，多关心他人

气郁抑郁

303

我拿出一把花生，对她说："快些把这个吃了，吃了这个毛毛就高兴了。"

这是加工过了的五香花生，味道还不错，她拿了一个剥开来吃，果然又开开心心跟我玩了。

这只是哄小孩子的把戏而已，相信即使吃了开心果也不会有这么强的功效。

但我想说的是，花生确实能让你"开心"起来，因为有些食物是有理气解郁、疏通气机作用的，有助于改善气郁体质。类似的食物还有：柑橘、葡萄、包菜、韭菜、洋葱、蘑菇、萝卜、丝瓜、大蒜、芹菜、荞麦、大麦、高粱、大枣、南瓜子、黑芝麻、莲子等。少吃梅、草莓、柠檬等酸涩之物以免阻滞气机，尽量避免辣椒、花椒、胡椒等辛辣刺激物，也要避免吃冰镇食品以免伤胃伤气。

2.可以适量饮酒

这里说到辛辣之物不能吃，不过酒除外。一般来说，酒性温而味辛。温者能祛寒、疏导，辛者能发散、疏导，所以酒具有疏通经脉、行气活血、蠲痹散结、温阳祛寒、疏肝解郁、宣情畅意、补益肠胃之功效，适量饮酒有助于活血通气，提高人的情绪，所以有的人的养生，就是每天喝一两口酒，不多喝，但保证每天喝一点。

古人曾说"酒为诸药之长"。药酒是饮酒养生方面的一大进步。首先，以药入酒可使药力外达于表而上至于颠，使理气行血药物的作用得到较好的发挥，也能使滋补药物补而不滞。其次，酒还有助于药物成分的析出，因为有很多物质不溶于水，却能溶于酒精。药酒进入人体内，药物更易被吸收。第三，酒还有防腐作用，一般药酒都能保存数月甚至数年而不变质。

在选酒时，根据中医理论，饮酒养生较适宜于年老者、气血运行迟缓者、阳气不振者，以及体内有寒气、有痹阻、有瘀滞者。药酒则随所用药物的不同而具有不同的性能。如用补者有补血、滋阴、温阳、益气的不同，体虚者用补酒，血脉不通者用行气活血通络的药酒；有寒者用酒宜温，有热者用酒宜清。

需要注意的，少量饮酒有一定的好处，但还要讲究饮酒的健康，在我看来，有的人甚至不会饮酒。正确的饮酒方式是：每天下午两点以后饮酒较安全，饮酒的同时还要选择合适的配菜，如新鲜蔬菜、鲜鱼、瘦肉、豆类、蛋类等。无论如何，切忌过量饮酒，尤其忌酗酒，即使是对身体最有益的红葡萄酒，每天的饮用量也不能超过3杯。

3.花茶也有解郁功能

有一次，一个轻度气郁者让我帮他调理，我觉得他目前的精神状态不必用药，于是让他到超市里去买一些玫瑰花和茉莉花茶来喝。

他很奇怪地说："花茶……不是经常给女人喝……用来美容养颜的吗？我一个大男人喝花茶，是不是有点太……那个了？"

我告诉他说："一点也不那个。花茶之所以可以养颜美容，就是因为它可以调节气血。就拿这两种花茶来说吧，玫瑰花气味芬芳，可以带给人愉悦的感受，进而调理郁闷的情绪，增加人体活力。茉莉花有安神作用，经常饮用可以解除忧郁、振奋精神，有的人工作紧张，还专门买来茉莉花茶留在加班时候喝呢！"

女人之所以经常被推荐喝花茶，是因为她们有经期和更年期的烦躁症，说得不客气一些，相对于男人，她们的心眼都像针眼那么小，而花茶的气味比较

气郁体质者的饮食宜忌

气郁体质者气机郁滞不畅，肝主疏泄，调畅气机，并能促进脾胃运化。因此气郁体质者应多吃具有理气解郁、调理脾胃功能的食物。

气郁体质的宜忌食物

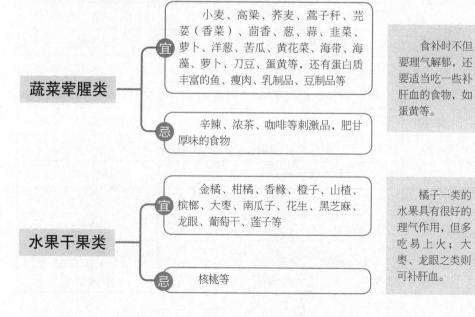

蔬菜荤腥类

宜：小麦、高粱、荞麦、蒿子秆、芫荽（香菜）、茴香、葱、蒜、韭菜、萝卜、洋葱、苦瓜、黄花菜、海带、海藻、萝卜、刀豆、蛋黄等，还有蛋白质丰富的鱼、瘦肉、乳制品、豆制品等

忌：辛辣、浓茶、咖啡等刺激品，肥甘厚味的食物

食补时不但要理气解郁，还要适当吃一些补肝血的食物，如蛋黄等。

水果干果类

宜：金橘、柑橘、香橼、橙子、山楂、槟榔、大枣、南瓜子、花生、黑芝麻、龙眼、葡萄干、莲子等

忌：核桃等

橘子一类的水果具有很好的理气作用，但多吃易上火；大枣、龙眼之类则可补肝血。

气郁抑郁

芬芳，有疏肝解郁、理气调经的作用，正好可以治疗她们的气郁症。也许，林黛玉经常喝一些花茶，也不致那么早就香消玉殒了。

4.生活要多姿多彩

经常听到患者说，得病的时候真痛苦，以后我就天天早起锻炼身体，身体强壮了就不会这么难受了。天天这样说，但天天还有人得病。为什么？锻炼坚持不下去呗！尤其是年轻人，哪个愿意一早起来就跑步的？

其实可以健身的方法有很多，不仅仅是运动锻炼。

常笑健身：俗话说笑一笑十年少，愁一愁白了头，只有心胸开阔，笑口常开，才能气血通畅，消除疾病。经常大笑还能消除压力，有助于发泄体内郁气。

书画健身：学习书法和绘画，讲究执笔和运气，使身心活动处于最佳和谐

适合气郁体质者的茶饮

玫瑰花、茉莉花等花茶具有疏肝理气、活血化瘀之功效，气郁者在饮用时可以加入蜂蜜、冰糖或其他材料。以下是一些常用的花茶处方，平时对症冲饮，效果也不错。

花茶	冲饮材料	功效
迷迭香茶	迷迭香1匙，开水冲泡5分钟	提神醒脑，增强记忆
木蝴蝶茶	木蝴蝶、厚朴花各3克，开水冲泡	理气化痰
莲子心茶	莲子心2克，金莲花3朵，甘草3片	清热下火
月见草茶	月见草6朵，百合花3朵，蝴蝶花2克	镇静安神，对治心烦失眠
入睡茶	甜橙花苞、茉莉花适量	镇静安神，对治失眠
舒压茶	薄荷、甜菊叶适量	舒解压力
清热茶	贡菊、枸杞各适量	清热解毒
安眠茶	菩提子花、薰衣草各适量	镇静安神，促进睡眠
橘朴茶	橘络、厚朴、花茶各3克，党参6克，研粗末	清热解郁
薄荷茶	薄荷、金盏花各适量	清爽提神，稳定情绪
四花茶	紫罗兰、金盏花、玫瑰花、茉莉花各适量	舒缓情绪

状态，这样可以和气血、活经络、平阴阳，也有助于修身养性，陶冶情操，延年益寿。

兴趣健身：养花、垂钓、下棋、剪报、集邮等，既丰富业余生活，长见识，还能活跃大脑神经，使人有较好的心理状态，保持活力。

旅游健身：常投身于大自然既可开阔视野、饱览胜景，又可舒展筋骨、流通血脉，有助于舒缓紧绷的神经，促进大脑皮层功能，提高肌体免疫力。

阅读健身：看书读报不但可以增长知识，而且具有安定心绪、活跃脑细胞的作用，对于调节情感，解除烦恼，淡化忧郁心理，减轻痛苦等也有一定的好处。

不过我还是要说一说运动健身，这毕竟是一种很有效的养生方法。因为经常参加各项体育活动，不但能提高自己的反应能力，还可增强心肺功能，强壮四肢，促进血液循环和新陈代谢，延缓衰老。

总之，生活是缤纷多彩的，只要你愿意，总能找到一种可以改善自己情绪的方法。上面我列出六种健身方法，我就不信没有一项是你喜欢的。只要愿意，总有一种方法可以让你开开心心，健健康康。

5.记得防止过敏

犹豫脆弱的人往往习惯生活在自我的小空间里，对外界的适应力较差，所以天气稍微转冷，可能就会感冒。用药的时候，若不事先测验一下，很可能会药物过敏。春暖花开，出去走走吧，他又花粉过敏了，出现鼻痒、打喷嚏、鼻塞、眼痒、流眼泪，甚至哮喘等症状。

所以气郁体质者一边试着外出走动调理自己的身体，一边对自己封闭的习惯有所保留，不要一下子放得很开。比如说不要平常都是憋在屋子里睡大觉，一说要出去，马上邀一帮人踏春，跑到花丛中打滚去了。最好是先在熟悉的地方做一些有益于身心的活动，让自己的身体慢慢适应外边的环境。

以上这些生活习惯，虽然很不起眼，但对调理气郁体质却大有裨益，气郁体质者不妨尝试一下。

常按阳陵泉，气郁不再烦

几乎每种体质，都有对应的穴位治疗方法，气郁体质也不例外。有助于缓解气郁体质的穴位主要是太冲穴和阳陵泉穴。

太冲穴位于脚背最高点附近，准确来说是脚大趾和二趾之间的缝上2寸左右的地方。它主要可以治疗头痛、眩晕、疝气、月经不调、遗尿、小儿惊风、癫狂、痫症、胁痛、腹胀、黄疸、呕逆、咽痛嗌干、目赤肿痛及一些痹症。至于它怎么对气郁体质起作用，我们不妨这样理解：太冲太冲，就是冲得很快，人体郁闷之气，湿热之气，一切污浊之气，都可以通过这个穴位排解出来。所以经常按摩太冲穴，就可以舒肝解郁，让郁闷的心情变得爽朗起来。

这里重点介绍一下阳陵泉。

我在《中华医药》上看了这样一个案例，专门讲述了阳陵泉对气郁体质的调理。

这次案例中，主人公小朱，在校期间是一个性格开朗的女孩子，可大学毕业之后，工作压力大了，人的脾气慢慢也大了，再加上办公室有些钩心斗角，小朱整天就很郁闷，无法排解。后来虽然辞去了那份工作，但已经形成了斤斤计较的习惯，别人随便说一句什么，她都要想想是不是别有用意，是不是针对自己的。慢慢地，哪怕跟自己的朋友相处，她也时不时地泛起这种情绪，别人还不知道怎么回事，她就生气了，突然就不说话不理人家了，后来大家一致认为她是一个难以相处的人。

小朱自己呢？不但心情好不起来，而且这些不良情绪到了晚上还继续，结果她总是整夜整夜地做梦，白天想象的那些场面，在梦境里统统变成了现实，结果第二天早上害得她又想起这些事情。不仅如此，发展到最后，小朱总是觉得胸闷气短，疲倦无力，吃什么东西都没胃口，甚至有一些慢性胃炎的征兆。肯定是哪里出了问题，这样下去肯定是不行的。于是在朋友的帮助下，小朱到中医院做了检查。

在《中华医药》节目现场，为小朱做检查的医生说道，小朱的脸色偏青，说明肝出了问题，肝气不舒，所以小朱经常有深呼吸的习惯，这就是因为她的胸部受压了，只有通过深呼吸来加强肺活量。而且，据小朱自己讲，她还经常腹部胀痛，这是基于相同的原因，即肝气不舒，这就是典型的气郁体质。如果小朱这样不加诊治地发展下去，很可能会引起抑郁或者肠胃出问题。

就小朱的病情，主持人和在场的医生讨论了一番，然后就是用药。他们开的药跟我治疗气郁差不多，也用了玫瑰花和茉莉花这两种花茶，另外加了白糖和西米，嘱托她熬粥喝。

然后才是正式的治疗，医生采用了传统的针灸疗法，当时所选的穴位就是阳陵泉。结果后来呈现在大家面前的小朱，就是一个皮肤白里透红血色良好的

气郁体质者的起居养生

气郁者尤其要注意生活起居方面的养生，舒展自己的身体，开放自己的心情。一般来说，春季是气郁体质者养生的黄金季节。

起居养生

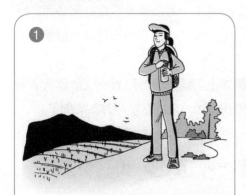

做一些舒展身心的活动

可以听一些欢快、振奋的音乐；多旅游，将身心开放于山水自然之中；保持房间敞亮，常让阳光照射；多做公益活动，在助人为乐中收获好心情。

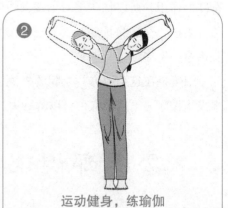

运动健身，练瑜伽

不妨去办一张健身卡，平时多做健身活动，还可以学习跳舞、瑜伽之类。瑜伽中的风吹树动作（如图）可以牵拉肝胆经，有利于肝胆疏泄、气机通畅。

四季养生

气郁者的四季养生可参照血瘀体质。其中春季是气郁者养生的黄金季节，要借助自然之力，多舒展形体，舒展自己的情绪。

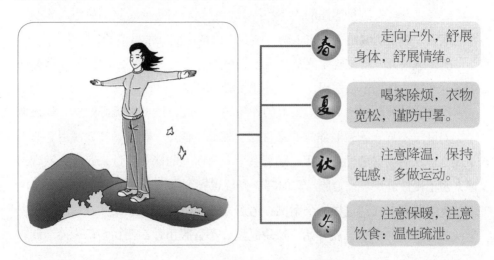

春 走向户外，舒展身体，舒展情绪。

夏 喝茶除烦，衣物宽松，谨防中暑。

秋 注意降温，保持钝感，多做运动。

冬 注意保暖，注意饮食：温性疏泄。

气郁抑郁

美女，原先病态的青色早已荡然无存。小朱自己也感觉人轻松很多了，以前很闷、很压抑的感觉也没有了。

实际上，在针灸的过程中，在留针五到十分钟的时候，小朱的气血发生了很明显的变化，让人不得不佩服中医的神奇。

中医认为，阳陵泉的主治范围包括胆腑病症、筋的病症、经脉通络上的病症三方面，刺激这个穴位，就可以保证全身气血的通畅，尤其对于主疏泄的肝有良好作用，所以临床上对阳陵泉的应用，其中一方面就是治疗肝郁胁痛，既疏肝解郁，又通络止痛，女人经常按摩这个穴位，不但心情比较容易舒畅，而且不会产生痛经。

阳陵泉在这个地方：小腿的外侧、腓骨小头前下方凹陷处。气郁体质者有事没事按摩一下这个穴位可以降肝火，疏肝理气，人自然就不容易气闷了。

气郁调理要吃逍遥丸

有一次，一位女士月经不调，乳房胀痛，这多少有一点气郁。当时她看到我给她拿的药，没说什么，但觉得她扭扭捏捏的，似乎有什么话想说。

果然，她回到家之后就打电话问我："王大夫，你给我开的药中有一个逍遥丸你记得吗？"我说："记得。"她犹豫了几秒钟，然后才又问："没有拿错吧？逍遥丸是不是那种药？"我问"哪种啊？就是治你病的药啊！"她又扭捏一会儿才说："听这名字，不会是春药吧？"

套用现在年轻人的话：我晕！

后来我发现有这种想法的人不在少数，看到药名字的时候不免想入非非，有的病人，医生明明给开了这个药，她竟然没敢吃。真是可惜了！

所谓逍遥丸，就是吃了之后让人心情畅快，感到开心，它的根本原理就在于疏肝理气，让人不再郁闷，非常适合气郁体质者。

作为一种著名的方剂，逍遥丸的作用不仅于此，还可以疏肝健脾、养血调经，对肝气不舒、胸胁胀痛、头晕目眩、郁症、低热、乳癖、食欲减退、月经不调等症状有良好的治疗作用。随着医学专家研究的深入，近来还有人发现逍遥丸对于慢性肝炎、高血脂、胃溃疡、慢性胃病等也都有很好的疗效。

我还在网上看到这样一个案例：逍遥丸还能治疗"鬼剃头"。话说一位中学女教师，才40多岁，就开始一块块脱发，不管服用什么药物，都未能遏制。

气郁抑郁者的经络养生

气郁体质者也适用经络养生，除了太冲和阳陵泉穴外，还可以对以下特效穴位进行针灸或按摩，效果也不错。需要注意的是，做针灸的时候，还须专业医师操作。

气郁体质的特效穴位

任脉经：膻中、中脘、气海、神阙
足厥阴肝经：曲泉、期门
足少阳胆经：日月、阳陵泉
手厥心包经：内关、间使
足太阳膀胱经：肺俞、肝俞

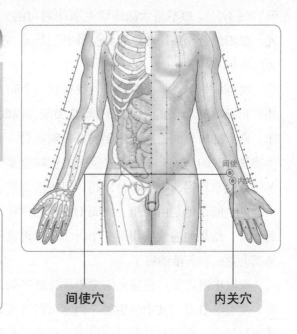

间使

内关

内关穴、间使穴

内关、间使二穴属手厥心包经，内关穴位于前臂正中，手腕横纹上2寸，间使穴在横纹上3寸。常按此二穴，可疏泄水湿、宽胸和胃、清心安神。

间使穴   内关穴

睡前调理小窍门

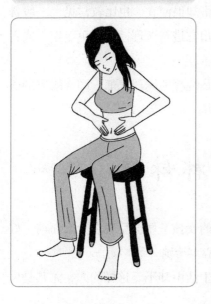

1.睡觉之前，先让两只手互搓，直至手掌发热。

2.用搓热的手掌反复搓腰腹上部的胁肋，使其发热。

胁肋处是肝脏功能的运行通道，反复搓揉，就会使肝气运行更加通畅，晚上睡觉也会觉得里面像灌了热水一样舒服。

气郁抑郁

当地医生诊断后，告诉她说这是斑秃，即俗话所说的"鬼剃头"，当时就为她开了逍遥丸和六味地黄丸，连续服用了半年，这位中学女教师不但不再掉发，而且还长出了新头发。

这也不难理解。中医认为，斑秃是肝肾亏虚所致。发为血之余，肾藏精生髓，髓造血，所以头发的状况反映了肾脏功能的好坏，因此要吃六味地黄丸。但肝气不足，却不是六味地黄丸所能对付的，所以要吃具有疏肝理气的逍遥丸，二者结合起来用才能起到弥补肝气不足、肾气亏损，进而达到生发、治斑秃的作用。

我再举一个胃溃疡的例子。我曾有一个病人，是一家鞋厂流水线工人，需要三班倒，订单多的时候，还需要加班。因此，他休息不好，吃饭也没有规律，常常加班到两三点，还要再补一顿晚餐。而正常来说，夜里两三点正是身体器官休息的时候，怎么能勉强把它们叫起来干活呢！所以不久，他就得了胃溃疡，经常胃疼，吃了各种胃药，但病情却没有得到好转。我了解了他这些经历之后，断定他是由于压力大而形成气郁体质，进而发病。于是我就给他开了逍遥丸，结果他连续服用了三个月之后，再也没有胃痛过，他的胃溃疡竟然被逍遥丸这一种药给治好了。

原因也很简单，逍遥丸的主要成分是柴胡、当归、白芍、白术、茯苓、薄荷、生姜、甘草，其中的生姜、白术可促进消化液分泌，促进食欲；柴胡、芍药可以镇痛；芍药和甘草又可以解除痉挛；茯苓有补益健胃作用；诸药结合起来使用，自然可以疏肝健脾、治疗胃溃疡。

逍遥丸虽然能发挥这么大的作用，但价格却很便宜，也比较常见，一般普通的药店都可以买到，不但气郁体质者可以用它进行调理，女性更年期，或者准备要小孩时调理月经，都可以用这个药。

与逍遥丸作用类似的还有逍遥散。如果是纯粹地调理气郁，同类的方剂还有气郁汤、木香调气散、七气汤、越鞠丸等方。

现代也不乏"林妹妹"

提起林黛玉，一个眉头紧锁、泪水涟涟的女孩子便会呈现在大家面前，好像世间的苦楚都给她一个人了，没留一件开心事给她。

林黛玉虽然是虚拟的艺术形象，但现实生活中却不乏这样的人，尤其是气

气郁抑郁者的药物养生

气郁者的药物调治主要从两个方面着手——解郁积、补肝血。解郁积可以参照上一章介绍的调理血瘀的药物；补肝血则可用何首乌、白芍、当归、枸杞、阿胶等，亦可参照血虚体质的调理药物。

治疗气郁的常用药物

药材	性味	功效	药材	性味	功效
佛手	辛，温	芳香理气，健胃止呕，化痰止咳	香橼	辛苦酸，温	疏肝理气，宽中化痰
枳壳	苦酸，微寒	健脾开胃，下气	木香	辛苦，温	行气止痛，健脾消食
麝香	辛，温	开窍通络，消肿止痛	全蝎	辛，平	熄风镇痉，攻毒散结，通络止痛
薄荷	辛，寒	疏风散热，辟秽解毒	沉香	辛苦，温	治肝郁，降肝气，和脾胃，消湿气

常用解郁养肝中成药

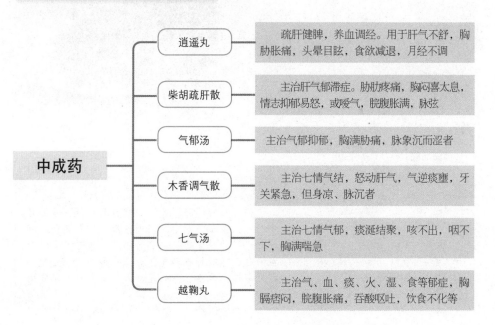

中成药

逍遥丸 — 疏肝健脾，养血调经。用于肝气不舒，胸胁胀痛，头晕目眩，食欲减退，月经不调

柴胡疏肝散 — 主治肝气郁滞症。胁肋疼痛，胸闷喜太息，情志抑郁易怒，或嗳气，脘腹胀满，脉弦

气郁汤 — 主治气郁抑郁，胸满胁痛，脉象沉而涩者

木香调气散 — 主治七情气结，怒动肝气，气逆痰壅，牙关紧急，但身凉、脉沉者

七气汤 — 主治七情气郁，痰涎结聚，咳不出，咽不下，胸满喘急

越鞠丸 — 主治气、血、痰、火、湿、食等郁症，胸膈痞闷，脘腹胀痛，吞酸呕吐，饮食不化等

气郁抑郁

适宜气郁体质者的药膳

　　以药膳对气郁体质者进行调治是一个不错的选择，一方面要强调疏肝理气，另一方面要注意补肝血。此外，气郁体质者还可以少量饮酒。

气郁体质的药膳处方

类　别	名　称
药酒类	首乌酒、黄芪乌蛇酒、屠苏酒、荸荠酒、香楝酒、玫瑰酒、佛手酒等
药膳类	橘皮粥、固表粥、枸杞菊花粥、何首乌红枣粥、葱白红枣鸡肉粥、双花西米露、玫瑰花露、山药冬瓜汤、柴胡秋梨汤、菊花鸡肝汤、黄芪猪肝汤、枸杞牛肉汤、桃红乌鸡汤、川芎蛋花汤、艾叶煮蛋、甜酒煮阿胶、何首乌炒猪肝、陈皮丝里脊肉、陈皮话梅鸡等

药膳推荐——何首乌炒猪肝

材料

　　猪肝300克，韭菜苔250克，太白粉5克，豆瓣酱8克，盐3克，清水250毫升，料酒少许

药材

　　何首乌20克。

做法

① 将何首乌放入清水中煮沸，然后转小火煮10分钟后关火，滤除药渣，留取药汁与太白粉混合备用。

② 将猪肝洗净切片，放入开水中余烫，成型后捞出沥干。

③ 将韭菜苔洗净，切成小段备用。

④ 起锅倒油，然后将豆瓣酱、猪肝、韭菜依次放入，炒匀，起锅前倒入太白粉汁勾芡。

何首乌炒猪肝

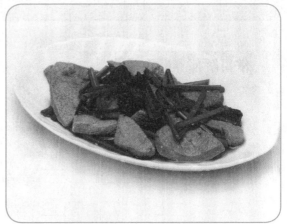

点评 ▽

　　猪肝具有补肝、养血、明目之功效，韭菜具有行气、散血、解毒的药理作用，何首乌则具有补肝、益肾、养血、祛风等功效，这三种食材放在一起，可以补肝理气，养血化瘀，对调理气郁效果不错。需要注意的是，煮何首乌时，不宜用铁器。

郁体质者的女孩子。

我曾接待过一个病人，刚刚大学毕业。我们都知道现在大学生不好找工作，她就是毕业了半年还没找到工作，男朋友也甩了她。她一个人在这个陌生都市无依无靠，没钱没工作也没人照顾，每每想起这些，她就忍不住悲从中来，埋怨老天不垂怜她，埋怨男朋友太狠心，埋怨自己缺少有钱有势的父母，埋怨这个埋怨那个，可这些人都不在身边，她就越想越委屈，越感怀自己的身世，往往想着想着就一个人在房间里呜呜哭起来。反正也不能挣钱，她没事也不下楼，整天把自己憋在屋里胡思乱想，连饭也省了。结果半年之后，虽然找到了工作，她已经虚弱得不能上班，请了1周假看好自己的胃病赶紧就去上班，但却总觉得胸闷、压力大，力不从心，忍不住想对人发脾气。虽然这不算什么病，总是这半年把身体弄成气郁体质了。幸好她又找我来治胃病，我及时发现了她的病根，否则她肯定不把这当成病，即使眼下不会影响她的身体健康，至少也会影响她的人际关系——林黛玉就是一边哀怜自己的身世，一边对别人耍小心眼的，结果很多人都不喜欢。

说起小心眼，爱斤斤计较，大家都认为这是女人的特征，所以女人很容易气郁。这个说法有一定的根据，但是也不尽然，有的男人虽然不斤斤计较，但也会气郁，所以男人得抑郁症的也不在少数。

因为中国的男人，虽然不说很大男子主义，但至少都是很要面子的。他可以不像女人那么小心眼，那么容易生气，但他更喜欢把气给闷在心里，有什么话也不说，结果就更容易气郁。女人耍小心眼、生气，至少还都表现出来给别人看，郁闷之气也算出来一点，而男人要面子，也不好意思怎么生气、出气，只能将郁闷之气憋在自己心里，这就更容易得抑郁症了。你看男人的平均寿命都低于女人，不仅仅是烟酒的关系，是因为男人的心理承受了太多，先是气郁，后来一连串的病就都来了。

所以，下次在看到林妹妹耍小性子的时候，不管是男人还是女人，你就不要笑了，这主要不怪她，这是病征使然，她这是在气郁症的指导下做出这些事的。在笑话她的同时，不妨扪心自问或者对照着气郁的小测试做一番自我检查，因为有可能，你也有她身上这些缺点，你也跟她一样在病魔的指导下做出了很多身不由己或者得罪人的事，你完全可能是一个现代版的"林妹妹"或"林弟弟"。

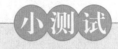

你气郁了吗?

老办法，先做选择题。

1.别人有意无意说一句什么话，你会以为是说你的吗?
○是 ○否

2.别人说了什么对你不利的话，当时你会很激动甚至冲动地也对他说什么狠话吗?
○是 ○否

3.你经常觉得胸闷或者腹胀吗?
○是 ○否

4.你总是觉得嗓子眼有异物，不得不经常咳一咳吗?
○是 ○否

5.仔细照一下镜子，你的脸色与别人相比发青吗?
○是 ○否

6.你是不是整晚整晚地做梦并且多数时候梦境是不好的呢?
○是 ○否

7.你对药物或者花粉是不是比较容易过敏?
○是 ○否

8.你是否有胃病?
○是 ○否

9.在别人眼里，你是一个内向的人吗?
○是 ○否

10.你觉得自己跟大家相处得怎么样?
○是 ○否

11.你经常深呼吸、否则就会觉得憋闷得不舒服吗?
○是 ○否

12.你是不是很爱哭?
○是 ○否

13.月经期间，你会觉得乳房胀痛吗?
○是 ○否

14.平常稍微劳累或者受凉，你会不会有腰腹胀痛的感觉?
○是 ○否

15.你喜欢参加公共活动吗?
○是 ○否

16.你喜欢人多热闹的场合吗?
○是 ○否

17.你是否有偏头痛的经历？

○是 ○否

18.你的"大姨妈"是不是经常捣乱，哪一天来总是没个准确日期？

○是 ○否

19.有没有朋友这样评价你：你是一个性格急躁或者暴躁的人？

○是 ○否

20.你有爱吐唾沫的习惯吗？

○是 ○否

21.平常没事的时候，你是不是喜欢一个人待着胡思乱想？

○是 ○否

22.你有没有偶尔胸痛或者肋间胀痛的感觉？

○是 ○否

23.你是一个情绪不稳定的人吗？

○是 ○否

24.没有任何原因，但你就是不想见任何人，是这样吗？

○是 ○否

25.即使没吃东西，你仍然会无缘无故地打饱嗝吗？

○是 ○否

26.你是不是经常胃不舒服，想吐酸水？

○是 ○否

27.你喜欢并且经常吃草莓吗？

○是 ○否

28.有时候，你会不会有自杀的念头？

○是 ○否

29.你喜欢林黛玉的性格吗？

○是 ○否

30.你经常小心翼翼、患得患失吗？

○是 ○否

结果分析

在上述30个常见的气郁症状中，如果你：

1~5个"是"	说明你的身体已经有点气郁的倾向了，但还不严重，完全可以通过心理调节来进行改善；
6~10个"是"	说明你已经有了明显的气郁迹象，该重视这个问题了，除了要养成良好的作息习惯，努力保持心情畅快，还要注意在饮食上进行调节；
11个以上"是"	说明你的气郁已经相当严重，可能已经伤及身体，最好找一找心理医生，解决下心理上的问题，有必要时还要配合药物进行调理。

气郁抑郁